The very basic foundations for the study of human nutrition and nutritional epidemiology

基礎から学ぶ 栄養学研究

論文の読み方・書き方から科学的根拠に基づいた実践まで

村上 健太郎 著
MURAKAMI Kentaro

建帛社
KENPAKUSHA

推薦の序

本書を一読して次の2つのことを思い出した。

かなり昔だが，アメリカでの研究・教育経験を持つ日本人の物理学者とアメリカ人のライターが書いた本を読んだことがある[1)]。そのなかに「研究能力と教育能力はおおむね比例する」といった主旨の文章があり，なぜか今も強く記憶に残っている。みずからが研究者となり大学教員となってからの解釈は，「(大学の）教員にとって研究能力は必要条件である」である。つまり，「すばらしい研究者でもすばらしい教育者でない可能性はあるが，研究者としてすばらしくない人がすばらしい教育者である可能性は低い」と思う。

次にたいせつなことは，理論だけを習ってもけっきょく手も足も頭も動かず，一方，技術（ハウツー）だけを身に付けてもそれは機械にすぎず人間活動（まして知的活動）ではありえない，ということである。すなわち，理論と技術（ハウツー）は，同時または順を追って両方とも学び身に付けなければならないものである。このどちらかだけを説く書物は世の中に多い。特に近年は後者の乱発が目立つ。前者を執筆するには知識だけでなく，思考論理と科学哲学の素養が要求される。そして，思考論理と科学哲学は，技術（ハウツー）のなかに通奏低音として流れていなければならない。そうでなければ，それぞれの段落や文章はばらばらのピースに過ぎず，そのピースをいくら並べてみてもジグソーパズルは完成しない，すなわち研究にはならない。つまり，読んでいただきたいのは，ひとつの思考論理と科学哲学に貫かれた理論と技術（ハウツー）が一冊にまとめられた，ひとりの研究者（教育者）の手による書物である。

本書は，世界の栄養学研究の舞台でいま活躍する日本人研究者が，みずからの研究の舞台裏を披露しながら，一貫した科学思考の元，極めて具体的に研究方法を説いた一冊である。栄養学研究をこころざす人に一冊だけ勧めるとすれば，私は本書を勧めたい。1ページずつゆっくりていねいに味わっていただき，ひとつずつすべてを自分のものとしていただきたい。

文献

1）S.K. ネトル，桜井邦朋．独創が生まれない　日本の知的風土と科学．地人書館，1989.

2022年7月

東京大学大学院医学系研究科
佐々木敏

はじめに

偏見に傾いてはならない。見る，聴く，察知する。観察する。それが自分の仕事。

アーシュラ・K・ル・グィン（訳・小尾芙佐）『言の葉の樹』早川文庫SF，2002年

本書を執筆中に何度か，過去の二つの時点における自分を思い出した。

一つは，日本から遠く離れること9000 km，イギリス・北アイルランドで途方に暮れている2001年9月の自分だ。北海道大学教育学部4年生だった筆者は当時，交換留学生として，アルスター大学医学生物学部人間栄養学コースでいくつかの単位を履修し始めたところだった。その中に，最終学年の通年単位として,「人間栄養学研究」があった。これは主として，先行研究のレビューを中心とした「研究方法論」と，実際に自分で研究を進める「研究プロジェクト」で構成されていた。前者は講義形式で,後者はそれぞれの指導教員（筆者の場合は二人）による個別指導で進められる。筆者が途方に暮れたのは，これからやることになっていることを自分がやり遂げるなんて無理だと思ったからだ。「やらなきゃいけないことがたくさんあることは分かっている。でも，何をどう進めればいいの？」

2003年5月，富士山が真正面に見えるデスクで，またもや途方に暮れているのは静岡県立大学大学院生活健康科学研究科修士課程1年の自分だ。入学時点で自分がやりたい研究は明らかになっていた（第2章の最初の参考文献は修士論文の一部だ）。しかし，当時の日本ではまだまだ珍しい分野の研究であったため，参考になる書籍も豊富とはいえず，指導教員の先生に頼り切りになるわけにもいかなかった。研究の意義を理解してもらうのも難しい状況であった。

本書を書き終えたいま，当時の自分に本書を届けたいと思う。

要するに本書は，若かりし頃の筆者と同じような悩みを抱えて困っている人に向けて書かれたものである。どのように読み，活用するのも読者の自由だが，願わくは，何度も何度も繰り返し読んで，知識と技術をバランスよく蓄えていってほしい。

本書は，人を対象とした栄養学（人間栄養学・栄養疫学）を題材として，研究活動における一連の流れを，具体例をもとにして説明したものだ。研究活動における流れに沿って書かれているので，基本的には前から順番に読んでいくのがよいだろう。

第1章では，栄養学研究の意義と倫理について書いてある。概念的な内容でもあるので，最初は軽く読み流してもよいかもしれない。

第2章では，人を対象とした栄養学研究の基本として，食事調査法，研究デザイン，統計の基礎を解説している。本書全体を理解する基盤とな

る内容なので，何度も参照したい。
第３章では，筆者の論文を題材として，筆者が実際にどのように論文を読み進めているかを丁寧に解説している。また，研究を行うために不可欠な「先行研究の研究」の進め方についても説明している。一生もののスキルをぜひ身につけてほしい。
第４章では，筆者が実際に実施した研究を例として，研究課題の抽出からデータ収集の実施までを，実際に使用した質問票や研究マニュアルも示しながら解説している。「研究の舞台裏」を少しでも体感してもらえればと思う。
第５章では，研究論文の書き方について，筆者の論文を例として，研究テーマの設定から論文投稿までを具体的に解説している。研究は論文として発表して初めて完結する。論文の書き方の基本をしっかりと会得したい。
最後の第６章は，科学的根拠に基づいた栄養学を実践するための基本的な考え方と方法を解説している。最も難しい章だと思うが，栄養学の奥深さを理解する端緒と考えて，繰り返し読んでほしい。
なお，本文中に太字で表している語句は，栄養学研究におけるキーワードである。脚注には英語表記（米国英語）も載せた。索引は，キーワードの日本語表記と英語表記の両方で作られているので，有効に活用してほしい。
本書を構成するのは，筆者の20年あまりの研究活動そのものだ。よって本書は，数え切れないくらい多くの方々の有形・無形のご支援およびご協力のたまものだ。特に，筆者がのべ10年以上にわたって所属する東京大学大学院医学系研究科社会予防疫学分野の教授 佐々木敏先生，事務担当 嶺佳華さん，ポスドク 篠崎奈々博士の日々のサポートがあってこそ，筆者は最高の環境で研究を進めることができている。心より感謝を申し上げたい。また，一人一人のお名前をあげることはできないが，これまでに筆者といっしょに研究を進めてくださった研究者・協力者・学生のみなさま，研究にご参加くださった方々，研究を直接・間接的に支えてくださったみなさまに心から感謝したい。最後に，筆者の日々の生活を支えてくれている家族に心からの感謝を伝えたい。

2022年10月

東京大学大学院医学系研究科
村上健太郎

目次

コラム

第1章 栄養学研究の意義と倫理

おそらく，食べ物は皆を一つにまとめる力をもっている唯一の普遍的なものだ。

ガイ・フィエリ（https://www.success.com/guy-fieri-shares-what-feeds-his-appetite-for-life/）

1. 栄養学研究の意義

1.1 栄養学とは

人間は生きていくために，食べ物から栄養素を摂取しつづける必要がある。この文脈の中で，食事と**健康**との関連を明らかにすることを目的として発展してきた学問が**人間栄養学**である。

人間栄養学で用いられるのは，**疫学**の方法論だ。疫学とは，**集団**を対象として疾病の発生原因や流行状態を調べ，予防策を立てるための学問だ。もともとは伝染病を研究対象として発展してきたが，その後，**がん**や**循環器疾患**といった**慢性疾患**にも適用されている。食事や栄養に関する問題を中心に扱う場合には，**栄養疫学**と呼ばれる。

疫学手法を用いない人間栄養学研究は想定できないし，栄養疫学における対象は常に人間集団である。ということはつまり，人間栄養学と栄養疫学は，強調している視点が異なるだけで，実は同じ学問といってもよいだろう。

栄養の専門家が，人を対象とした実践の場で活用できる**科学的根拠**は，人を対象として得られた科学的知見だけである。もちろん，細胞や実験動物から得られる重要な知見もあるが，究極的には，人のことは人を調べないと分からない。このように考えると，人間栄養学あるいは栄養疫学の重要性は計り知れない。本書ではこれ以降，人間栄養学あるいは栄養疫学のことを指して栄養学と呼ぶ。

1.2 栄養学における「食」の構造

私たちの食は，①食行動，②食事，③料理，④食品，⑤栄養素という，五つの異なるレベルの要素から成り立っている（Box 1-1）。この順序には意味がある。すなわち，食行動が食事を規定し，食事は料理で構成され，料理は食品で構成され，食品は栄養素で構成されている。よって，栄養素の摂取状況を改善しようと思えば，全てのレベルの要素を視野に入れる必要がある。例えば，栄養素の供給源である食品の摂取状況はもちろんのこと，各食品がどのような

Box 1-1 食（diet）の構造

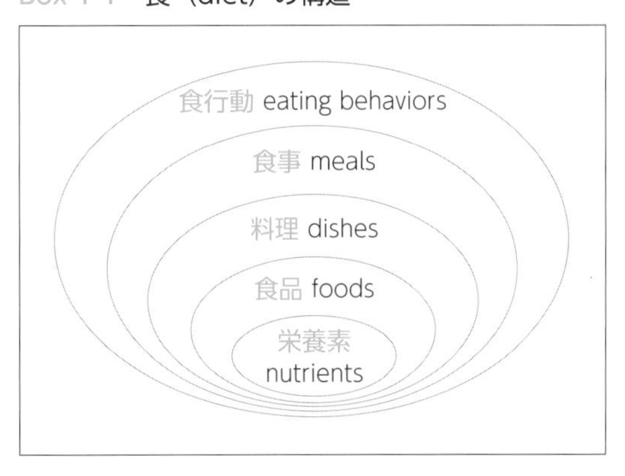

健康（health） **人間栄養学**（human nutrition） **疫学**（epidemiology） **集団**（popalation; group）
がん（cancer） **循環器疾患**（cardiovascular disease, CVD） **慢性疾患**（chronic diseases）
栄養疫学（nutritional epidemiology） **科学的根拠**（scientific evidence）

料理として摂取されるのか，その料理はどのような食事として摂取されるのか，そしてその食事はどのような食行動がもとになっているのか，といった具合である。

次に，食をそれぞれの要素から定義してみよう。食を栄養素の混合物とみなすこともできるし，食品の混合物とみなすこともできる（ちなみに，今までの栄養学研究の大半はこれらの視点で行われてきた）。一方で，食を料理の集合とみなすこともできる。また，食は食事から構成されるものと考えてもよい。さらに，食を構成する全ての要素は「食べる」という食行動によって規定されると理解することも可能だ。

Box 1-1 に示した構造はまた，食をどの時間の長さで切り取ってみても成り立つ。つまり，1口，1食，1日に食べたもの，1週間に食べたもの，1か月間に食べたもの，1年間に食べたもの，10年間に食べたもの，一生のうちに食べたもの，といったもののどれもが，五つの要素から構成されている。そして，より短い時間で生じた食の積み重ねがより長い時間で生じる食を構成する（例えば，1日に食べたものは，1食1食の積み重ねである）。食はこのように，一側面からでは捉えられない複雑なものである。

食がもつ複雑さは，栄養学研究におけるあらゆる側面，すなわち**研究目的**や仮説，研究デザイン，食事調査法，解析方法，結果の解釈に直結する重要な点なので，常に意識しておきたい。

1.3 栄養学研究における課題

（1）食の健康影響

栄養学が飛躍的な発展を遂げたのは18世紀後半である。後に栄養素と呼ばれることになる特定の物質の摂取が，身体の機能に影響を与え，病気を遠ざけ，健康状態を左右することを科学的に観察したことに由来する[1]。このような背景のもと，栄養学は医学の学問的枠組みの中で進められ，食品に含まれる栄養素の化学構造や特性，生理機能，生化学的反応が明らかにされてきた。その後，各種栄養素の**欠乏**を予防するための必要量が明らかになった。

コラム　食にまつわる単語

食にまつわる英語を日本語にするのは難しい。本書における，英語と日本語の対応関係は以下のとおりである。

English	日本語
Diet	食（食べているもの全部），食事（食べているもの全部），食事摂取，食事摂取状況
Dietary intake	食事摂取，食事摂取状況，食事摂取量
Food intake	食品摂取，食品摂取状況，食品摂取量
Nutrient intake	栄養素摂取，栄養素摂取状況，栄養素摂取量
Dietary habit	食習慣
Habitual diet	習慣的な食事，習慣的な食事摂取，習慣的な食事摂取状況
Meal	一つ一つの食事（朝食・昼食・夕食・間食） ただし，間食を含めない場合もある
Overall diet	食事全体（食べているもの全部）

研究目的（research purpose; purpose of research）　**欠乏**（deficiency diseases）

そして現在，人類は，栄養素の特性の解明や欠乏症の予防といった世界を抜け出して，新たな課題に直面している。それが**非伝染性の慢性疾患**である。例えば，地球上の8億2000万人以上が**栄養不足**である[2]一方，**肥満・過体重**の成人は19億人にのぼる[3]。**不健康な食事**は，**疾病罹患**と**早期死亡**の主要な要因であり，危険な性交，**飲酒**，薬物，**喫煙**に起因する全てのリスクの合計よりも，食事単体によるリスクのほうが大きい[4,5]。このような食に関連する健康問題とその社会への影響の大きさを考えると，栄養学研究において，食の**健康影響**を解明することの重要性はますます大きくなっている[2]。

（2）食の環境影響

現在の栄養学がその射程に収めるべきなのは，食の健康影響だけではない。食の**環境影響**についても考える必要がある。例えば，食料生産は環境破壊の最大の要因である。農業用地は地球上の利用可能な土地の40％を占め[6]，食品の生産過程で排出される温室効果ガス量は全体の30％[7]，使用される淡水量は全体の70％にのぼる[8]。世界人口が今後も増え続けることを考えると，持続可能な社会の実現のためには，現行の**食システム**の抜本的改革が不可欠である。これは，国連で採択された持続可能な開発目標（**SDGs**）[9]，特に「2. 飢餓をゼロに」と「3. すべての人に健康と福祉を」に直結する全人類的課題である。

（3）食に関する消費者行動

前述したような食にまつわる健康・環境問題に対し，現時点で提示されている解決策は，生産者や供給者，行政などからの視点に偏っている。例えば，持続可能な形で食料生産効率を上げる，健康的な食品の生産や流通を促す政策を立てる，といった具合だ。一方で，食システムにおいて欠かせない役割を果たす**消費者**，つまり，私たち一人一人が「日々の生活の中で何をどのように変革していけばよいのか」という視点からの解決策はほとんど提示できていない[2]。これは究極的には，食にまつわる消費者行動がこれまでに十分に解明されていないためであろう。食に関する消費者行動は，食品の入手（購買），調理，摂取，廃棄からなる連続的なプロセスであるが，今までの栄養学研究は調理と摂取の部分にその力点を置きすぎていたように思われる。

このような文脈の中で，単に**栄養の知識**だけでなく，食べ物がどこから来るのかを知ることから，食べ物を選択し調理する技術，**食事ガイドライン**を満たすように行動する能力まで，スキルや行動も含むような包括的な概念も登場してきている。これを**フードリテラシー**と呼ぶ[10]。

また，**個人**がどのように食べるかを規定するのは，個人レベルの要因だけではない。近隣の食環境や食料生産・流通システムなど，社会を形づくるさまざまなレベルの要因が関係している（Box 1-2）[11]。さらに，これらの要因は互いに影響を与え合っている。これらの概念を理解したうえで，個々人の食行動に関連する要因を解明することや，望ましい行動を促す社会の仕組みを作ることが，今日の栄養学の大きな課題であるといえる。

このように，「食」にまつわる健康課題や環

非伝染性の慢性疾患（noncommunicable chronic diseases）　**栄養不足**（undernutrition）　**肥満**（obesity）
過体重（overweight）　**不健康な食事**（unhealthy diet）　**疾病罹患**（morbidity）　**早期死亡**（premature death）
飲酒（alcohol drinking）　**喫煙**（smoking）　**健康影響**（health effect; health impact）
環境影響（environmental impact）　**食システム**（food system）　**SDGs**（Sustainable Development Goals）
消費者（consumer）　**栄養の知識**（nutrition knowledge）　**食事ガイドライン**（dietary guidelines）
フードリテラシー（food literacy）　**個人**（individual）

Box 1-2 個人がどのように食べるかを規定する要因のまとめ

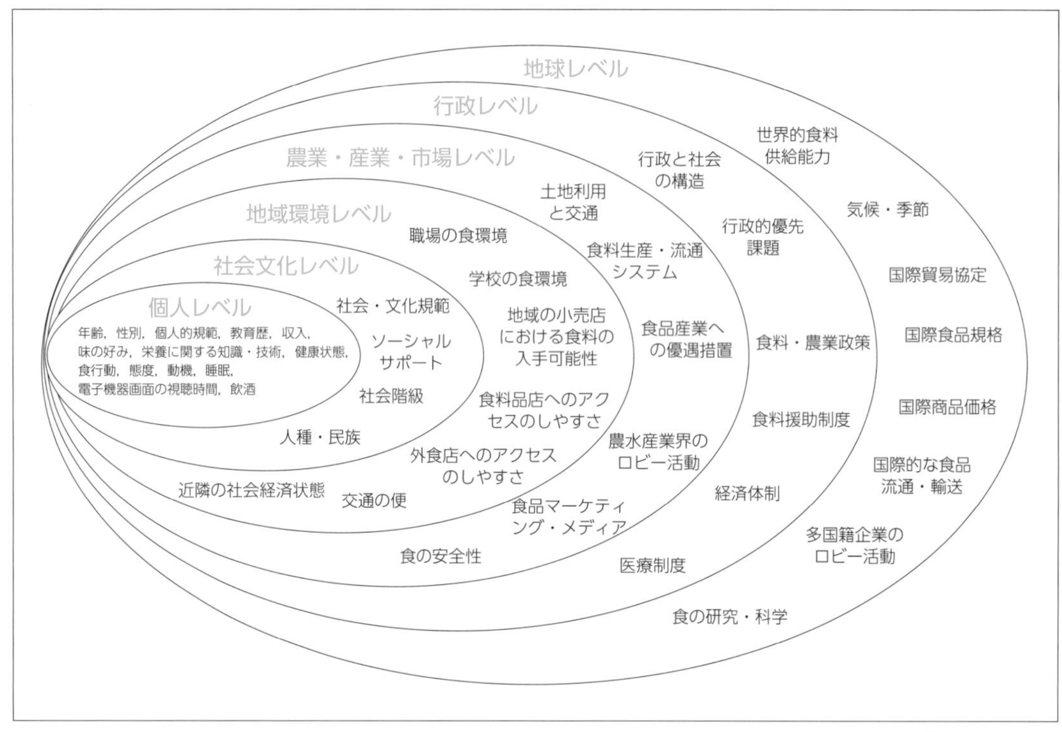

出典）Mozaffarian[11]をもとに作成

境問題は全ての人に関係しているだけでなく，あらゆるものとつながっている。つまり，栄養学は，食を中心にして世の中のほとんど全ての事柄をその研究対象にできる可能性を秘めている。本書では，栄養学を「食べ物や栄養を中心に据えて，人間集団の中で起こっていることを明らかにし，食にまつわる諸問題に対する有効な対策樹立に貢献するための科学」と定義したい。

2. 栄養学研究の倫理

2.1 人を対象とする研究における倫理的配慮

（1）「人を対象とする生命科学・医学系研究に関する倫理指針」

全ての**研究**は，人間の尊厳と人権を守ったうえで，適正に進められなければならない。そのための指針が，「人を対象とする生命科学・医学系研究に関する**倫理指針**」として，文部科学省・厚生労働省・経済産業省から公表されている[12]。Box 1-3 にその基本方針を示す。

この倫理指針を詳しく説明した文書[13]も公開されているので，研究に携わる前に一読した

研究（research; study） **倫理指針**（ethical guidelines）

Box 1-3 人を対象とする生命科学・医学系研究に関する倫理指針における基本方針

① 社会的及び学術的意義を有する研究を実施すること。
② 研究分野の特性に応じた科学的合理性を確保すること。
③ 研究により得られる利益及び研究対象者への負担その他の不利益を比較考量すること。
④ 独立した公正な立場にある倫理審査委員会の審査を受けること。
⑤ 研究対象者への事前の十分な説明を行うとともに，自由な意思に基づく同意を得ること。
⑥ 社会的に弱い立場にある者への特別な配慮をすること。
⑦ 研究に利用する個人情報等を適切に管理すること。
⑧ 研究の質及び透明性を確保すること。

出典）文部科学省・厚生労働省・経済産業省：人を対象とする生命科学・医学系研究に関する倫理指針[12)]

い。**倫理**というと人権やプライバシーの問題と考えるかもしれないが，社会的・学術的意義が乏しい研究を実施することも，限りある社会資源の無駄使いであり，研究倫理に反する。

（2） 倫理的配慮の具体例

研究者は，研究（**調査**）に参加した人が不利益を被ったり不快な思いをしたりすることがないように，最大限配慮をしなければならない。特に気をつけたいことを Box 1-4 にまとめる。

所属先などの研究倫理審査委員会による承認は不可欠である。研究計画を立てる際には，「自分が参加者だとしたらどう思うだろうか」という視点を常に忘れないようにしておきたい。

Box 1-4 研究（調査）における倫理的配慮の実際

- 研究の目的や手順，想定される負担などを十分に説明する
- 研究への参加は自由意志によるものであり，参加に承諾した後もいつの時点でも自由に脱退できることを説明する
- 研究に参加しなかった場合にも不利益はないことを説明する
- 文書または口頭によって研究参加への同意をとる
- 不必要な情報（特に，個人を特定できるような情報）は収集しない
- 氏名や学籍番号など，個人を特定できる情報ではなく，研究のためにつけた ID など，個人を特定できない情報を用いて参加者を識別する
- 収集した情報は厳重に管理し，絶対に漏洩しないようにする
- 研究成果の発表は，個人が特定できない形で行う

Box 1-5 3Rの原則

Replacement（代替）	できる限り動物を供する方法に代わりうるものを利用すること
Reduction（削減）	できる限りその利用に供される動物の数を少なくすること
Refinement（改善）	できる限り動物に苦痛を与えないこと

出典）日本学術会議：動物実験の適正な実施に向けたガイドライン[14)]

2.2 動物を対象とする研究における倫理的配慮

研究に動物を用いることは動物愛護の観点から常に批判にさらされている。しかし，動物を用いなければ新しい科学的知見を獲得できない分野・テーマがあることもまた事実である。動物実験に関わる倫理規範の根本は「3Rの原則」[14)]（Box 1-5）として知られている。

倫理（ethics） **研究者**（researcher） **調査**（survey）

動物実験を行う際には，日本学術会議が定めた「動物実験の適正な実施に向けたガイドライン」[14]や，動物を使用した研究の報告に関する世界的なガイドラインである「ARRIVE Guidelines」[15,16]が有用だ。

2.3 研究者倫理

日本学術会議が取りまとめた「科学者の行動規範」では，「科学者は，自らが生み出す専門知識や技術の質を担保する責任を有し，さらに自らの専門知識，技術，経験を活かして，人類の健康と福祉，社会の安全と安寧，そして地球環境の持続性に貢献するという責任を有する」[17]とされている。また，「科学者は，常に正直，誠実に判断，行動し，自らの専門知識・能力・技芸の維持向上に努め，科学研究によって生み出される知の正確さや正当性を科学的に示す最善の努力を払う」[17]必要がある。研究者（科学者）は，このような正しい行動規範を身につけて，研究における不正行為を引き起こさないようにしなければならない。

研究活動における特に重大な不正行為として，**捏造**，**改ざん**，**盗用**の三つがある[18]。捏造は，存在しないデータ，研究結果などを作成することである。改ざんは，研究資料・機器・過程を変更する操作を行い，データ，研究活動によって得られた結果などを真正でないものに加工することをいう。盗用は，他の研究者のアイデア，分析・解析方法，データ，研究結果，論文または用語を，当該研究者の了解もしくは適切な表示なく流用することである。それ以外の不正行為としては，同じ研究成果の重複発表，論文著者が適正に公表されない不適切な**オーサーシップ**（p. 123参照），研究費の不適切な使用がある。

日ごろから高い倫理観をもって研究に臨むのはもちろんだが，意図せず不正行為を行うことを避けるために，普段から所属研究機関や所属学会・協会の倫理綱領や論文の投稿規定の内容を確認しておくことが大切である[18]。また，研究中および研究終了後には，調査で集めた記入済み質問票や元データ（粗データ），研究方法や解析方法をまとめたマニュアルやメモを適切に保存・管理する必要がある[18]。さらに，論文執筆・投稿の段階では，①**二重投稿**や盗用とならないように，既に発表されている著作物の表現や内容については，引用であることをはっきりと示す，②**共著者**を含んだ論文については，それぞれが寄与した部分を当事者間で確認し，その内容に共同の責任を負うことに合意をとる，③実質的に寄与していない論文の著者に名を連ねることは避ける，といった配慮が重要である[18]。

2.4 プロフェッショナリズム

管理栄養士や研究者が，法令および社会規範を遵守し，高い倫理規範をもって誠実に活動していくことは，**プロフェッショナリズム**の醸成にも欠かせない。プロフェッショナリズムとは一般に，特定の分野の専門家に期待される能力やスキルを指し，「知的な誠実性」，「思考および行動における卓越性」，「協調と公開性」，「自律と責任」，「自己規制」という五つの要素によって構成される[19]。社会の中で，研究者コミュニティが社会の福利に貢献し，真の「専門職・プロフェッショナル」として信頼されるためには，これらの価値を日常の研究活動の中で体現することが不可欠である[19]。

捏造（fabrication） **改ざん**（falsification） **盗用**（plagiarism） **オーサーシップ**（authorship）
二重投稿（duplicate submission） **共著者**（coauthor(s)）
プロフェッショナリズム（professionalism）

参考文献

1) Vorster HH. Introduction to human nutrition: a global perspective on food and nutrition. In: Gibney MJ, Lanham-New SA, Cassidy A, Vorster HH, ed. Introduction to Human Nutrition, 2 nd ed. Wiley-Blackwell, 2009, 1-11.
2) Willett W, Rockstrom J, Loken B, et al. Food in the Anthropocene: the EAT-Lancet Commission on healthy diets from sustainable food systems. Lancet 2019;393:447-92.
3) World Health Organization. Malnutrition. https://www.who.int/news-room/fact-sheets/detail/malnutrition（アクセス日：2022/10/10）
4) GBD 2017 Diet Collaborators. Health effects of dietary risks in 195 countries, 1990-2017: a systematic analysis for the Global Burden of Disease Study 2017. Lancet 2019;393:1958-72.
5) GBD 2013 Risk Factors Collaborators. Global, regional, and national comparative risk assessment of 79 behavioural, environmental and occupational, and metabolic risks or clusters of risks in 188 countries, 1990-2013: a systematic analysis for the Global Burden of Disease Study 2013. Lancet 2015;386:2287-323.
6) Foley JA, Defries R, Asner GP, et al. Global consequences of land use. Science 2005;309:570-4.
7) Vermeulen SJ, Campbell BM, Ingram JSI. Climate change and food systems. Annu Rev Environ Resour 2012;37:195-222.
8) Steffen W, Richardson K, Rockstrom J, et al. Planetary boundaries: guiding human development on a changing planet. Science 2015;347:1259855.
9) United Nations. The 17 Goals. https://sdgs.un.org/goals（アクセス日：2022/10/10）
10) Vidgen HA, Gallegos D. Defining food literacy and its components. Appetite 2014;76:50-9.
11) Mozaffarian D. Dietary and policy priorities for cardiovascular disease, diabetes, and obesity: a comprehensive review. Circulation 2016;133:187-225.
12) 文部科学省・厚生労働省・経済産業省．人を対象とする生命科学・医学系研究に関する倫理指針．2021，2022 改正．https://www.mhlw.go.jp/content/000909926.pdf（アクセス日：2022/10/10）
13) 文部科学省・厚生労働省・経済産業省．人を対象とする生命科学・医学系研究に関する倫理指針 ガイダンス．2021．https://www.mhlw.go.jp/content/000769923.pdf（アクセス日：2022/10/10）
14) 日本学術会議．動物実験の適正な実施に向けたガイドライン．2006．https://www.scj.go.jp/ja/info/kohyo/pdf/kohyo-20-k16-2.pdf（アクセス日：2022/10/10）
15) National Centre for the Replacement, Refinement, and Reduction of Animals in Research. ARRIVE guidelines. 2020. https://arriveguidelines.org/（アクセス日：2022/10/10）
16) Kilkenny C, Browne WJ, Cuthill IC, et al. Improving bioscience research reporting: the ARRIVE guidelines for reporting animal research. PLoS Biol 2010;8:e1000412.
17) 日本学術会議．声明「科学者の行動規範－改訂版－」．2013．https://www.scj.go.jp/ja/info/kohyo/pdf/kohyo-22-s168-1.pdf（アクセス日：2022/10/10）
18) 科学技術振興機構．研究者のみなさまへ～責任ある研究活動を目指して～．2022．https://www.jst.go.jp/researchintegrity/shiryo/pamph_for_researcher.pdf（アクセス日：2022/10/10）
19) 日本学術振興会．【テキスト版】科学の健全な発展のために－誠実な科学者の心得－．2015．https://www.jsps.go.jp/j-kousei/data/rinri.pdf（アクセス日：2022/10/10）

人を対象とした栄養学の基本

食事パターンや食品選択は，社会や文化の影響のもとで形成される複雑な現象である。そのため，食品の摂取状況を測定する（食事調査を行う）際，調査者と対象者は，社会的な文脈の中で複雑に影響しあうことになる。しかし，食事調査の結果は，最終的には数字（栄養素摂取量）として表される。そのため，食事調査になじみのない人は，食事調査から得られた数字がどんなものであれ，それらを正確であると受け止めてしまいがちだ。そのような保証は実際には存在しないにもかかわらず。

Black AE. Dietary energy intake measurements: validations against energy expenditure. DPhil Thesis, University of Ulster, 1999.（訳は筆者による）

測定なくして科学なし。もちろん栄養学も例外ではない。私たちが日常生活の中で摂っている食事を科学的な題材として扱うためには，日常の食事を科学的検証に耐えうる形で測定する必要がある。本章ではまず，日常の食事の測定がどのように行われるのか，そしてそれがどれほど難しいかを解説する。次に，栄養学研究で用いられる主な研究デザインと，研究結果を解釈する際に気をつけたい要因を見ていく。最後に，栄養学研究で用いる統計の基礎を解説する。本書の随所で例として示される実際のデータや解析結果を読み取るためには統計の知識が必要なので，必要に応じて統計の節を参照いただきたい。

1. 食を測るとは

人々が何をどのように食べているのかを測定しないことには栄養学研究は始まらない。しかし，**自由に生活を送る人々**の食事摂取状況を測定するのは非常に難しい。これは，「食べる」という行為が複雑なプロセスであるためである。私たち一人一人は日々，異なる食品を，異なる時間に，異なる場所で，異なる組み合わせで，そして異なる調理法で食べている。そのため，食事摂取状況というものを，**身長**や**体重**のように一つの測定値として表すことはできない。私たちの「食」は，多数の因子が複雑に絡み合って構成される多面的なものとして存在しており，**食事調査**とはそれらを捉えようとする試みといえる。

このような性質のため，どのような側面からであれ，食事摂取状況を客観的に測定するのは難しい。第三者による観察は原理的には可能であるが，現実的には不可能な場合が多い。そのため，研究者が食事摂取状況に関するデータを得るためには，多くの場合，調査参加者自身が提供してくれる情報（**自己申告**）に頼らざるをえない。よって，食事調査を実施する際に最も重要なのは，あらゆる手を尽くして，**調査参加者**に調査の目的を理解してもらったうえで，全面的な協力を取りつけることである。

測定（measurement）　**自由に生活を送る人々**（free-living individuals）　**身長**（body height）
体重（body weight）　**食事調査**（dietary assessment; dietary survey）　**自己申告**（self-report）
調査参加者（study participants）

Box 2-1 7日間にわたって食事記録を行った女子大学生3人の1日ごとのエネルギー摂取量の推定値

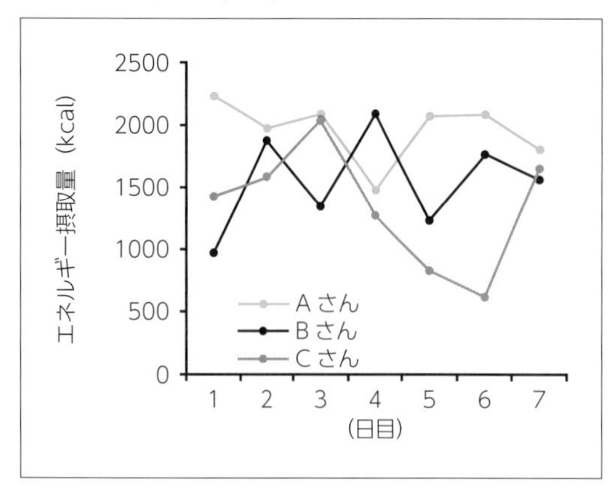

出典）Murakami et al.[1]で使用された21人の粗データから無作為に3人を取り出して作成

Box 2-2 ある個人の習慣的な1日あたり摂取量を±10%以内の精度で知るために必要な調査日数：242人から得られた16日間秤量食事記録を用いて検討した結果

	女性		男性	
年齢（歳）	30-49	50-69	30-49	50-76
エネルギー	16	13	17	13
たんぱく質	25	21	25	22
脂質	47	47	53	49
炭水化物	16	13	17	15
食物繊維	44	40	45	36
ナトリウム	44	45	49	45
カリウム	29	27	26	22
カルシウム	58	45	61	46
鉄	47	42	47	38
ビタミンD	428	384	432	334
葉酸	103	59	110	95
ビタミンC	104	72	108	97

出典）Fukumoto et al.[2]

1.1 習慣的な摂取量と食事の変動

食事調査の究極的な目的は，習慣的な（長期間にわたる）食事摂取状況に関する情報を収集することである。なぜなら多くの場合，私たちの健康にとって意味をもつのは，ある特定の日といった短期的な食事摂取ではなく，習慣としての長期的な食事摂取だからである。しかし，私たちは毎日同じものを食べているわけではないため，習慣的な食事摂取状況を測定するのは非常に難しい。例としてBox 2-1に示したのは，7日間にわたって食事記録を行った女子大学生3人の**エネルギー摂取量**の推定値である[1]。日々のエネルギー摂取量は，個人間だけでなく，同一個人内でもかなり異なることが見てとれる。

食事摂取量にはこのような日々の変動がある。これを食事の**日間変動**という。日間変動は，測定を繰り返すことによって小さくできる種類の誤差，すなわち**偶然誤差**の一つである。日間変動の大きさは，栄養素によって大きく異なる。Box 2-2は，ある個人の習慣的な摂取量を±10%以内の精度で知るために必要な調査日数である[2]。エネルギーおよび主要なエネルギー源である炭水化物で最も短い（15日程度）。その他のエネルギー源であるたんぱく質および脂質，食物繊維やミネラル類がそれに続く（20〜60日程度），そして最も多くの日数を必要とするのはビタミン類だ（ビタミンDでは300日以上）。また，必要な調査日数は高齢者よりも若年者で多くなる傾向がある一方で，男女差はあまりないようだ。いずれにしても，高い精度で習慣的な摂取量を測定するためには，多くの栄養素において，現実的には調査不可能なほど長期間の食事調査が必要なことは明らかである。

エネルギー摂取量（energy intake, EI） **日間変動**（day-to-day variation） **偶然誤差**（random error）

1.2　主な食事調査法

自己申告をもとにした食事調査は，食品の摂取状況に関する情報を収集して，それを食品，エネルギーおよび栄養素摂取量の推定値に加工するというプロセスからなる[3)]。このプロセスをBox 2-3に示す。**食事調査法**は「実際の食事摂取状況を測定する方法」と「習慣的な食事摂取状況に関する情報を収集する方法」に大別できる。前者には「食事思い出し法」と「食事記録法」が含まれ，後者には「食事歴法」と「食物摂取頻度法」が含まれる。本項では，これら四つの主な食事調査法についてまとめる。

Box 2-3　自己申告をもとにした食事調査のプロセス

① 食品リストの作成[a]：ある個人が摂取した食品のリストを作成する
② 食品番号の付与[a]：それぞれの食品について，食品成分表から最もふさわしい食品番号を選ぶのに必要な情報を集める
③ 量の見積もり：それぞれの食品について，1回摂取量を測定あるいは推定する
④ 頻度の見積もり：それぞれの食品について，摂取頻度の情報を得る
⑤ 摂取量の計算：①～④で集めたデータと食品成分表をつなぎ合わせて，各種摂取量を計算する

[a] 食習慣質問票の場合には，これらの部分は調査実施の前に完成していることになる（p. 14参照）

出典）MacIntyre[3)]をもとに作成

（1）食事思い出し法

食事思い出し法は，ある特定の期間に摂取したものを調査参加者に思い出してもらう方法である。前日の食事について思い出してもらう「**24時間食事思い出し法**」として実施されることが多い。例えば，アメリカの全国健康栄養調査（NHANES）[*1]における24時間食事思い出し法[4)]は，訓練を受けた面接官がパソコンを使って行うもので，五つのステップから構成される（Box 2-4）。

このように，24時間食事思い出し法は通常，標準化された専用のプログラムを用いて行われる。比較的短時間の面接で済むので，調査参加者にかかる負担は小さく，読み書きが十分にできない人を対象にすることもできる。そのため，24時間思い出し法は，世界で最も頻繁に使用される食事調査法である。ただし日本ではほとんど用いられておらず，日本人用に開発された専用のプログラムも筆者が知る限りでは存在しない。

食事思い出し法の短所は，得られる情報の精度が調査参加者の記憶の確かさに大きく依存しているという点である。特に実際には摂取したのに記憶に残っていない（よって，申告されない）食品のせいで，食事の全体量が実際よりも少なめに見積もられるということがしばしば起こる[5)]。また，個人の習慣的な摂取状況を把握するためには複数回の24時間思い出しが必要なことも短所といえる。

（2）食事記録法

食事記録法は，調査参加者自身が，ある特定の期間に食べたり飲んだりしたものを記録するというもので，日本ではよく使用されている[6)]。Box 2-5は，過去の研究で筆者らが使用し，収集した食事記録用紙の記入例である。記録する項目は料理名，食品名，商品名・店名・メーカー，食べた量や残した量，摂取時

[*1] NHANES（National Health and Nutrition Examination Survey）：アメリカ国民の健康状態や栄養状態を調べるための調査である。1999年以降は毎年継続的に実施されている。なお，調査内容に関する詳細な文書と粗データは，自由に閲覧・使用できる形でウェブ上に公開されている。
https://www.cdc.gov/nchs/nhanes/index.htm

食事調査法（dietary assessment methods）　**食事思い出し法**（dietary recall）
24時間食事思い出し法（24-hour dietary recall）　**食事記録法**（dietary record; food record; food diary）

第2章　人を対象とした栄養学の基本

Box 2-4　アメリカの全国健康栄養調査で使用されている24時間食事思い出し法の五つのステップ

ステップ	内容
① 食品リストの作成	前日（あるいは，さかのぼって24時間以内）に回答者が食べた食品を思い出してもらい，リストを作成する。よりよい記憶を引き出すために食事以外の出来事も思い出してもらう（例：何時に起きたか）
② 忘れられがちな食品の思い出し	忘れられがちな食品（飲料，菓子類，果物，野菜，チーズ，パン類など）を提示して，思い出しを促す
③ 食事場面の定義づけ	それぞれの食事場面について，時刻と名前（朝食，昼食，夕食，間食など）の情報を収集する
④ 詳細な情報の収集と見直し	各食品に関して，食材名，食べた量，提供場所・入手先（例えば，店やレストラン），食べた場所などの詳細な情報を収集する。各食事場面の間隔を確認し，抜け落ちている食事場面がないか確認する
⑤ 最終確認	忘れている食品がないかもう一度思い出してもらう。飲食していても簡単に忘れてしまうような状況（移動中など）を思い出すための手がかりを与える。申告する必要がないと思うほど少量だけを摂取した食品がないかどうか確認する

出典）Moshfegh et al.[4]をもとに作成

刻，摂取場所などと多岐にわたっており，食のさまざまな側面を網羅的に測定することを意図したものとなっている。

逆に，例えば飲み物など，特定の品目のみを記録してもらうことや，間食のみを記録してもらうことも可能である。どこまで詳細な情報を入手しようとするかは研究の目的に依存するが，実際には人的・金銭的資源や調査参加者にかかる負担の程度によって決まることも多い。調査日数も1～7日間など，任意に設定する。また，食品の重量を秤で測ってもらう場合もある（**秤量食事記録**と呼ばれる）。

調査参加者に食事を記録してもらうのは，食事記録法の最初のステップに過ぎない（Box 2-5の黒字）。二つめのステップは，調査参加者の記録状況を調査スタッフ（多くの場合，管理栄養士）が確認し，必要に応じて不足する情報を補う作業である（Box 2-5の色字。この部分は食事思い出し法に似ている）。食事記録法は通常は**自由回答形式**であるので，この確認作業は，不十分なデータを補い，データの質を標準化するために不可欠である。ただしこの確認作業は，調査参加者の記憶が薄れる前に，食事記録終了後なるべく時間を空けずに行う必要がある（筆者らは通常，食事記録の翌日に行えるように調査スケジュールを組む）。

食事記録法は，記憶に頼ることなく，摂取したものを重量も含めて記載するという性質上，最も正確な食事調査法と考えられている。一方で弱点は，参加者自身が食事をきちんと記録してくれないと成立しない点である。そのため，調査協力への意欲が高く，食材や料理についてある程度以上の知識をもっていて，さらに記録できる能力をもっている人を対象にするのが望ましい。もう一つの弱点は，「記録するという行為それ自体が食行動や食事摂取に影響を与える」ということである。食事を記録している期間に普段と同じように食べたり飲んだりすることは，どんなに気をつけたとしても，非常に難しい。その結果として，食事を記録した日は概

秤量食事記録（weighed dietary record）　**自由回答形式**（open-ended format）

Box 2-5　食事記録用紙の記入例

食事記録票【昼】

区分	食べた場所	2日目
昼食	①自宅　2 職場　3 飲食店　4 その他（親戚宅，公園，車の中など）	
一緒に食べた人数	テレビ・パソコン・携帯電話などの画面を見ながら食事をとりましたか	食べ始めた時間：12時 40分（24時間制で記入）／食べ終わった時間：13時 10分（24時間制で記入）
2 人（自分を含めた人数）	①はい　2 いいえ	

食事区分	料理番号	料理名	食品名	商品名・店名・メーカー	目安量	材料の重量・盛付け量（g）	残量・廃棄量
2	1	ごはん	米3合（生）		454g		
2		もち麦ごはん	もち麦（生）大麦（もち麦）	カネキヨ国産もち麦西田精麦	305g	127g →	炊飯後の分量
2			水		1129g		
2	②	豚の炒め	豚肩ロース（生，脂つき）	国産広島	345g	出来上り量 →	食べた量
2			玉ねぎ（生）		290g	472g	132g（タレ含む）
2	3	サラダ	キャベツ　千切り（生）			60g	
2			トマト（生，皮つき）	へたとり	½個	43g →	不可食なし
2			きゅうり　うす切り（皮つき）			40g	
2	4	ピーマンと人参の	人参　皮なし（生）		45g	出来上り量	
2		あえもの	ピーマン種へたなし（生）		40g	83g	
2		（レンジ調理）	こいくちしょうゆ	大月醤油	4g	盛りつけ量	
2			すりごま	すりごま エプリ 神戸物産	5g	一人前 20g	
2	5	水	ナチュラルミネラルウォーター				
2			島根石見山麓	(株)ケーエフジー		209g	
2							
2			エバラ焼肉のタレ		25g		
2			中辛				
2							
2						全部食べた	
2							
2							
2							
2							
2							
2							
2							
2							
2		※　2の炒め物はテフロン加工フライパンで調理し，油は使用していない。					
2		※　3のサラダはドレッシング使用せず					
2							

栄養士確認欄				
	・主食（有・無）	・重量・目安量の記入もれ ☑	・秤量の状態（乾・ゆで，皮付き等）☑	・調味料の有無 ☑
	・飲み物（有・無）	・家族分の場合，割合 ☑	・食べ残し・果物の皮や魚の骨等 ☑	・魚・肉の種類 ☑
	・お茶の種類 ☑	・外食・市販品の商品名 ☑	・牛乳・ヨーグルトの種類 ☑	・だしの種類 ☑
				・完了のサイン（○○）

昼食

黒字が対象者による記録，色文字が調査スタッフによる加筆である

して，食事内容が普段と比べて簡単になりがちである[7]。また，24時間思い出し法と同様に，個人の習慣的な摂取状況を把握するためには複数日の食事記録が必要なことも短所といえる。

（3）食事歴法

食事歴法[8]は，簡単にいうと，24時間食事思い出し法における「前日」の部分を「ある一定期間」（例えば，過去1か月間）に置き換えたものである。つまり，食事歴法では「過去1か月間にあなたは何を食べたり飲んだりしましたか」と尋ねる。通常は，朝食，昼食，夕食，間食と，**食事場面**ごとに情報を集めていく。各食品の**1回摂取量**や食行動についての情報も集める。食事歴法は，自由回答をもとにした面接形式で行われることもあるが[9]，質問項目を固定した自己記入による質問票形式のもののほうが頻繁に使用されている[10,11]。日本で広く使用されている**DHQ**および**BDHQ**[12]も，筆者が最近開発した**MDHQ**（p. 161参照）[13]も，食事歴法をもとにした質問票である。参考までにMDHQにおける朝食に関する質問項目と食行動に関する質問項目をBox 2-6とBox 2-7にそれぞれ示す。

食事歴法をもとにした質問票の長所と短所は，次に説明する食物摂取頻度法をもとにした質問票とほぼ同じなので，次項でまとめて記述する。

（4）食物摂取頻度法

食物摂取頻度法[14]は，ある一定期間（過去1年間や1か月間）における各食品の摂取頻度を尋ねる方法である。通常は自己記入式の**食物摂取頻度質問票**，**FFQ**として用いられる。摂取頻度だけでなく，各食品の1回摂取量を尋ねる場合もある。

FFQおよび食事歴法をもとにした質問票（これ以降，両者をあわせて食習慣質問票と呼ぶ）の長所は，食習慣を測ろうとしていること，すなわち，食事の日間変動という厄介な問題を理論的に克服している点である。また，参加者が短時間で簡便に回答しやすいようにデザインされているため，大規模研究でも用いやすい。

短所は，対象者の記憶に依存する点である。また，食習慣質問票を開発するためには膨大な時間と労力が必要とされる。さらに，食習慣質問票で収集している情報は「自分の普段の食事はこのようなものであるとその人が考えているもの」であって，「その人が実際に食べている普段の食事」ではない。そのため，栄養学研究では，食習慣質問票を使う前に，必ずその**妥当性**を検証する必要がある。

妥当性（**精度**ともいう）とは，測ろうとしているものをどれくらい正確に測れるかという程度のことである。妥当性を検証するためには真の値と測定値を比べる必要があるが，食事に関する多くの因子の場合，真の値を知ることができない。よって，より正確と思われる方法と比較することによって，妥当性を検証する。具体的には，「食習慣質問票から推定した摂取量は，より正確と考えられる食事調査法（通常は，複数日にわたる食事記録あるいは24時間食事思い出し）から推定した摂取量と比べてどのくらい正確か」を調べる。これを**妥当性研究**と呼ぶ。

妥当性研究では，二つの方法間で集団代表値

食事歴法（diet history method） **食事場面**（eating occasion） **1回摂取量**（portion size）
DHQ（diet history questionnaire, **食事歴法質問票**）
BDHQ（brief-type diet history questionnaire, **簡易型食事歴法質問票**）
MDHQ（meal-based diet history questionnaire） **食物摂取頻度法**（food frequency method）
FFQ（food frequency questionnaire, **食物摂取頻度質問票**） **妥当性**（validity） **精度**（accuracy）
妥当性研究（validation study）

Box 2-6　MDHQの朝食に関する質問項目（一部）

パート1　朝食

朝食についておたずねします。

この1か月間，朝食をどのくらいの頻度でとっていましたか？（水や飲み物のみの場合も朝食と考えてください）	□とらなかった	□週1回未満	□週1回くらい	□週2回くらい	□週3回くらい	□週4回くらい	□週5回くらい	□週6回くらい	□毎日
	↓4ページへお進みください	引き続き，下の質問にお答えください							

この1か月間，朝食として，以下のものをどのくらいの頻度でとっていましたか？

水や飲み物のみの朝食	□とらなかった	□週1回未満	□週1回くらい	□週2回くらい	□週3回くらい	□週4回くらい	□週5回くらい	□週6回くらい	□毎日
こめ	□食べなかった	□週1回未満	□週1回くらい	□週2回くらい	□週3回くらい	□週4回くらい	□週5回くらい	□週6回くらい	□毎日
パン（菓子パンは除く）	□食べなかった	□週1回未満	□週1回くらい	□週2回くらい	□週3回くらい	□週4回くらい	□週5回くらい	□週6回くらい	□毎日
めん類	□食べなかった	□週1回未満	□週1回くらい	□週2回くらい	□週3回くらい	□週4回くらい	□週5回くらい	□週6回くらい	□毎日
シリアル（コーンフレーク・グラノーラ・オートミールなど）	□食べなかった	□週1回未満	□週1回くらい	□週2回くらい	□週3回くらい	□週4回くらい	□週5回くらい	□週6回くらい	□毎日
みそ汁	□食べなかった	□週1回未満	□週1回くらい	□週2回くらい	□週3回くらい	□週4回くらい	□週5回くらい	□週6回くらい	□毎日
漬物・梅干し・佃煮	□食べなかった	□週1回未満	□週1回くらい	□週2回くらい	□週3回くらい	□週4回くらい	□週5回くらい	□週6回くらい	□毎日
肉類（牛・豚・鶏・ハム，ソーセージ，ベーコンなど加工肉）	□食べなかった	□週1回未満	□週1回くらい	□週2回くらい	□週3回くらい	□週4回くらい	□週5回くらい	□週6回くらい	□毎日
魚介類	□食べなかった	□週1回未満	□週1回くらい	□週2回くらい	□週3回くらい	□週4回くらい	□週5回くらい	□週6回くらい	□毎日

Box 2-7　MDHQの食行動に関する質問項目（一部）

パート3

パート3では，あなたの普段の食べ方についておたずねします。
最近1か月間の食べ方をざっくりと思い浮かべて，以下の質問にお答えください。
選択肢の中から最もよく当てはまるものをひとつ選んでください。

コーヒー・紅茶には砂糖を入れますか？	□いつも	□ときどき	□まれに	□いいえ	
玄米・胚芽米を食べたり，ごはんに麦や雑穀を混ぜて食べたりすることはありますか？	□いつも	□ときどき	□まれに	□いいえ	
玄米・胚芽米・麦や雑穀を食べるとき，その量は，ごはん全体の量に対してどのくらいですか？（食べない方は答える必要はありません）	□ほとんど全部	□8割くらい	□4～6割	□2割くらい	□ほんの少し
パンにマーガリンやバターを塗りますか？	□いつも	□ときどき	□まれに	□いいえ	
パンにジャム・蜂蜜・チョコなどを塗りますか？	□いつも	□ときどき	□まれに	□いいえ	
全粒粉入りのパンを食べることはありますか？	□いつも	□ときどき	□まれに	□いいえ	
お肉（牛・豚・鶏肉）の脂身は…	□いつも食べていた	□よく食べていた	□ときどき食べていた	□ほとんど食べなかった	□まったく食べなかった
麺類のスープ・汁を飲む量は…	□ほとんど全部	□8割くらい	□4～6割	□2割くらい	□ほとんど飲まなかった
家庭での味付けは外食と比べて…	□薄口	□少し薄口	□同じくらい	□少し濃い	□濃い
食事のときにしょうゆ・ソースを使う頻度は…	□必ず使う	□よく使う	□ときどき使う	□ほとんど使わない	□まったく使わない
食事のときに使うしょうゆ・ソースの量は…	□かなり多め	□やや多め	□ふつう	□やや少なめ	□かなり少なめ
外食の1人前と，自分が普段食べている量を比べると，おかずの量は…	□家のほうがかなり多い	□家のほうが少し多い	□ほぼ同じくらい	□家のほうが少し少ない	□家のほうがかなり少ない
外食の1人前と，自分が普段食べている量を比べると，ごはんの量は…	□家のほうがかなり多い	□家のほうが少し多い	□ほぼ同じくらい	□家のほうが少し少ない	□家のほうがかなり少ない

（平均値や中央値）がどのくらい異なるかの比較，データがどのくらい**相関**するか（相関係数）の検討などが用いられる[15,16]。参考までに，DHQから算出した食事の**グライセミック・インデックス**の妥当性を，16日間の秤量食事記録との比較によって検討した研究[19]の結果をBox 2-8に示す。

どの程度の結果であれば十分に妥当だとみなせるかは難しい問題であり，使用目的によっても変わってくる。例えば「対象者をある食事要因をもとに順位付けする」という，典型的な分析疫学研究（p. 24参照）において必要とされる目的のためには，「相関係数が最低でも0.4以上」と考えてよいかもしれない[20-22]。

Box 2-8　DHQと16日間秤量食事記録から算出された食事のGI：妥当性研究

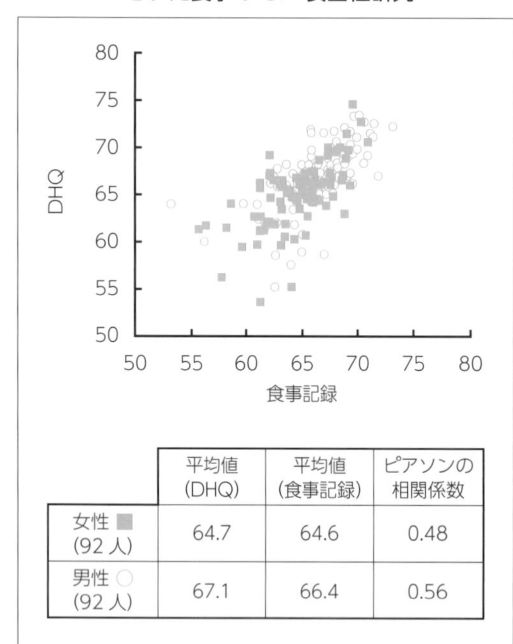

	平均値（DHQ）	平均値（食事記録）	ピアソンの相関係数
女性 ■（92人）	64.7	64.6	0.48
男性 ○（92人）	67.1	66.4	0.56

出典）Murakami et al.[19]をもとに作成

1.3　食事データの構造と食品成分表

自己申告をもとにした食事調査から得られるのは，「食品名と摂取重量のリスト」である。例えばBox 2-9は，Box 2-5（p. 13参照）に示した食事記録をデータ化したものである。登場した一つ一つの食品に対して，**食品成分表**を用いて**食品番号**をつけたものが食事データの基本構造である。このような構造の食事データ（食事の粗データ）があれば，自由自在に食品や栄養素の摂取量を算出できる。

日本人が普段食べるものに関する最も網羅的な食品成分表は，文部科学省科学技術・学術審議会資源調査分科会が発行している「**日本食品標準成分表**」[23]である。食品の流通や摂取の状況などを踏まえて数年に一度，内容の見直しと更新が行われていて，最新版は「2020年版（八訂）」である。食品成分表に収載されているのは合計2478の食品で，それぞれに5桁の固有の食品番号がつけられている。収載されている栄養素は54にのぼる*2。含有量の値は，基本的には各食品のサンプルを定量的に化学分析して得られたものである。

食事の粗データを保存しておくことで，食をいろいろな切り口や側面から評価できる。例えば，食品成分表に掲載されていない成分に関する成分表を新たに開発した場合，その新規成分表と食事の粗データを連結すれば，その成分の摂取量を算出することができる*3。食事の粗データと新規成分表の関係は，凍結保存された

*2　これ以外に，アミノ酸成分表編，脂肪酸成分表編，炭水化物成分表編に収載されている成分もある[23]。

*3　筆者らの研究グループが開発した新規食品成分表としては，例えば，GI[24,25]，小売価格[26,27]，添加糖類[28]，料理レベルの成分表[29]，温室効果ガス排出量[30]がある。

相関（correlation）　**グライセミック・インデックス**（glycemic index, GI）：食品の血糖上昇能の指標。各食品のGIは，ブドウ糖のGIを100としたときの相対値として表される[17,18]。

食品成分表（food composition tables）　**食品番号**（food code）

日本食品標準成分表（Standard Tables of Food Composition in Japan）

Box 2-9　食事データの基本構造（食事の粗データ）：Box 2-5の食事記録に出てきた各食品に対して食品成分表に登場する食品番号をつけたデータ[a, b]

食品名	摂取量（g）	成分表食品番号	成分表食品名
精白米（めし）	75.6	01088	こめ・水稲めし・精白米・うるち米
もち麦	22.8	01007	おおむぎ・米粒麦
水[c]	28.5	90001	料理用の水
豚肩ロース肉（脂身あり）	69	11119	ぶた・大型種肉・かたロース・脂身つき・生
玉ねぎ（生）	58	06153	たまねぎ・りん茎・生
焼き肉のたれ	5	17113	焼き肉のたれ
キャベツ（生）	60	06061	キャベツ・結球葉・生
トマト（生・へたなし）	43	06182	赤色トマト・果実・生
きゅうり（皮付き）	40	06065	きゅうり・果実・生
人参（生・皮むき）	9.6	06214	にんじん・根・皮なし・生
ピーマン（生）	8.5	06245	青ピーマン・果実・生
こいくちしょうゆ	0.9	17007	こいくちしょうゆ
すりごま	1.1	05018	ごま・いり
水[c]	209	99999	飲料用の水

[a] 自分が知りたい食品に該当する行を抽出して，それぞれの食品の摂取重量を足し合わせれば，その食品の摂取量が計算できる。野菜の摂取量は219.1 gとなる。

[b] このデータに食品成分表の栄養素含有量のデータを結合すれば，この食事からの栄養素の摂取量を算出できる。例えば，炭水化物摂取量であれば次の式で計算できる。

食事からの炭水化物摂取量（g）＝Σ（食品の摂取量（g）×その食品の炭水化物含有量（g/100 g）÷100）

同様の方法で，1日あたりの摂取量や別の栄養素の摂取量も求められる。

[c] 水は日本食品標準成分表に収載されていない。よって筆者らの研究グループは，独自に作成した食品番号（90001，99999）をつけている。

血液検体と新たに開発された測定法や機器の関係と同じである。

1.4　生体指標

生体指標とは，**尿**や血液中に含まれる生体由来の物質で，生体内の生物学的変化を定量的に把握するための指標である。例えば，エネルギー摂取量の生体指標として，**二重標識水**を用いることができる。二重標識水は，水素の安定同位体（重水素）と酸素の安定同位体（酸素-18）で部分的に置換された水である[31]。経口摂取された二重標識水は，4時間程度で体水分と平衡状態になる。その後，重水素は水として，酸素-18は水と二酸化炭素として，体外に排出される。二つの同位体の排出率の違いから二酸化炭素の排出率が求められ，さらに間接熱量測定の原理をもとにして**エネルギー消費量**が求められる。この方法を二重標識水法という。

二重標識水法では，参加者は少量の水を飲み，その前後と測定期間（通常は2週間）終了時に尿を採取するだけなので，負担が小さく，普段の生活に大きな影響を与えることもない。エネルギー消費量は，体組成や体重に変化がなければエネルギー摂取量と等しい。よっ

生体指標（biomarkers）　**尿**（urine）　**二重標識水**（doubly labeled water）
エネルギー消費量（energy expenditure, EE）

て，二重標識水法によって測定されたエネルギー消費量は，自己申告をもとにした食事調査から得られたエネルギー摂取量の妥当性の検証に用いられる[32]。

窒素（たんぱく質[*4]），カリウム，ナトリウムについては，食事摂取量を厳密に規定・測定した質の高い実験研究において，食べた量の約8割が尿として体外に排泄されることが明らかになっている（尿中排泄率は，窒素81％[33]，カリウム77％[34]，ナトリウム86％[35]）。よって，ある1日に排泄された尿を全て集めて（**24時間蓄尿**），それぞれの栄養素の**尿中排泄量**を求め，それを尿中排泄率で除した値が，生体指標をもとに得られた摂取量の推定値となる。全ての尿が集められたかどうかの確認には，パラアミノ安息香酸（PABA）が用いられる[*5]。PABAを用いない場合には，尿量が少なすぎないか，蓄尿時間が24時間と大きく異ならないか，集められなかった尿があるか（自己申告による），体重あたりの予測クレアチニン排泄量と比べて少なすぎないか？（体重あたりのクレアチニン排泄量は比較的一定であるため）[37]といった情報をもとに総合的に判断する[38]。

その他の生体指標としては，例えば血清中のカロテノイドや，血清リン脂質・血清コレステロールエステル・赤血球膜に含まれるn-3系脂肪酸が存在する。しかし，これらは全て濃度として表されるもので，その濃度は，体内での代謝効率といった摂取量以外の要因の影響も受けるため，摂取量を純粋に反映するわけではない[39,40]。

生体指標の最大の利点は，後述するような自己申告に由来する**測定誤差**と無関係であることである。一方で，二重標識水法の最大の欠点は，酸素-18とその分析機器が高額なことである。そのため，大規模研究はもちろんのこと，二重標識水法を研究で頻繁に使用することはできない。また，24時間蓄尿の欠点は，尿を集め続けること自体が大変な作業なので，研究や健康への意識が高い限られた集団でしか実施できないことである。さらに，栄養素の尿中排泄量は，摂取量と同様に，日間変動の影響を受けるので，1回の24時間蓄尿では個人の習慣的な摂取量を捉えられない。

1.5 食事調査における測定誤差

（1）主な測定誤差の要因

どんな測定においても，誤差は避けられない。この誤差を測定誤差という。測定誤差とは，真の値から見たときのずれである。食事調査における真の値は多くの場合，「普段の食事摂取状況」である。自己申告をもとにした食事調査を構成する五つのプロセス（p. 11，Box 2-3参照）の全てにおいて測定誤差が発生しうるが，その誤差の源は食事調査法によって大きく異なる（Box 2-10）[3]。例えば食事記録においては，食事を記録するという行為そのものが食行動に影響を与え，これが測定誤差の要因となる。その他の食事調査法では，不確かな記憶や認識のずれが測定誤差の要因になりうる。また，食品成分表に由来する測定誤差は全ての食事調査法に影響を与える。これらの測定誤差の大部分は，繰り返し測定しても小さくできない種類の誤差，すなわち**系統誤差**（**バイアス**）で

*4 たんぱく質の窒素含有割合は，アミノ酸の種類によって異なるが，16％という値が広く用いられている。よって，窒素の量に6.25（100/16）を乗じてたんぱく質の量を算出する。

*5 PABAは無害の物質で，経口摂取後，速やかに尿として体外に排泄される。通常の食事から摂取されるPABAの量は無視できるほど少ないので，24時間蓄尿を実施する日にPABA（錠剤）を飲んでもらい，尿中のPABA排泄量を求めれば，どのくらいの尿が集められたかを客観的に調べられる。排泄されたPABAの量が摂取したPABAの量の85％未満の場合，その蓄尿は不完全とみなされる[36]。

24時間蓄尿（24-hour urine collection） **尿中排泄量**（urinary excretion）
測定誤差（measurement error） **系統誤差**（systematic error） **バイアス**（bias）

Box 2-10 自己申告をもとにした食事調査を構成する五つのプロセスごとに見た，それぞれの食事調査法における主な測定誤差の要因

<table>
<tr><th></th><th>食事記録法</th><th>食事思い出し法</th><th>食事歴法（面接）</th><th>食事歴法（質問票）</th><th>食物摂取頻度質問票</th></tr>
<tr><td rowspan="3">① 食品リストの作成</td><td rowspan="3">記録することが対象者の食品選択に影響を与える</td><td rowspan="3">不確かな記憶</td><td colspan="3">不確かな記憶</td></tr>
<tr><td colspan="3">食習慣をうまく要約できない</td></tr>
<tr><td colspan="3">食習慣を誤って認識している</td></tr>
<tr><td rowspan="2">② 食品番号の付与</td><td colspan="3">対象者が食品を適切に描写できない</td><td colspan="2" rowspan="2">限定された食品リスト</td></tr>
<tr><td colspan="3">調査者が適切にコード化できない</td></tr>
<tr><td rowspan="2">③ 量の見積もり</td><td>秤量時のミス</td><td colspan="2" rowspan="2">うまく見積もれない</td><td colspan="2">限られた選択肢</td></tr>
<tr><td>うまく見積もれない（外食など）</td><td colspan="2">誤った認識</td></tr>
<tr><td rowspan="2">④ 頻度の見積もり</td><td rowspan="2">記録することが対象者の食品選択に影響を与える</td><td>申告漏れ</td><td colspan="3" rowspan="2">過小・過大に見積もる</td></tr>
<tr><td>実際には食べていないものを申告する</td></tr>
<tr><td>⑤ 摂取量の計算</td><td colspan="5">食品成分表の数値は代表値に過ぎないので，実際の食品の組成とは異なる</td></tr>
</table>

出典）MacIntyre[3] をもとに作成

ある。そのため，いずれの測定誤差においても，その存在を特定したり，その大きさを見積もったりするのは非常に難しい。

（2）生体指標との比較

自己申告をもとにした食事調査には測定誤差がつきものなので，食事摂取量の測定誤差の程度を把握するのはとても大切である。ここでは，生体指標（二重標識水と24時間蓄尿）から得られる摂取量を真値（実際に食べた量）とみなして，自己申告の摂取量の正確性を調べた妥当性研究を見ていこう。アメリカ人を対象として，エネルギー，たんぱく質，カリウム，ナトリウム摂取量の平均値の測定誤差を食事調査法ごとに示したのがBox 2-11だ[41)＊6]。自己申告による摂取量の平均値は基本的に，実際に食べた量よりも少なく申告されている。これを**過小申告**という（ちなみに，実際に食べた量よりも多く申告されることを**過大申告**という）。また，エネルギー，たんぱく質，ナトリウムにおいては特に食習慣質問票で過小申告の程度が大きい傾向にあるようだ。

次に，対象者を摂取量が少ない人から多い人まで順番に並べる能力（**順位付け能力**）を見てみよう。自己申告による摂取量と生体指標から得られる摂取量（真値）との相関係数（p. 36参照）が高いほど，自己申告による摂取量に基づく順位付け能力が高いといえる。Box 2-12に示したように，生体指標から求めた摂取量との相関は，エネルギー，たんぱく質，カリウム，ナトリウムの全てで食事記録（14日間）が最も高かった[42, 43)＊7]。次に高いのは24時間食事思い出し（4回）で，最も低いのは食習慣質問票であった。また，どの食事調査法においても，たんぱく質とカリウムにおける相関が高く，エネルギーとナトリウムにおける相関は低

＊6 同様の結果が他の研究でも得られている[20, 21, 42, 43)]。

＊7 同様の結果が他の研究でも得られている[20, 21)]。

過小申告（underreporting） **過大申告**（overreporting） **順位付け能力**（ranking ability）

Box 2-11 アメリカ人を対象として二重標識水と 24 時間蓄尿を用いて，自己申告の 1 日あたり摂取量の平均値の正確性を調べた妥当性研究

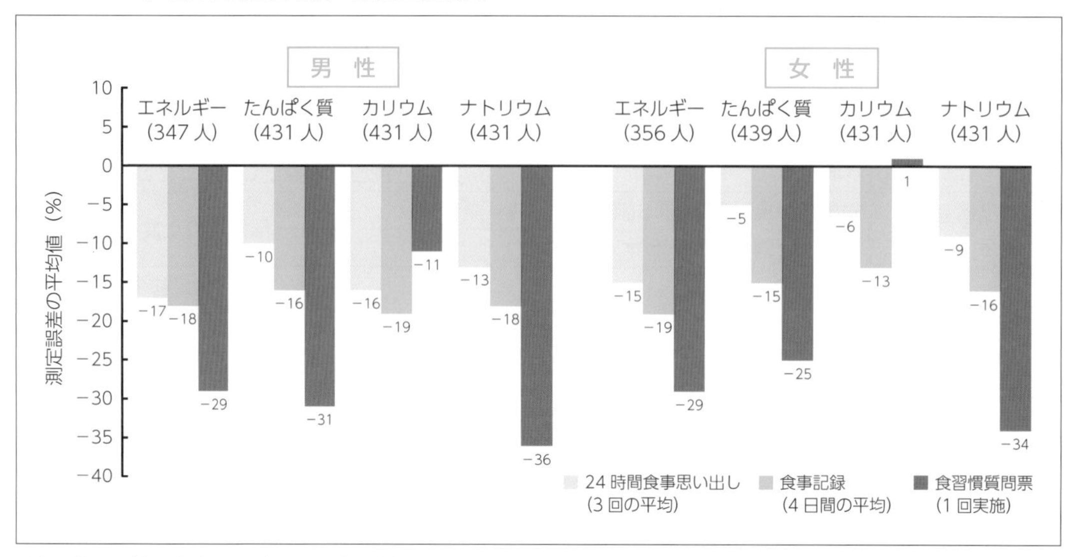

測定誤差は，(自己申告による摂取量−生体指標による摂取量)÷生体指標による摂取量×100。よって，負の値は過小申告，正の値は過大申告を表す

出典）Park et al.[41] をもとに作成

Box 2-12 アメリカ人を対象として二重標識水と 24 時間蓄尿を用いて，自己申告の 1 日あたり摂取量における順位付け能力を調べた妥当性研究

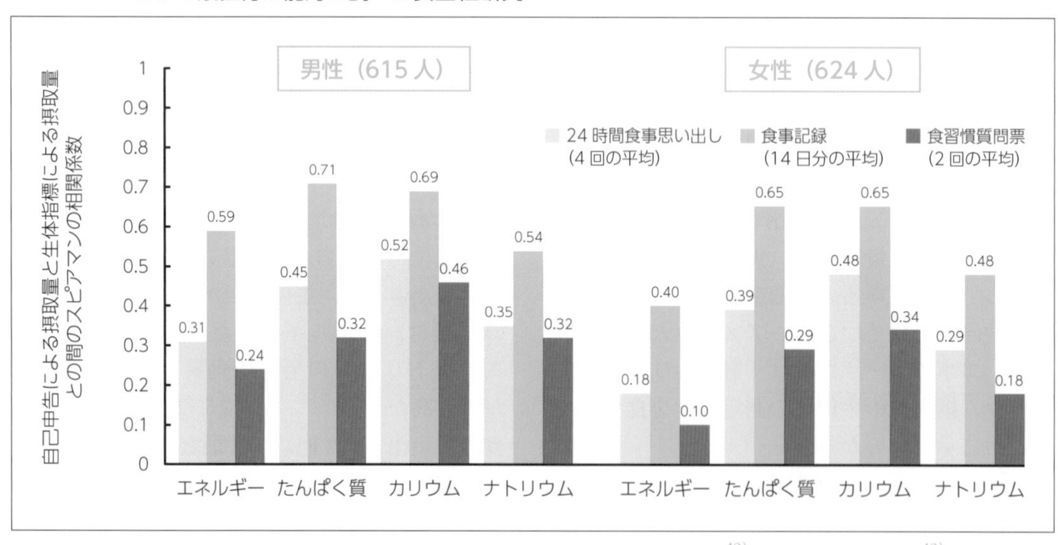

出典）男性：Al-Shaar et al.[42]，女性：Yuan et al.[43] をもとに作成

かった。

このように，少なくともエネルギー，たんぱく質，カリウム，ナトリウムについてはどの食事調査法を用いてもある程度の測定誤差，特に過小申告は避けられない。食習慣質問票は，食品の種類や量の推定に関する選択肢が有限であるために，詳細な情報を収集できないし，24時間食事思い出しは記憶に頼り，食事記録は食べ方に影響を与える（p. 19，Box 2-10参照）。以上を踏まえると，食事調査の際に，実際は摂取した食品や飲料の一部が省略される結果として，過大申告よりも過小申告のほうが起こりやすくなるというのは，不思議ではない[44]。

（3）食事の申告誤差と関連する要因

食事摂取量の申告誤差と最も強く関連する要因は，**BMI**である。二重標識水法と24時間蓄尿を用いて，自己申告をもとにした食事摂取量の申告誤差に関連する要因を検討した研究では，BMIが大きくなればなるほど過小申告しやすくなるという関連が一貫して観察されている[20, 21]。特に，エネルギー摂取量の過小申告との関連が強いようだ[45-47]。ただし，BMIによって説明される過小申告の割合はわずかであ

コラム　EI/BMRとEI/EER

エネルギー摂取量（EI）は，主に体格と身体活動量によって決まる。よって，食事調査から得られるエネルギー摂取量の妥当性は，生体指標（二重標識水法から推定されたエネルギー消費量）がなくても，年齢，性別，身長，体重といった基本的な情報をもとに簡易的に検討できる[45, 48]。これは，個々の食品や栄養素には適用できない，エネルギーだけがもつ大きな特徴である。

一つの方法は，エネルギー摂取量を**基礎代謝量**（BMR）で割った値（EI/BMR）を，**身体活動レベル**（PAL）と比較するものだ[49]。PALは，エネルギー消費量を基礎代謝量で割った値であり，体重変化がなければエネルギー摂取量はエネルギー消費量と等しいと仮定できるので，EI/BMRとPALは等しくなるはずである。基礎代謝量は，年齢，性別，身長，体重をもとにした推定式から求められる[50]。食事調査ではPALの測定値が得られないことが多く，しばしば，**座位中心の生活**を送っている人のPALである1.55が用いられる。EI/BMRが，1.55よりもはるかに小さい場合，エネルギー摂取量は過小申告されているとみなされる[51]。逆に，EI/BMRが1.55よりもはるかに大きい場合，エネルギー摂取量は過大申告されているとみなされる[51]。

もう一つの方法では，エネルギー摂取量は**推定エネルギー必要量**（EER）と等しくなるはずであるという仮定のもと，エネルギー摂取量を推定エネルギー必要量で割った値（EI/EER）を1と比較する[52]。推定エネルギー必要量は，年齢，性別，身長，体重，**身体活動**をもとにした推定式から求められる[53]。EI/EERが1よりもはるかに小さい場合，エネルギー摂取量は過小申告されているとみなされる[54]。逆に，EI/EERが1よりもはるかに大きい場合，エネルギー摂取量は過大申告されているとみなされる[54]。

食事データの妥当性が研究結果に大きな影響を与えることもあるので[54-57]，エネルギー摂取量の妥当性を常に気にかけよう。

BMI（body mass index）：体重（kg）を身長の2乗（m^2）で割った値。
基礎代謝量（basal metabolic rate, BMR）　**身体活動レベル**（physical activity level, PAL）
座位中心の生活（sedentary lifestyle）　**推定エネルギー必要量**（estimated energy requirement, EER）
身体活動（physical activity）

り，過小申告に関連すると考えられるさまざまな要因（BMI，年齢，性別，**教育歴**，生活習慣，栄養に関する知識，食行動，心理的特性）の影響を足し合わせても，せいぜい過小申告の25%ほどしか説明できない[58]。食事摂取量の過小申告は，多くの要因が複雑に絡み合って起こっている複雑な現象であり，過小申告の程度を予測することは難しい。

1.6 エネルギー調整

（1）エネルギー調整の意義

栄養学研究では，食事調査から得られたエネルギー摂取量を真のエネルギー摂取量として使用することはほとんどない。その理由は，すでに説明したように，自己申告に基づくエネルギー摂取量の測定誤差が大きすぎるためである。一方で，食事調査から得られるエネルギー摂取量には大きな価値がある。というのは，栄養学研究では，栄養素や食品の摂取量をエネルギー摂取量で調整するのが習わしであるからだ[44, 59]。これを**エネルギー調整**と呼ぶ。エネルギー調整をすることの理論的根拠は主に三つある。

① 私たちが食べる量の大部分は体格によって規定され，健康維持や疾病予防に必要とされる栄養素の量も体格によって異なるはずである。体格が異なる人々から構成される集団において，統一した条件で栄養素や食品の摂取量を評価・比較するためには，エネルギーで調整した摂取量のほうが扱いやすい[59]

② ある人が摂取するエネルギー，栄養素，食品の全ては，その人が食べた食事という同一のものに由来するので，ほとんど全ての栄養素や食品の摂取量はエネルギー摂取量と相関する。また，それぞれの栄養素や食品の摂取量は互いに相関する。エネルギー調整を行うとこれらの相関が弱まり，それぞれの栄養素や食品独自の働き，健康影響を検討・解釈しやすくなる[59]

③ それぞれの栄養素における摂取量の測定誤差は，エネルギー摂取量の測定誤差と（少なくともある程度は）相関するため，エネルギー調整を行うと測定誤差の程度が小さくなる[20, 21, 41-43]

（2）エネルギー調整の方法

1）密度法

最も簡単かつ普及しているエネルギー調整の方法は，**密度法**である[59]。密度法では，食品や栄養素の摂取重量をエネルギー摂取量で割る。分かりやすくするために「エネルギー1000 kcalあたり」で表すことが多い。また，**エネルギー産生栄養素**（たんぱく質，脂質，炭水化物，アルコール）の場合には，その栄養素からのエネルギー摂取量が総エネルギー摂取量に占める割合（**%エネルギー**）として計算する。

2）残差法

もう一つのエネルギー調整法は，**残差法**である。これは，集団のデータを用いて，エネルギー摂取量を独立変数，栄養素や食品の摂取量を従属変数とした回帰直線（p. 37参照）を求め，対象者ごとにその**残差**（回帰直線と各対象

教育歴（educational background） **エネルギー調整**（energy adjustment） **密度法**（density model）
エネルギー産生栄養素（energy-providing nutrients）
%エネルギー（percentage of energy）：各栄養素からのエネルギー摂取量は通常は，たんぱく質および炭水化物由来エネルギー＝4 kcal/g，脂質由来エネルギー＝9 kcal/g，アルコール由来エネルギー＝7 kcal/gとして計算する。
残差法（residual model） **残差**（residual）

者のデータとの垂直方向のずれ）を計算する方法である[59]。通常は，「残差＋平均摂取量」を，各対象者の摂取量とする。

残差と独立変数（エネルギー摂取量）との相関は必ずゼロになる。一方，密度法によって調整された摂取量とエネルギー摂取量との相関はゼロにはならない。よって，純粋にエネルギー調整の方法として考えたときには，残差法のほうが密度法よりも優れている。しかし残差法は，回帰直線を求めるために集団のデータが必要なので，個々人のデータに対して用いることはできない（密度法は，個々人のデータに対して用いることができる）。

栄養学研究においては，栄養素や食品摂取量はそのままの値（1日あたりの**絶対摂取量**）ではなく，これらの方法を用いて，**エネルギー調整済み摂取量**として扱うほうが望ましい場合が多い[44]。ただし，エネルギー調整は，エネルギー摂取量における測定誤差と注目している栄養素や食品における測定誤差が同一である（少なくとも，大きく異ならない）ことを仮定している。この仮定から大きく逸脱することもありえるので，エネルギー調整の有無にかかわらず，摂取量データを解釈する際には測定誤差を常に念頭に入れておく必要がある。

コラム　食事調査の現在

少しでも測定誤差を小さくできるような食事調査法の模索は現在も続いている。その一つが，複数の調査法を組み合わせて使う試みである。ほとんどの大規模研究は食習慣質問票を使っているが，そこに新たに別の食事調査法（多くの場合，24時間食事思い出し法）を加えることによって，食事摂取量データの質を改善できないか検討されている[60,61]。結論をいうと，食習慣質問票のみを用いるよりも，4回以上の24時間食事思い出しを食習慣質問票と組み合わせたほうが，より質の高い食事データが得られるようだ。ただし，まれにしか摂取されない食品の測定には食習慣質問票が最も有用であろう[60]。

もう一つは，インターネットや携帯端末，モバイルカメラ，着脱可能な記録デバイスなどの新たなテクノロジーを用いた食事記録や24時間食事思い出し法の開発だ[62-64]。しかしこれらは，食事摂取量データの質の点から見ると，紙ベースの食事記録や対面式の24時間食事思い出しなど伝統的な食事調査法と比べて特に勝っているということはないようである[65,66]。テクノロジーを用いても，食事を記録するか思い出すかによって情報を集めるということに違いはない[67-69]。よって，日常の食事の内容を，量も含めてこっそりと自動で記録するような高性能機器が開発されるまでは[70]，テクノロジーをもとにした食事調査においても，伝統的な食事調査で起こるような測定誤差は避けられないだろう。このように，私たちが普段食べているものを測定するのはとても難しい。

絶対摂取量（absolute intake）　**エネルギー調整済み摂取量**（energy-adjusted intake）

2. 研究デザイン

栄養学研究で用いられる主な疫学的**研究デザイン**は Box 2-13 のとおりである[71]。疫学研究には大きく分けて，**観察研究**と**介入研究**がある。観察研究は，起きていることを純粋に観察する研究である。観察研究は，状況の客観的な記述を目的とした**記述疫学研究**と，原因と結果の関連の検討を目的とした**分析疫学研究**に分類される。介入研究は，研究者が興味をもつ要因を人為的に操作した（介入した）後で何か起こるかを調べる分析疫学研究である。本節ではこれらの研究デザインについて，実例をもとにして紹介する。

2.1 記述疫学研究

ある集団における健康状態や生活習慣，疾病発生，リスク要因などの状況を客観的に記述することを目的とした観察研究を記述疫学研究という。記述疫学研究は，データを一つの時点でのものとして扱うか，二つ以上の時点でのものとして扱うかによって，横断的研究と**時系列研究**に分類される。例えば，約 2700 人の日本人成人から収集した 8 日間食事記録をもとにして，食事回数，食事開始時刻，食事に費やす時間を記述した研究[6]は横断的記述疫学研究である（Box 2-14）。一方，厚生労働省により毎年実施されている**国民健康・栄養調査**のデータをもとにして，2003～2015 年における各種**食品群**摂取量の推移を調べた研究[72]は，時系列研究といえる。（Box 2-15）。

現実世界で起きていることを題材とする栄養学において，全ての研究は現実を把握することから始まる。その意味で，記述疫学研究はあらゆる研究の土台をなすものである。記述疫学研究をもとに研究のアイデアが見いだされ，その後，これ以降で説明する分析疫学研究の手法を用いて**仮説**の提唱・検証がなされるというのが一般的な研究の進み方だ。

Box 2-13　栄養学研究で用いられる研究デザインのまとめ

観察か介入か	研究目的	研究デザイン		研究対象	観察の方向
観察研究（介入なし）	状況の客観的な記述	記述疫学研究	横断的研究	集団	**横断的**
			時系列研究	集団	**後ろ向き**
	原因と結果の関連の検討	分析疫学研究	生態学的研究	集団	横断的
			横断研究	個人	横断的
			前向きコホート研究	個人	**前向き**
			症例対照研究	個人	後ろ向き
介入研究（介入あり）	原因と結果の関連の検討	ランダム化比較試験		個人	前向き
		非ランダム化比較試験		個人	前向き

出典）佐々木敏：わかりやすい EBN と栄養疫学[71]をもとに作成

研究デザイン（study design）　**観察研究**（observational study）　**介入研究**（intervention study）
記述疫学研究（descriptive epidemiology）　**分析疫学研究**（analytical epidemiology）
時系列研究（time series analysis）　**国民健康・栄養調査**（National Health and Nutrition Survey）
食品群（food group）　**仮説**（hypothesis）　**横断的**（cross-sectional）　**後ろ向き**（retrospective）
前向き（prospective）

Box 2-14 日本人成人の食事回数，食事開始時刻，食事に費やす時間：横断的記述疫学研究

	人数	平均値	標準偏差
食事回数（回 / 日）			
朝・昼・夕食	2681	2.92	0.21
間食	2681	1.74	1.24
全ての食事	2681	4.66	1.27
食事開始時刻（時：分）			
朝食	2655	7:24	0:53
昼食	2676	12:32	0:32
夕食	2679	19:19	0:55
食事に費やす時間（分 / 日）			
朝食	2655	19	9
昼食	2676	24	8
夕食	2679	35	17
間食(全ての合計)	2541	29	38

8日間食事記録から求められた，参加者一人一人の1日あたりの平均値を使用（食事開始時刻と食事に費やす時間の算出においては，全ての調査日で欠食した参加者を除外）

出典）Murakami et al.[6]

2.2 生態学的研究

生態学的研究とは，集団を単位として，あるものと別のあるものとの関連を調べる研究である。通常はすでに存在するデータや情報を用いて行われるので，他の研究デザインに比べて，時間や労力をかけずに実施できる。これが，生態学的研究の最大の魅力だ。本書のために筆者が二つの既存の論文をもとにして行った生態学的研究を以下に示す。

ヨーロッパ10か国で実施された大規模疫学研究であるEPIC（European Prospective Investigation into Cancer and Nutrition）研究をもとにしたある論文[73]では，総エネルギー摂取量に占める朝食の割合の平均値が性・国別に発表されている。また，別の論文[74]では，BMIの平均値が性・国別に発表されている。これら集団単位のデータを，筆者がプロッ

Box 2-15 日本人における各種食品群摂取量の平均値の年次推移：2003～2015年の国民健康・栄養調査に参加した合計88527人のデータを用いた時系列研究

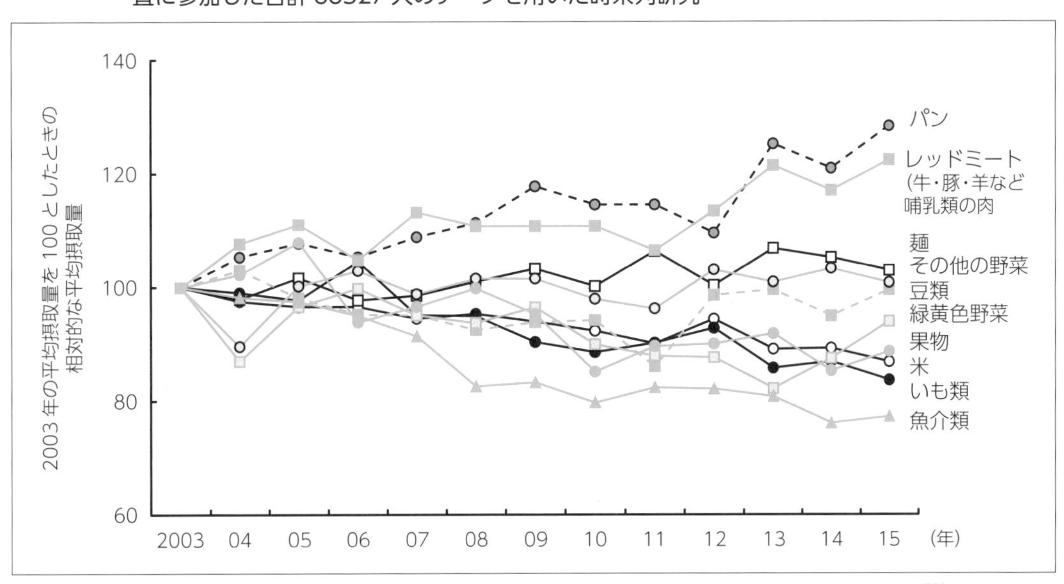

出典）Murakami et al.[72]をもとに作成

生態学的研究（ecological study）

トしたものがBox 2-16だ。朝食からのエネルギー摂取割合が多い集団はBMIが小さいという傾向が見てとれる（詳細はp. 37参照）。

この例では同じ研究に由来するデータを用いているが，別々の研究や調査から得られたデータを用いても問題はない。

生態学的研究の限界は，集団レベルでの検討なので，個人レベルで同じ観察結果が得られるかどうかは全く分からないことである。また，原因と結果の方向性も不明である。そのため，生態学的研究の意義は新たな研究テーマを生み出すこと，すなわち**仮説の提示**にあると考えるべきである。

2.3 横断研究

横断研究とは，個人を単位として，原因と考えられるもの（例えば食事）と結果と考えられるもの（例えばBMI）を同時点で測定し，両者の関連を調べる研究である。例えば「第二次栄養関連学科新入生調査」[*8]は，栄養関連学科の新入生（約4000人）を対象として，2005年4月に全てのデータを収集しているので，横断研究にあたる。この調査のデータをもとにして，「食事のGIが高い人ほどBMIが高い」という関連が見いだされた（Box 2-17）[75]。

横断研究の弱点は，原因と考えられるものと結果と考えられるものの測定が同時であるため，どちらが原因でどちらが結果であるかを明らかにできない点である。上の例でいうと，「GIが高い食事のせいでBMIが大きくなった」というのが仮説だが，このように解釈すべきか，それとも逆に「BMIが大きくなったせい

[*8] 第二次栄養関連学科新入生調査：合計54の栄養士養成施設で実施された多施設共同の横断研究。食事のGIとBMIとの関連[75]だけでなく，水やマグネシウム摂取量と機能性便秘との関連[76]，食費と各種食品群・栄養素摂取量との関連[26]など，世界的にもユニークな知見が数々見出された。

Box 2-16 集団における，総エネルギー摂取量に占める朝食の割合の平均値とBMIの平均値との関連：生態学的研究

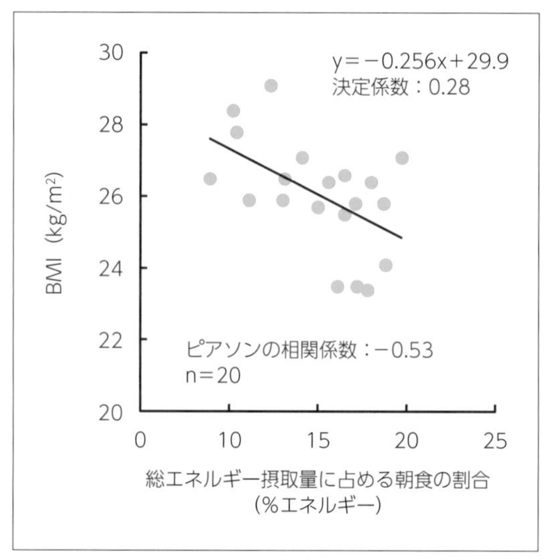

出典）朝食：Huseinovic et al.[73]，BMI：Ferrari et al.[74]をもとに作成

Box 2-17 食事のGIの五分位ごとに見たBMIの平均値：18〜20歳の日本人女性3931人を対象とした横断研究

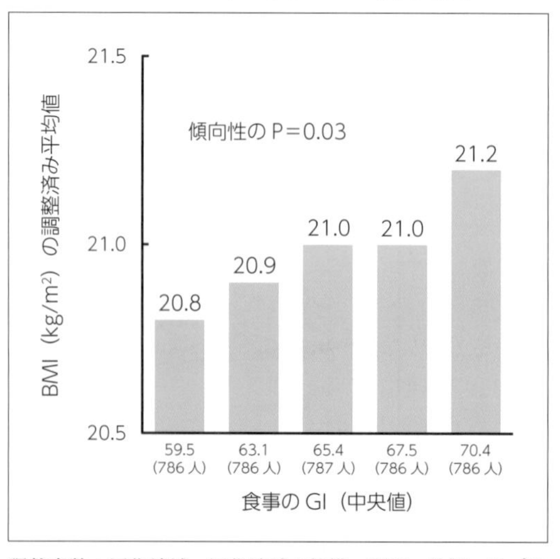

調整変数：居住地域，居住地域の規模，喫煙，飲酒，サプリメントの使用，減量を試みているかどうか，摂食速度，身体活動レベル，エネルギー摂取量，脂質摂取量，食物繊維摂取量

出典）Murakami et al.[75]をもとに作成

仮説の提示（hypothesis generation）　**横断研究**（cross-sectional study）

でGIが高い（例えば，脂質が少ない）食事を摂るようになった」と解釈すべきかを判断する材料はない（後者のような，仮説と逆方向のストーリーは因果の逆転と呼ばれる。p. 30参照）。そのため，横断研究の意義は，生態学的研究と同様に，仮説の提示にとどまる。ただし，原因と考えられるものが，結果と考えられるもののせいで変わることが考えにくい場合（例えば，原因が学歴で，結果が肥満）は，この限りではない。

一方で，横断研究の長所は，短期間に実施可能で，研究成果が比較的早く得られる点だ。また，新たな仮説や測定法，理論をいち早く取り入れることができるのも利点である。**因果関係**についての言及ができないという理由だけで横断研究の意義や可能性を低く見る向きが専門家の中にもあるが，きちんと計画された横断研究は，栄養学研究全体の進展になくてはならないものだ。

2.4 前向きコホート研究

原因は結果よりも時間的に先にある。この当たり前のことを研究デザインに取り入れたものが**前向きコホート研究**である。前向きコホート研究では，まず健康な（着目している結果を有していない）人たちを集めてくる。そしてその時点での食習慣などの生活習慣（原因）についての情報を集める。その後，数年〜数十年の長期間にわたって追跡し，病気など（結果）が発生するのを記録する。そのうえで原因と結果との関連を検討する。例えば「Northern Ireland Young Hearts Study」では，北アイルランドに住む12歳の子どもの代表集団を1992〜1993年に調査し，その3年後に追跡調査を行った。このデータから「12歳時の食事のGIが高いほど，その後3年間におけるfat mass index*9の増加量が大きい」という関連が観察された（Box 2-18）[77]。

前向きコホート研究の長所は，原因と結果の時間的関係がはっきりしているため，因果関係に迫れる可能性が最も高い点だ。一方で短所は，結果が得られるまでに多大な時間と労力を要することである。また，追跡のデータがきちんと集められないと，集団の代表性が保たれなくなり，十分に妥当な結果を得られなくなってしまう。さらに，結果をまとめる時点から見ると，原因と考えられるものの測定法や測定項目（例えば食事調査）がかなり時代遅れなものになってしまっている可能性もある。加えて，集団の中でまれにしか発生しない疾患には向いていない。とはいえ，第6章で示すように，栄養学研究における主要な知見は，前向きコホート研究から得られている。よって，前向きコ

Box 2-18　12歳のときの食事のGIの三分位ごとに見た，その後3年間におけるfat mass indexの変化量：426人の北アイルランド人を対象とした前向きコホート研究

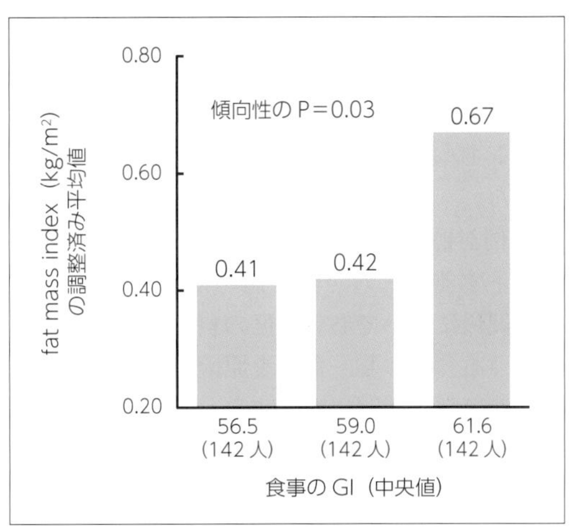

調整因子：性別，12歳時の発育状況，12歳時のBMI，12歳時の身体活動スコア，12歳時のエネルギー摂取量・推定エネルギー必要量の比，12歳時のfat mass index，12歳時のたんぱく質摂取量，12歳時の脂質摂取量，12歳時の食物繊維摂取量，15歳時の喫煙状況，15歳時の身体活動スコア

出典）Murakami et al.[77]をもとに作成

*9　体脂肪量（kg）を身長の2乗（m^2）で割った値。

因果関係（casual relationship; casual link）　**前向きコホート研究**（prospective cohort study）

ホート研究は，栄養学研究における**仮説の検証**を担う主要な研究デザインといえる。

2.5 症例対照研究

症例対照研究は，短期間で実施できるうえに，原因と結果の時間的関係を考慮した研究デザインである。症例対照研究ではまず，結果とみなす要因に着目し，その結果を有する人（**症例群**）とその結果を有しない人（**対照群**）を研究参加者とする。そして，その結果が起こる前の状況（原因）についての情報を集める。そのうえで，症例群と対照群との間の原因の違いを検討する。

例として，ビタミンB群の摂取量とパーキンソン病との関連を検討した症例対照研究[78]を見てみよう。症例群は，11の協力病院でリクルートされたパーキンソン病患者で，対照群は，協力病院のうちの三つでリクルートされた神経変性疾患を有していない患者である。症例群からは250人（参加率：84%）が，対照群からは372人（参加率：70%）が研究に参加し，食習慣を含む生活習慣に関する質問票に回答した。結果はBox 2-19に示すように，ビタミンB_6の低摂取がパーキンソン病と関連していた。

症例対照研究は，健康な一般住民からリクルートするなど対照群を適切に設定できれば，因果関係についてある程度の科学的根拠をもたらしうる。しかし，食事を原因とみなす症例対照研究は常に難問に直面する。というのは，病気になったり健康を害したりしたとき，その結果として食事が変わってしまうというのは十分にありえるからだ。そのため，病気になった後に（すなわち現時点から）病気になる前の食事の情報を正確に集める（思い出してもらう）というのは至難の業である。上述の研究を例にすると，現時点でパーキンソン病である人に「パーキンソン病になる前のあなたの食事はどのようなものでしたか」と尋ねることは可能だが，そのようにして得られたデータが十分に真実を反映しているかは甚だ疑問である（これは**思い出しバイアス**という問題である）。

実際，上述の研究では過去（パーキンソン病になる前）の食習慣ではなく，現在の食習慣を尋ねている。これは「現在の食習慣は過去の食習慣を反映したものである」という仮定に基づいているのだが，この仮定がどのくらい妥当であるかを判断するのは難しい。また，現在の食習慣を尋ねるということは，原因と結果の時間的関係を考慮しているという症例対照研究の特性が，少なくともある程度は失われることを意

Box 2-19 ビタミンB_6摂取量の四分位ごとに見たパーキンソン病のオッズ比：症例対照研究

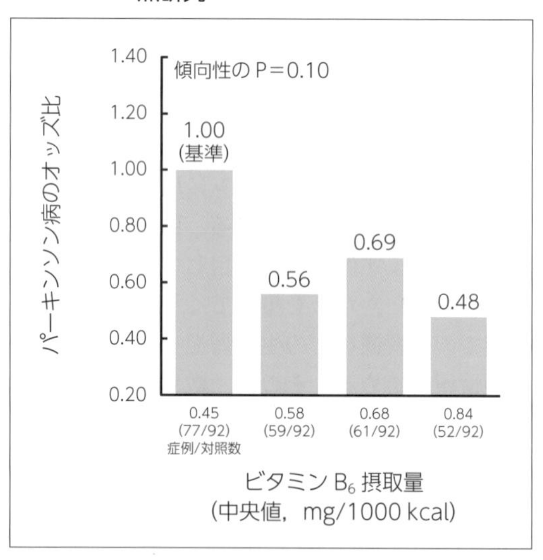

調整因子：性別，年齢，地域，喫煙状況，教育歴，BMI，コレステロール摂取量，食事のGI，ビタミンE摂取量，ビタミンC摂取量，ベータカロテン摂取量，アルコール摂取量，カフェイン摂取量，鉄摂取量，葉酸摂取量，ビタミンB_{12}摂取量，ビタミンB_2摂取量。オッズ比の95%信頼区間は，第2四分位で0.33-0.94，第3四分位で0.38-1.25，第4四分位で0.23-0.99

出典）Murakami et al.[78]をもとに作成

仮説の検証（hypothesis testing） **症例対照研究**（case-control study） **症例群**（cases; case group）
対照群（controls; control group） **思い出しバイアス**（recall bias）

味する。このように，栄養学研究においては，症例対照研究の利点を十分に生かせないということがよくある。それでも，パーキンソン病のように，集団の中でまれにしか発生しないような疾患を扱う場合には，症例対照研究はとても有用な選択肢である。

ちなみに，前向きコホート研究の枠組みで集めたデータを使って行う症例対照研究は，**コホート内症例対照研究**と呼ばれる。これは，通常の症例対照研究の主な弱点（思い出しバイアスや対照群を適切に設定することの難しさ）を克服しているので，研究デザインとして優れている。

2.6 ランダム化比較試験

ランダム化比較試験とは，ある集団をランダムに二つに分け，一方の群（**介入群**）にのみ何らかの介入をし，もう一方の群（対照群）には何も介入しないでおいて，その後，両群に発生する結果を比較することによって，介入内容の効果を調べるという研究デザインである。介入内容は，今まで紹介してきた観察研究における「原因と考えられるもの」にあたる。ランダム化比較試験はまさしく人体実験であり，その実施前には厳格かつ厳密な準備が必要とされ，そのためのガイドラインも整備されている[79]。

ランダム化比較試験の例として Box 2-20 に示したのは，**2 型糖尿病**の患者を対象として，個々人の食習慣を科学的に評価したうえで準備された個別のアドバイス（これが介入内容である）がヘモグロビン A1c の管理に有効かどうかを検証した結果である[80]。なお，対照群に何もしないということは倫理的に許されない場合も多いので，この研究の対照群には，「以前から行われている一般的な食事アドバイス」が提供されている。得られた知見は「個別のアドバイスのほうが一般的なアドバイスよりもヘモグロビン A1c の管理に有効である」というものであった。

Box 2-20 「個々人の食習慣を科学的に評価したうえで準備された個別のアドバイス」（介入群）が「以前から行われている一般的な食事アドバイス」（対照群）と比較してヘモグロビン A1c の管理に有効かどうかを検証したランダム化比較試験の結果

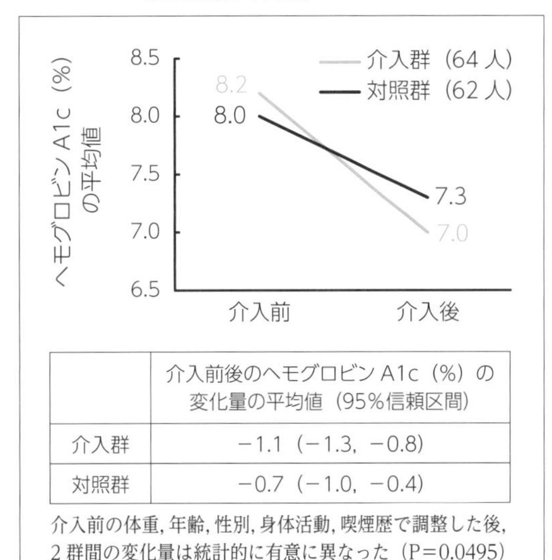

	介入前後のヘモグロビン A1c（%）の変化量の平均値（95%信頼区間）
介入群	−1.1（−1.3，−0.8）
対照群	−0.7（−1.0，−0.4）

介入前の体重，年齢，性別，身体活動，喫煙歴で調整した後，2 群間の変化量は統計的に有意に異なった（P=0.0495）

出典）Omura et al.[80]をもとに作成

ランダム化比較試験は，因果関係を明らかにするための最良の方法とみなされている。ただし，第 6 章で説明するように，栄養学研究においては単純にそのように考えるのは危険かもしれない。

なお，ランダムに割付を行わない介入試験は**非ランダム化比較試験**と呼ばれるが，その場合，介入群と対照群が均一な集団であることが保証されなくなるため，交絡因子の制御（p. 30 参照）という長所が失われる。

コホート内症例対照研究（nested case-control study）
ランダム化比較試験（randomized controlled trial, RCT） **介入群**（intervention group）
2 型糖尿病（type 2 diabetes） **非ランダム化比較試験**（non-randomized controlled trial）

3. 研究結果の解釈を難しくする要因

研究結果を解釈する際に特に気をつけたいのが，**因果の逆転**と**交絡**である。

3.1 因果の逆転

因果の逆転とは，原因と結果の関係が逆になってしまうことである。例えば，ある横断研究で「食物繊維摂取量が多いほど便秘の人が多い」という，正の関連が観察された[81]。これは，「食物繊維摂取量が多いほど便秘の人が少なくなる」という仮説とは逆の関連である。実際，食物繊維が豊富な食事は便秘に対して予防的に働くと考えられるため，「食物繊維の摂取量が多いせいで便秘が引き起こされた」とは解釈しづらい。それよりも「便秘の人が状況の改善を期待して，食物繊維摂取量を増やした」と考えるほうが解釈として自然である。つまり，関連の方向が「食物繊維が多い → 便秘にならない」ではなくて「便秘になる → 食物繊維が多い」というように逆になってしまっている。

このような因果の逆転は，以下のような条件が揃うと起こりやすい。

① 結果（ここでは便秘）を対象者が自覚することができる。例えば，肥満や**高血圧**も該当するだろう

② その結果を解消するための手段（ここでは食物繊維の摂取量を増やすこと）が広く知れ渡っている。ただし，この手段が実際に有効であるかどうかは問わない

上の例のように，横断研究ではとりわけ因果の逆転が起きやすいので，特に注意が必要である。

3.2 交絡因子

原因と考えられるものにも結果と考えられるものにも関連し，かつ，その両者の間に介在するわけではないものを**交絡因子**と呼ぶ。このような交絡因子が存在する状態を交絡と呼ぶ。例えば，Box 2-21 に示すように，食習慣が原因で，慢性疾患の発症が結果である場合，交絡因子とみなすべきものは，性，年齢，**社会経済状態**，喫煙，飲酒，身体活動などである。

交絡因子は，原因と結果の関連を見えにくくする。原因と結果の関連を明らかにするためには，Box 2-22 に示すような方法を用いて，計画もしくは解析の段階で交絡因子を適切に制御することが大切だ。計画時に用いるものとしては、**ランダム割付**や**マッチング**，**限定**がある。一方，解析の段階では**層別解析**や**多変量解析**（p. 39 参照）が用いられる。

唯一絶対の交絡因子の決め方というものは存在しない[82]。しかし，解析ごとに何が交絡因子になりうるのかを知らない限りは対処のしようがない。そのためには，関連論文を広く読むのが不可欠だ。参考までに，筆者らの横断研究で考慮した交絡因子と制御方法を Box 2-23 に示す[83-85]。

Box 2-21　原因・結果・交絡因子の概念図

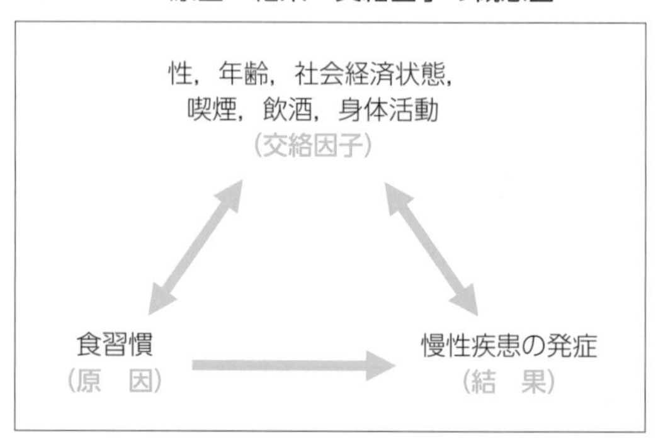

因果の逆転（reverse causality）　**交絡**（confounding）　**高血圧**（hypertension; high blood pressure）
交絡因子（confounding factors; confounders）　**社会経済状態**（socioeconomic status, SES）
ランダム割付（random allocation）　**マッチング**（matching）
限定（restriction）　**層別解析**（stratified analysis）　**多変量解析**（multivariate analysis）

Box 2-22　交絡因子を制御する方法

研究の段階	方法	適用可能な研究デザイン	内容（例）
計画時	ランダム割付	ランダム化比較試験	集団をランダムに二群に分けることによって，すでに知られている交絡因子だけでなく想定していない要因においても均一となる二つの集団を作る
	マッチング	症例対照研究 コホート内症例対照研究	症例と対照をある特性（性や年齢区分）でマッチさせる
	限定	全て	ある特性（性や年齢，ある生活習慣）を有する人に対象を絞る
解析時	層別解析	全て	ある特性（性や年齢区分）ごとに解析する
	多変量解析	全て	多変量解析モデルに交絡因子を投入する

Box 2-23　筆者らによる横断研究における交絡因子と制御方法

原因	結果	多変量解析モデルに投入された交絡因子	特記事項
EPA（エイコサペンタエン酸）およびDHA（ドコサヘキサエン酸）摂取量[83]	うつ症状	年齢，運動習慣，父親の教育歴，母親の教育歴，父親と同居しているか，母親と同居しているか，兄弟姉妹と同居しているか，兄弟姉妹の人数，居住地域，BMI，葉酸摂取量	対象は子ども。解析は男女別（層別解析）
食事の噛み応え（習慣的な食事の摂取に必要とされる咀嚼筋活動量として算出された値）[84]	腹囲	居住地域，居住地域の規模，喫煙，減量を試みているかどうか，身体活動，摂食速度，エネルギー摂取量	対象は18～22歳の女子大学生（限定）。アルコール摂取量が極端に少なかったので，飲酒は交絡因子として扱われなかった
外食頻度[85]	各種食品群摂取量	調査年，居住地域，居住地域の規模，居住形態，喫煙，飲酒，身体活動	対象は18～22歳の女子大学生（限定）

4. 統計の基礎

本節では，栄養学研究における**統計**のごく基礎について解説する。実際に研究や解析をしていくと，ここで紹介する基礎だけでは不十分なことが分かるだろうが，その際には統計学の専門書にあたってほしい。

4.1　統計を使う意味

簡単にいうと統計とは「数字を用いることによって，状況や現象を客観的に描写する」ことである。例えば「このクラスの学生50人の平均身長は160 cmで，最小値は147 cm，最大値は173 cmです」という文章は，統計をもとにしている。この内容を，統計（数字）を使わずに表現するのはとても難しい。科学において客観性は必須であり，そのために統計はなくてはならないツールだと考えよう。

統計（statistics）

Box 2-24 変数の種類と例

変数の種類		説明	例
量的変数 (数や量で測れる)	連続変数[a]	繋がった値をとる	身長，体重，エネルギー摂取量
	離散変数[a]	飛び飛びの値をとる	虫歯の本数，コインを5回投げて表が出る回数
質的変数 (数や量で測れない)	順序変数	並び順に意味がある 間隔には意味がない	成績の5段階評価，エネルギー摂取量の五分位
	名義変数	分類にのみ意味がある 並び順には意味がない	性別，居住地域，学籍番号

[a] 連続変数と離散変数を区別するのは難しいことも多い。例えば，小数点第1位までで記録した身長は連続変数ではなく，離散変数であるともいえる。ただし，取りうる値がたくさんあれば，離散変数を連続変数と区別する必要はないと考えてよいだろう

4.2 変数

さまざまな値をとりうる項目を**変数**と呼ぶ。例えば，質問票に含まれる一つ一つの質問項目は全て変数である。大きく分けると変数には，数や量で測れる**量的変数**と，数や量で測れない**質的変数**がある。質的変数は**カテゴリ変数**ともいう。量的変数はさらに**連続変数**と**離散変数**に分かれる。質的変数はさらに**順序変数**と**名義変数**に分かれる。Box 2-24 に具体例を示す。

ここで，連続＞離散＞順序＞名義変数の順に含んでいる情報が多いことに留意したい。例えば，測定された身長と体重から求めたBMI（連続変数）は，四捨五入して整数にすれば離散変数になる。五分位に分けたり，**世界保健機関**のカテゴリ[86]に従って，「やせ」，「普通体重」，「過体重」，「肥満」に分けたりすれば順序変数になる。さらに，肥満かどうかの二択に分ければ名義変数になる。つまり，含んでいる情報が多い上位の変数を，下位の変数に「格下げ」することができるのである。

後述するように，変数の種類によって，用いるべきデータの表し方や統計量，統計手法は変わってくる。よって，解析の前にそれぞれの変数の種類を把握するのはとても重要である。

Box 2-25 第二次栄養関連学科新入生調査の参加者（18～20歳の女子大学生3825人）における，居住地域とBMIのカテゴリごとの度数分布

	人数	%
居住地域		
北海道・東北	374	9.8
関東	1312	34.3
北陸・東海	536	14.0
近畿	765	20.0
中国・四国	421	11.0
九州	417	10.9
BMIカテゴリ（kg/m^2）		
18.5未満	558	14.6
18.5以上25未満	2976	77.8
25以上	291	7.6

出典）Murakami et al.[76]

4.3 分布

ある変数について複数のデータが存在すると，**分布**が生まれることになる。分布とは，ある変数における各測定値の広がりの状態をいう。質的変数の場合，**度数分布**がそれにあたる。例えば，第二次栄養関連学科新入生調査の参加者における，居住地域（名義変数）とBMIのカテゴリ（順序変数）ごとの度数分布はBox 2-25のとおりである[76]。度数分布表

変数（variable） **量的変数**（quantitative variable） **質的変数**（qualitative variable）
カテゴリ変数（categorical variable） **連続変数**（continuous variable） **離散変数**（discrete variable）
順序変数（ordinal variable） **名義変数**（nominal variable）
世界保健機関（World Health Organization, WHO） **分布**（distribution） **度数分布**（frequency distribution）

ではこのように，人数かパーセント，もしくはその両方を表す。

量的変数では，分布は**ヒストグラム**や**折れ線グラフ**で表される。Box 2-26（左）に示したのは，日本人成人2681人が8日間にわたって申告した朝食と間食の開始時刻の分布である[6)]。

朝食開始時刻は，一つの頂点から左右対称に広がっていて，**正規分布**（Box 2-26（右））に比較的近いのが分かる。正規分布とは，統計学で最も基本となる分布で，多くの統計計算は正規分布を仮定している。一方，間食開始時刻には頂点が複数あり，かなりいびつな形だ。以下で説明するように，適切な記述統計量を用いるためには分布の形を把握しておく必要があるので，統計計算を行う前に分布を視覚的に確認する癖をつけよう。

Box 2-26　日本人成人2681人が8日間にわたって申告した朝食と間食の開始時刻の分布（左）と正規分布（右）

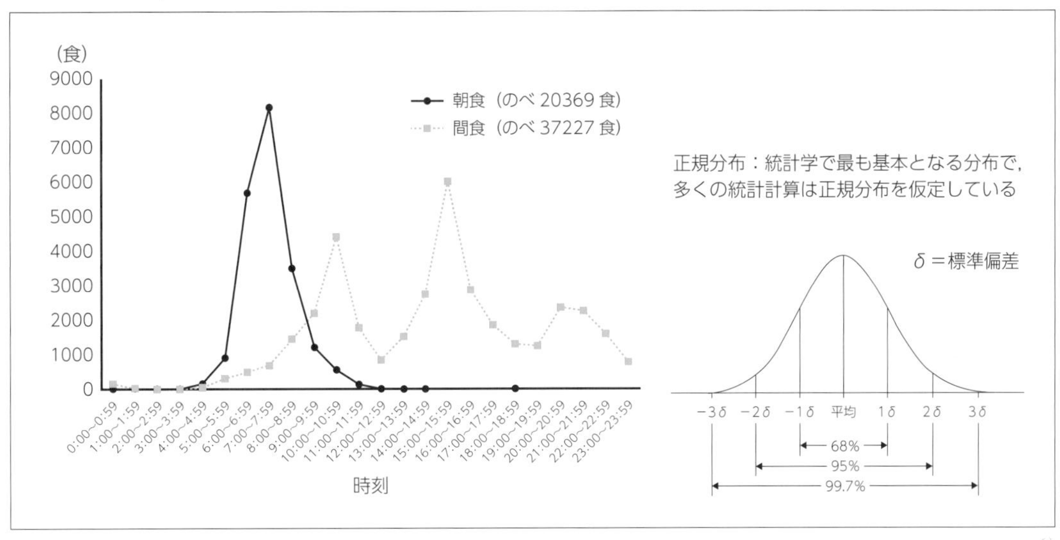

出典）朝食と間食の開始時刻の分布：Murakami et al.[6)]

コラム　対数正規分布

食品や栄養素の摂取量のような，低い値には限度がある一方で，高い値には限度がないような変数は，右に裾が長く広がった分布になることが多い。このような分布は，測定値の対数（多くの場合，自然対数）をとって分布を見ると正規分布に近づくことが多いので，**対数正規分布**と呼ばれる。この場合，測定値ではなく対数を用いて正規分布に近づけてから，正規分布を仮定した各種統計計算を行うことが望ましい。

ヒストグラム（histogram）　**折れ線グラフ**（line graph）　**正規分布**（normal distribution）
対数正規分布（log-normal distribution）

4.4 記述統計量

記述統計量は，ヒストグラムや折れ線グラフを使わずに分布を表現するのに用いられる。記述統計量は大きく分けると，**中心位置の指標**（**平均値**や**中央値**）と**ばらつきの指標**（**標準偏差**や**25パーセンタイル**と**75パーセンタイル**）がある。正規分布では，頂点が平均値になり，平均値±1×標準偏差内に68％のデータが入り，平均値 ± 2×標準偏差内に95％のデータが入る（Box 2-26（右））。よって，平均値と標準偏差という二つの統計量から分布を想像できるというわけだ。

正規分布に近くない分布においては，平均値は中心位置の指標にならないし，標準偏差から得られるものも少ない。よって，分布形に依存しない統計量である中央値と25および75パーセンタイルの組み合わせがよく用いられる。

このように，分布の形に応じて「平均値と標準偏差」と「中央値と25および75パーセンタイル」を使い分けるのが大切だ（p. 66，Box 3-9参照）。

4.5 点推定と区間推定

平均値を用いた中心位置の推定など，一つの値を用いて何かを推定することを**点推定**という。例えば，Box 2-14（p. 25参照）で示したように，2681人の日本人成人における1日あたりの間食回数は平均1.74回であり[6]，これは点推定した値だ。この平均値は，日本人成人全員における平均値とは微妙に異なるはずである。統計学の用語を使うと，日本人成人全員は母集団，2681人の日本人集団は観察集団と呼ばれる。母集団を調べるのは困難なので，観察集団の結果から母集団の結果を（一つの点で）推定する，ということを行っているわけだ。よって，観察集団で得られた平均値（一つの点）がどのくらい信頼できるかを調べる必要がある。そのために使用される指標が「推定値の標準偏差」である**標準誤差**だ。標準誤差は，「標準偏差／√観察数」で表されるので，この場合，1.24回／√2681 ＝ 0.02回となる。

正規分布における「平均値 ± 2 × 標準偏差の中に95％のデータが入る」という性質を標準誤差にあてはめると，「推定値 ± 2 × 標準誤差の中に95％の推定値が入る」といえる。この，「推定値 − 2 × 標準誤差」から「推定値 ＋2 × 標準誤差」は，**95％信頼区間**と呼ばれる。よって，上で求めた日本人成人における1日あたりの平均間食回数の95％信頼区間は1.74 ± 2 × 0.02 ＝ 1.70〜1.78回となる。95％信頼区間を求めることを**区間推定**という。

95％信頼区間を「95％の確率で母集団の平

コラム　「平均値 ± 標準偏差」と「平均値 ± 標準誤差」

標準偏差と（平均値の）標準誤差をしっかりと使い分けよう。データのばらつきを示すのが標準偏差で，推定値（ここでは平均値）の確からしさを示すのが標準誤差だ。また「平均値±」に続く値は，標準偏差のこともあれば，標準誤差のこともある。どちらなのかを必ず明記しなくてはならない。

記述統計量（descriptive statistics）　**中心位置の指標**（measure of central tendency）　**平均値**（mean）
中央値（median）　**ばらつきの指標**（measure of distribution）　**標準偏差**（standard deviation, SD）
25パーセンタイル（25th percentile）　**75パーセンタイル**（75th percentile）
点推定（point estimation）　**標準誤差**（standard error, SE）
95％信頼区間（95% confidence interval, 95% CI）　**区間推定**（interval estimation）

均値が含まれる区間」と考えるのは誤りである。母集団の平均値は決まった値であり，確率的に変化することはない。平均値の95%信頼区間が意味するところは「母集団から標本を取ってきて，その平均値から95%信頼区間を求める，という作業を100回行ったときに，95回はその区間の中に母集団の平均値が含まれる」ということだ。ちなみに，区間推定は平均値だけでなく，この後で説明する相関係数や回帰係数，相対危険，オッズ比など，あらゆる点推定値に対して用いられるものである。

4.6 統計的仮説検定と統計的有意性

すでに見てきたように，分析疫学研究では「食事のGIとBMIは関連している」（p. 26，Box 2-17参照）とか「介入群と対照群に差がある」（p. 29，Box 2-20参照）といった仮説を検証する。これらは**統計的仮説検定**と呼ばれるもので，観察された関連や差が偶然によるものか否かを判断する方法である。手順をごく簡単に説明するとBox 2-27のとおりである。

注意したいのは「**統計的に有意**」であること（**統計的有意性**）は，その関連や差の大きさに現実的あるいは臨床的な意味があるかどうかについては何も教えてくれないということだ。また，統計的に有意でない場合，「関連や差がない」と結論づけるのではなく，「統計的に有意な関連や差があるとはいえない」と解釈すべきだ。

Box 2-27 統計的仮説検定の手順

手順1 「真実は（母集団では）関連や差がない」と仮定する（これを**帰無仮説**という）

手順2 帰無仮説が正しい場合に，標本において観察された関連や差が生じる確率（**P値**。Pはprobabilityの略）を計算する

手順3 その確率が十分に小さければ（一般的には $P < 0.05$），帰無仮説が正しい場合に偶然では起こりにくいことが起きたといえるので，帰無仮説を棄却して「真実は関連や差がある」と判断する（統計的に有意，という）

4.7 記述統計量の群間比較

ここからは主な統計手法を見ていこう。まずは記述統計量の群間比較だ。Box 2-28に示すように，用いるべき検定方法は，①正規分布を仮定するか否か，②データに対応があるか否か（同一個人において繰り返し測定されたデータ

Box 2-28 記述統計量の群間比較に用いる検定方法のまとめ

	正規分布を仮定する		正規分布を仮定しない	
記述統計量	平均値，標準偏差		中央値，25パーセンタイル，75パーセンタイル	
データの対応	なし	あり	なし	あり
2群間の比較	**対応のないt検定**	**対応のあるt検定**	**マン・ホイットニーのU検定**	**ウィルコクソンの符号順位検定**
3群以上間の比較	**一元配置分散分析**	**反復測定分散分析**	**クラスカル・ウォリス検定**	**フリードマン検定**

統計的仮説検定（statistical hypothesis testing） **統計的に有意**（statistically significant）
統計的有意性（statistical significance） **帰無仮説**（null hypothesis） **P値**（P value）
対応のないt検定（independent t-test） **対応のあるt検定**（paired t-test）
一元配置分散分析（one-way ANOVA） **反復測定分散分析**（repeated measures ANOVA）
マン・ホイットニーのU検定（Mann-Whitney U test）
ウィルコクソンの符号順位検定（Wilcoxon signed-rank test）
クラスカル・ウォリス検定（Kruskal-Wallis test） **フリードマン検定**（Friedman test）

などは対応があるデータにあたる)，③群の数が二つかそれ以上か，によって変わってくる。

例えば，639人の男女から集めた4日間食事記録をもとにした論文[87]では，間食頻度を，「対象者自身が間食とみなしたもの」と「特定の時刻に発生した摂食場面」という，二つの定義を用いて計算した（Box 2-29）。そして，①それぞれの定義における間食頻度は男女で異なるか（対応のないt検定），②それぞれの定義における間食頻度はBMIをもとにした三つの群で異なるか（一元配置分散分析），③間食頻度は二つの定義で異なるか（対応のあるt検定）を検討している。Box 2-28に示されている三つの条件と照らし合わせて考えてみよう。

なお，群が三つ以上の場合に，t検定などを用いて単純に二つの群間の差の検定を繰り返すのはよくない。というのは，誤って有意な差を検出してしまう可能性が高くなるからである。したがって，群が三つ以上の場合には必ず**分散分析（ANOVA）**といった適切な検定法を用いよう。

ANOVAにおける帰無仮説は「全ての平均値に差がない」である。よって，ANOVAのP値は有意でも，どの群とどの群の間に差があるのかまでは分からない。どことどこに差があるのかを知りたい場合は，**多重比較検定**が必要となる。例えばBox 2-29で紹介した論文[87]では，ANOVAの結果が有意になったときには**ボンフェローニ補正**による多重比較を行うことになっていた。これは，全ての組み合わせにおける差の検定をt検定で行い，t検定の回数を考慮したうえでP値を判断する，という方法だ。例えば，群の数が三つの場合は，t検定が3回必要なので，t検定で得られたP値を3倍して，それでもまだP<0.05になれば有意とみなす，といった具合だ。いずれにしても，

Box 2-29 間食頻度（回/日）の平均値

		自己申告に基づく定義	摂取時刻に基づく定義
性別			
男性	(318人)	1.62	1.02
女性	(321人)	1.89	1.21
P（対応のないt検定）		0.007	0.002
① どちらの定義でも男女間の差は統計的に有意			
BMIカテゴリ			
18.5未満	(35人)	2.05	1.28
18.5以上25未満	(445人)	1.77	1.11
25以上	(159人)	1.65	1.09
P（一元配置分散分析）		0.23	0.45
② どちらの定義でもBMIカテゴリ間の差は統計的に有意でない			
男女全員	(639人)	1.76	1.12
P（対応のあるt検定）		<0.0001	
③ 二つの異なる定義間の差は統計的に有意			

出典）Murakami et al.[87]をもとに作成

群が三つ以上あると途端に統計と解釈が難しくなる。本当に群が三つ以上必要なのか（二つではだめなのか）は常によく考えよう。群間比較のための検定も含めて，計算は統計パッケージがやってくれる。私たちが身につけるべきは，適切な手法を選択して，適切に解釈することである。

4.8 相関分析

相関分析とは，二つの変数の間にある直線的な関係の強さを調べる手法である。相関分析の結果は**相関係数**として表され，通常は記号rで示す。相関係数は+1から－1までの値をとり，+1は完全な正の直線関係を，－1は完全な負の直線関係を示す。0は全く関連がないことを意味する。

分散分析（analysis of variance, **ANOVA**） **多重比較検定**（multiple comparison test）
ボンフェローニ補正（Bonferroni correction）
相関分析（correlation analysis） **相関係数**（correlation coefficient）

単に相関係数というとき，通常は**ピアソンの相関係数**のことを指す。ピアソンの相関係数は正規分布を仮定した量的変数に用いられる。生態学的研究の例として示したBox 2-16 (p. 26参照)では，ピアソンの相関係数を算出している。一方，正規分布を仮定しないデータには**スピアマンの順位相関係数**がよく使われる。

相関係数がいくつ以上だと関連がある（強い）といえるかについては，一定の見解はない。また，相関係数の統計的有意性を検定するときの帰無仮説は「相関係数が0」であり，有意になるかどうかは相関係数の大きさだけでなく観察数（n, numberのこと）に大きく依存する。例えば，相関係数が0.1でもnが大きければ有意になるし，逆に相関係数が0.7でもnが小さければ有意にならない。よって，相関係数が高いことと相関係数の検定が有意であることは切り離して考えるべきである。

4.9 回帰分析

回帰分析は，原因と考えられる量的変数（**独立変数**）をもとにして，結果と考えられる量的変数（**従属変数**）を予測できるかどうかを調べる手法である。結果は**回帰直線**という，二つの量的変数の関係を$y=\beta x+\alpha$の形の1次式で表したものとして得られる（Box 2-30）。得られた式は**回帰式**と呼ばれる。

β（ベータ）は**回帰係数**と呼ばれるもので，xが1増加したときの，yの増加量の期待値を意味する。生態学的研究の例として示したBox 2-16の場合，「総エネルギー摂取量に占める朝食の割合が1%増えると，BMIが0.256 kg/m^2小さくなる」ということになる。

Box 2-30　回帰直線

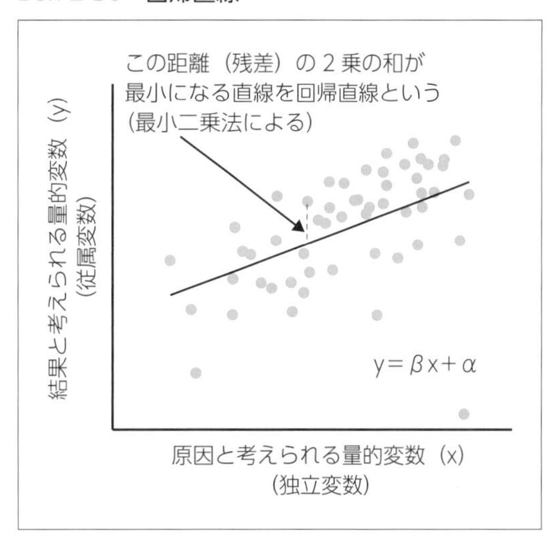

ちなみに，ベータの有意性検定（帰無仮説：ベータが0）の結果は，xとyの間におけるピアソンの相関係数の有意性検定（帰無仮説：相関係数が0）の結果と一致する。また，ベータにおいても相関係数においても，$P<0.05$ということは，95%信頼区間が0をまたいでいないことを表す。帰無仮説で設定した値をまたいでいないということは，有意な関連があるということを意味する。

回帰分析では，**決定係数**（通常はR^2もしくはR-squaredと表す）という値も得られる。決定係数は，独立変数（**説明変数**ともいう）が従属変数（**目的変数**ともいう）のどれくらいを説明できるかを表す値で，0から1の間の値をとる。1の場合，独立変数によって従属変数が全て説明できていることになる。%で表して寄与率と呼ばれることもあり，回帰式（モデル）の当てはまりのよさを示している。Box 2-16の例では0.28なので，あまり高いとは

ピアソンの相関係数（Pearson correlation coefficient）
スピアマンの順位相関係数（Spearman's rank correlation coefficient）　**回帰分析**（regression analysis）
独立変数（independent variable）　**従属変数**（dependent variable）　**回帰直線**（regression line）
回帰式（regression equation）　**回帰係数**（regression coefficient）　**決定係数**（coefficient of determination）
説明変数（explanatory variable）　**目的変数**（response variable）

いえない。ちなみに今まで説明してきた回帰分析は，独立変数（x）が一つなので**単回帰分析**（**最小二乗法**による）と呼ばれる（p. 37，Box 2-30 参照）。その場合，x と y の間のピアソンの相関係数を 2 乗したものが決定係数となる。また，独立変数が二つ以上の場合は**重回帰分析**と呼ばれる。

4.10 カイ二乗検定

二つの質的変数の間に関連があるかどうかを調べるときには**カイ二乗検定**を用いる。例として，母親の最終学歴と子どもの体格（過体重か標準体重か）との関連を調べた結果[88]を Box 2-31 に示す。男子では有意な関連は観察されなかったが，女子では有意な関連が観察された。ただし，有意であっても，どの群とどの群に差があるかということは分からないので，解釈はかなり難しい場合が多い。

4.11 傾向検定

栄養学研究で非常によく使われるものとして**傾向検定**（トレンド検定ともいう）がある。これを，食事の噛み応えと腹囲との関連[84]を例として説明していこう（Box 2-32）。

食事の噛み応えは，五つの群（**五分位**，データを 5 等分にすること）で構成されている。そして，それぞれの群ごとに腹囲の平均値が計算されている。ここで，食事の噛み応えの五つの群には順序がある（順序変数である）ことに着目しよう。そうすると「食事の噛み応えが大きいほど腹囲は小さい（あるいは大きい）」という仮説が生まれる。この仮説を検討するのが傾向検定だ。ちなみに ANOVA では，群間差があるかどうかを調べるだけなので，この仮説を検討できない。

この例における傾向検定で用いられるのは回帰分析である。個々人の腹囲を従属変数，食事の噛み応えを独立変数とする。食事の噛み応えの値は一人一人異なるが，その値は使わずに，それぞれの群の代表値を用いる（個々人におけ

Box 2-31 母親の最終学歴と子どもの体格（過体重か標準体重か）との関連

母親の最終学歴	男子（3944 人）		女子（4258 人）	
	過体重（570 人）	標準体重（3374 人）	過体重（377 人）	標準体重（3881 人）
中学校	4.9	5.2	10.3	4.7
高校	49.7	48.6	48.0	48.0
短大・専門学校	36.8	37.5	34.0	39.2
大学	8.6	8.7	7.7	8.1

子どもの年齢は 12～15 歳。値は各列中の割合（%）。カイ二乗検定の結果は男子が P=0.97，女子が P<0.0001

出典）Murakami et al.[88]

Box 2-32 食事の噛み応えの五分位ごとに見た腹囲の平均値：18～22 歳の日本人女性 454 人を対象とした横断研究

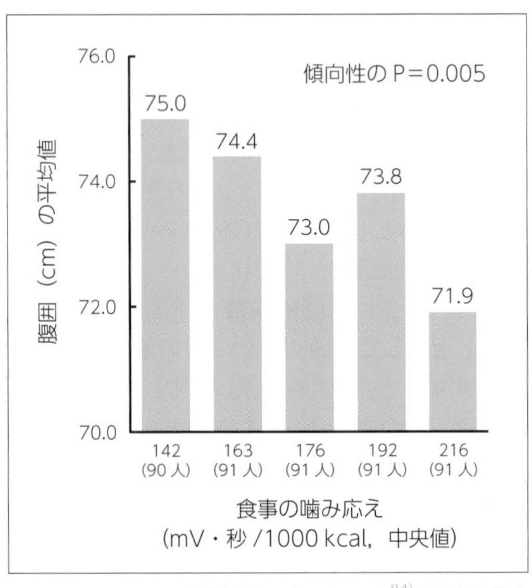

出典）Murakami et al.[84]をもとに作成

単回帰分析（simple linear regression） **最小二乗法**（least squares method）
重回帰分析（multiple regression analysis）
カイ二乗検定（chi-square test） **傾向検定**（trend test） **五分位**（quintiles）

る食事の噛み応えの値を使うと，それはごく普通の回帰分析になる）。代表値には中央値を用いることが多い。このようにして得られた回帰係数のP値が「**傾向性のP**」である（帰無仮説：回帰係数が0）。この例における傾向性のPは0.005と有意なので，「食事の噛み応えが大きい人ほど腹囲が小さいという統計的に有意な傾向が見られた」と解釈できる。

栄養学研究では，量的変数として得られた食事の変数を，**三分位**（データを3等分にすること。p. 27，Box 2-18参照），**四分位**（データを4等分にすること。p. 28，Box 2-19参照），五分位などを用いて順序変数にしたうえで，傾向検定を用いることが非常に多い。傾向検定は，平均値だけでなく，**相対危険**（**リスク比**ともいう）や**オッズ比**など，他の統計量にも幅広く使われる。傾向検定の目的と概要をしっかり理解しておこう。

4.12　多変量解析

ある結果を引き起こす原因が複数あることはよくある。例えば肥満の原因は，食べ過ぎだけでなく運動不足も考えられる。このような場合，食べ過ぎが肥満に与える影響を，運動不足の影響を取り除いたうえで明らかにしたいだろう。これはつまりは交絡因子（p. 30参照）の影響の除去である。このように，それぞれの原因が結果に与える影響を，互いの影響を取り除いたうえで明らかにしたいときに用いるのが多変量解析である。多変量解析の例として，**共分散分析**，**多元配置分散分析**，**偏相関分析**，重回帰

コラム　相対危険とオッズ比

食事と疾患との関連を検討する前向きコホート研究では，相対危険（リスク比ともいう）という統計量が使われることが多い。相対危険は以下のように算出される。

		罹患		
		あり	なし	合計
曝露	あり	A	B	A+B
	なし	C	D	C+D

$$相対危険 = \frac{曝露あり群の罹患リスク}{曝露なし群の罹患リスク} = \frac{\frac{A}{A+B}}{\frac{C}{C+D}}$$

一方，症例対照研究で使われる統計量はオッズ比である。オッズ比は以下のように算出される。

		症例群	対照群
曝露	あり	a	b
	なし	c	d

$$オッズ比（相対危険に近似できる） = \frac{症例群の曝露リスク}{対照群の曝露リスク} = \frac{\frac{a}{c}}{\frac{b}{d}}$$

傾向性のP（P for trend）　**三分位**（tertiles）　**四分位**（quartiles）
相対危険（relative risk）　**リスク比**（risk ratio）　**オッズ比**（odds ratio）
共分散分析（analysis of covariance, ANCOVA）　**多元配置分散分析**（factorial ANOVA）
偏相関分析（partial correlation analysis）　**曝露**（exposure）

分析などがある。

多変量解析の例として，重回帰分析を見ていこう。重回帰分析は，独立変数が二つ以上ある回帰分析で，以下の1次式の形で表される。

$y = \beta_1 x_1 + \beta_2 x_2 + ...\beta_n x_n +$ 切片 + 誤差
（β_1〜β_n を**偏回帰係数**という）

Box 2-33 に示したのは，食事のGIを従属変数，各種食品摂取量を独立変数とした重回帰分析の結果である[51]。

これを式で表すと次のようになる。

食事のGI＝
1.96 × 白米 − 0.87 × 果物・野菜ジュース − 0.78 × 乳　製品 − 2.08 × 麺類 − 0.86 × 砂糖・菓子類 − 1.46 × 果物 + 切片（記載なし）+ 誤差（記載なし）

つまり，例えば白米の場合，「1日あたりの摂取量が100 g増えると，他の食品の摂取量とは独立に（関係なく）食事のGIが1.96増える」と解釈できる。

単回帰分析と同じように重回帰分析でも決定係数が計算される。ここでは0.75であった。重回帰分析ではさらに，それぞれの独立変数が従属変数のばらつきをどれだけ説明するかを意味する**偏決定係数**（partial R^2 ともいう）が得られる。例えば，白米の偏決定係数は0.41である。

統計ソフトに多変量解析を行わせれば，どんな変数をどのように投入しても，何らかの結果が得られる。それがどんなに意味のない解析だろうがお構いなしだ。だからこそ，多変量解析を

Box 2-33 食事のGIを従属変数，各種食品摂取量を独立変数とした重回帰分析：18〜20歳の日本人女性3961人の結果

	β（ベータ）	偏決定係数
白米（めし）	1.96	0.41
果物・野菜ジュース	-0.87	0.11
乳製品	-0.78	0.08
麺類	-2.08	0.08
砂糖・菓子類	-0.86	0.05
果物	-1.46	0.03

エネルギー摂取量も独立変数として投入された。決定係数は0.75。βは，1日あたりの食品摂取量が100g増加したときの値として表記

出典）Inomaki et al.[51]

コラム　ダミー変数

多変量解析では，質的変数を従属変数として投入することがある。例えば，性別を交絡因子として扱いたいときなどだ。この場合，「女性：0」「男性：1」のようにコード化する。このように，数字ではないデータ（質的変数）を数字に変換して作られた変数を**ダミー変数**という。カテゴリが三つある質的変数の場合（例えば，喫煙状況を「現在喫煙」，「過去喫煙（現在禁煙）」，「喫煙歴なし」に分類），以下のようにダミー変数を作る。

	現在喫煙	過去喫煙（現在禁煙）	喫煙歴なし
ダミー変数1	0	1	0
ダミー変数2	0	0	1

このように，ある質的変数に対して必要なダミー変数の数は，カテゴリ数から1を引いた数になる。

偏回帰係数（partial regression coefficient）　**偏決定係数**（coefficient of partial determination）
ダミー変数（dummy variable）

適切に使いこなして解釈するためには，相応の知識と経験が必要であると考えよう。まず基本として押さえておきたいのは**多重共線性**だ[89]。

多重共線性とは，多変量解析における独立変数の中に，非常に強い相関を有する組み合わせがあることをいう（例：体重とBMI）。このような場合，二つの変数が互いに影響を与え合うため，適切な結果が得られなくなってしまう。よって，多重共線性が疑われる場合は，どちらかの変数を解析に投入しないようにする必要がある。

体重とBMIなら誰でも気づくであろうが，食事の変数には，一見そうとは分からなくとも，多重共線性を有するものがたくさんある。例えば，ほとんど飲酒しない集団では，総エネルギー摂取量に占める割合（%エネルギー）として表された炭水化物摂取量と脂質摂取量との間には非常に強い負の相関（−0.92）が観察された[90]。適切に多変量解析を行うためにも，幅広い栄養学の知識を蓄えておきたい。

参考文献

1) Murakami K, Shimbo M, Fukino Y. Comparison of energy intakes estimated by weighed dietary record and diet history questionnaire with total energy expenditure measured by accelerometer in young Japanese women. J Nutr Sci Vitaminol 2005;51:58-67.
2) Fukumoto A, Asakura K, Murakami K, et al. Within- and between-individual variation in energy and nutrient intake in Japanese adults: effect of age and sex differences on group size and number of records required for adequate dietary assessment. J Epidemiol 2013;23:178-86.
3) Maclntyre UE. Measuring food intake. In: Gibney MJ, Lanham-New SA, Cassidy A, Vorster HH, ed. Introduction to Human Nutrition, 2nd ed. Wiley-Blackwell, 2009, 238-75.
4) Moshfegh AJ, Rhodes DG, Baer DJ, et al. The US Department of Agriculture Automated Multiple-Pass Method reduces bias in the collection of energy intakes. Am J Clin Nutr 2008;88:324-32.
5) Poppitt SD, Swann D, Black AE, et al. Assessment of selective under-reporting of food intake by both obese and non-obese women in a metabolic facility. Int J Obes Relat Metab Disord 1998;22:303-11.
6) Murakami K, Livingstone MBE, Masayasu S, et al. Eating patterns in a nationwide sample of Japanese aged 1-79 years from MINNADE study: eating frequency, clock time for eating, time spent on eating and variability of eating patterns. Public Health Nutr 2022; 25:1515-27.
7) Livingstone MBE, Prentice AM, Strain JJ, et al. Accuracy of weighed dietary records in studies of diet and health. BMJ 1990;300:708-12.
8) Burke BS. The dietary history as a tool in research. J Am Diet Assoc 1947;23:1041-6.
9) Livingstone MBE, Prentice AM, Coward WA, et al. Validation of estimates of energy intake by weighed dietary record and diet history in children and adolescents. Am J Clin Nutr 1992;56:29-35.
10) EPIC group of Spain. Relative validity and reproducibility of a diet history questionnaire in Spain. I. Foods. Int J Epidemiol 1997;26:S91-9.

多重共線性（multicollinearity）

11) van Liere MJ, Lucas F, Clavel F, et al. Relative validity and reproducibility of a French dietary history questionnaire. Int J Epidemiol 1997;26:S128-36.
12) Kobayashi S, Murakami K, Sasaki S, et al. Comparison of relative validity for food group intake estimated by comprehensive and brief-type self-administered diet history questionnaires against 16 d dietary records in Japanese adults. Public Health Nutr 2011;14:1200-11.
13) Murakami K, Shinozaki N, McCaffrey TA, et al. Data-driven development of the Meal-based Diet History Questionnaire for Japanese adults. Br J Nutr 2021;126:1056-64.
14) Willett WC, Sampson L, Stampfer MJ, et al. Reproducibility and validity of a semiquantitative food frequency questionnaire. Am J Epidemiol 1985;122:51-65.
15) Cade J, Thompson R, Burley V, et al. Development, validation and utilisation of food-frequency questionnaires - a review. Public Health Nutr 2002;5:567-87.
16) Lombard MJ, Steyn NP, Charlton KE, et al. Application and interpretation of multiple statistical tests to evaluate validity of dietary intake assessment methods. Nutr J 2015;14:40.
17) Atkinson FS, Brand-Miller JC, Foster-Powell K, et al. International tables of glycemic index and glycemic load values 2021: a systematic review. Am J Clin Nutr 2021;114:1625-32.
18) Barclay AW, Augustin LSA, Brighenti F, et al. Dietary Glycaemic Index labelling: a global perspective. Nutrients 2021;13:3244.
19) Murakami K, Sasaki S, Takahashi Y, et al. Reproducibility and relative validity of dietary glycaemic index and load assessed with a self-administered diet-history questionnaire in Japanese adults. Br J Nutr 2008;99:639-48.
20) Freedman LS, Commins JM, Moler JE, et al. Pooled results from 5 validation studies of dietary self-report instruments using recovery biomarkers for energy and protein intake. Am J Epidemiol 2014;180:172-88.
21) Freedman LS, Commins JM, Moler JE, et al. Pooled results from 5 validation studies of dietary self-report instruments using recovery biomarkers for potassium and sodium intake. Am J Epidemiol 2015;181:473-87.
22) Byers T. Food frequency dietary assessment: how bad is good enough? Am J Epidemiol 2001;154:1087-8.
23) 文部科学省．日本食品標準成分表 2020 年版（八訂）．2020．https://www.mext.go.jp/a_menu/syokuhinseibun/mext_01110.html（アクセス日：2022/10/10）
24) Murakami K, Sasaki S, Takahashi Y, et al. Dietary glycemic index and load in relation to metabolic risk factors in Japanese female farmers with traditional dietary habits. Am J Clin Nutr 2006;83:1161-9.
25) Murakami K, Sasaki S. Glycemic index and glycemic load of the diets of Japanese adults: the 2012 National Health and Nutrition Survey, Japan. Nutrition 2018;46:53-61.
26) Murakami K, Sasaki S, Okubo H, et al. Monetary costs of dietary energy reported by young Japanese women: association with food and nutrient intake and body mass index. Public Health Nutr 2007;10:1430-9.
27) Okubo H, Murakami K, Sasaki S. Monetary value of self-reported diets and associations with sociodemographic characteristics and dietary intake among Japanese adults: analysis of na-

tionally representative surveys. Public Health Nutr 2016;19:3306-18.
28) Fujiwara A, Murakami K, Asakura K, et al. Estimation of starch and sugar intake in a Japanese population based on a newly developed food composition database. Nutrients 2018;10:1474.
29) Shinozaki N, Murakami K, Masayasu S, et al. Development and simulated validation of a dish composition database for estimating food group and nutrient intakes in Japan. Public Health Nutr 2019;22:2367-80.
30) Sugimoto M, Murakami K, Asakura K, et al. Diet-related greenhouse gas emissions and major food contributors among Japanese adults: comparison of different calculation methods. Public Health Nutr 2021;24:973-83.
31) Trabulsi J, Schoeller DA. Evaluation of dietary assessment instruments against doubly labeled water, a biomarker of habitual energy intake. Am J Physiol Endocrinol Metab 2001;281:E891-9.
32) Livingstone MB, Black AE. Markers of the validity of reported energy intake. J Nutr 2003;133:895S-920S.
33) Bingham SA, Cummings JH. Urine nitrogen as an independent validatory measure of dietary intake: a study of nitrogen balance in individuals consuming their normal diet. Am J Clin Nutr 1985;42:1276-89.
34) Tasevska N, Runswick SA, Bingham SA. Urinary potassium is as reliable as urinary nitrogen for use as a recovery biomarker in dietary studies of free living individuals. J Nutr 2006;136:1334-40.
35) Holbrook JT, Patterson KY, Bodner JE, et al. Sodium and potassium intake and balance in adults consuming self-selected diets. Am J Clin Nutr 1984;40:786-93.
36) Bingham S, Cummings JH. The use of 4-aminobenzoic acid as a marker to validate the completeness of 24 h urine collections in man. Clin Sci 1983;64:629-35.
37) Bingham SA, Cummings JH. The use of creatinine output as a check on the completeness of 24-hour urine collections. Hum Nutr Clin Nutr 1985;39:343-53.
38) Murakami K, Sasaki S, Takahashi Y, et al. Sensitivity and specificity of published strategies using urinary creatinine to identify incomplete 24-h urine collection. Nutrition 2008;24:16-22.
39) Bingham SA. Biomarkers in nutritional epidemiology. Public Health Nutr 2002;5(6 A):821-7.
40) Jenab M, Slimani N, Bictash M, et al. Biomarkers in nutritional epidemiology: applications, needs and new horizons. Hum Genet 2009;125:507-25.
41) Park Y, Dodd KW, Kipnis V, et al. Comparison of self-reported dietary intakes from the Automated Self-Administered 24-h recall, 4-d food records, and food-frequency questionnaires against recovery biomarkers. Am J Clin Nutr 2018;107:80-93.
42) Al-Shaar L, Yuan C, Rosner B, et al. Reproducibility and validity of a semiquantitative food frequency questionnaire in men assessed by multiple methods. Am J Epidemiol 2021;190:1122-32.
43) Yuan C, Spiegelman D, Rimm EB, et al. Relative validity of nutrient intakes assessed by questionnaire, 24-hour recalls, and diet records as compared with urinary recovery and

plasma concentration biomarkers: findings for women. Am J Epidemiol 2018;187:1051-63.
44) Subar AF, Freedman LS, Tooze JA, et al. Addressing current criticism regarding the value of self-report dietary data. J Nutr 2015;145:2639-45.
45) Murakami K, Livingstone MB. Prevalence and characteristics of misreporting of energy intake in US adults: NHANES 2003-2012. Br J Nutr 2015;114:1294-303.
46) Vanrullen IB, Volatier JL, Bertaut A, et al. Characteristics of energy intake under-reporting in French adults. Br J Nutr 2014;111:1292-302.
47) Lutomski JE, van den Broeck J, Harrington J, et al. Sociodemographic, lifestyle, mental health and dietary factors associated with direction of misreporting of energy intake. Public Health Nutr 2011;14:532-41.
48) Murakami K, Livingstone MB. Prevalence and characteristics of misreporting of energy intake in US children and adolescents: National Health and Nutrition Examination Survey (NHANES) 2003-2012. Br J Nutr 2016;115:294-304.
49) Black AE. Critical evaluation of energy intake using the Goldberg cut-off for energy intake:basal metabolic rate. A practical guide to its calculation, use and limitations. Int J Obes Relat Metab Disord 2000;24:1119-30.
50) Schofield WN. Predicting basal metabolic rate, new standards and review of previous work. Hum Nutr Clin Nutr 1985;39(Suppl 1):5-41.
51) Inomaki R, Murakami K, Livingstone MB, et al. A Japanese diet with low glycaemic index and glycaemic load is associated with both favourable and unfavourable aspects of dietary intake patterns in three generations of women. Public Health Nutr 2017;20:649-59.
52) Huang TT, Roberts SB, Howarth NC, et al. Effect of screening out implausible energy intake reports on relationships between diet and BMI. Obes Res 2005;13:1205-17.
53) Institute of Medicine. Dietary reference intakes for energy, carbohydrate, fiber, fat, fatty acids, cholesterol, protein and amino acids. Washington, DC: National Academy Press, 2002.
54) Murakami K, Livingstone MB. Eating frequency in relation to body mass index and waist circumference in British adults. Int J Obes 2014;38:1200-6.
55) Rosell MS, Hellenius MLB, De Faire UH, et al. Associations between diet and the metabolic syndrome vary with the validity of dietary intake data. Am J Clin Nutr 2003;78:84-90.
56) Murakami K, Livingstone MB. Eating frequency is positively associated with overweight and central obesity in US adults. J Nutr 2015;145:2715-24.
57) Leech RM, Worsley A, Timperio A, et al. The role of energy intake and energy misreporting in the associations between eating patterns and adiposity. Eur J Clin Nutr 2018;72:142-7.
58) Tooze JA, Subar AF, Thompson FE, et al. Psychosocial predictors of energy underreporting in a large doubly labeled water study. Am J Clin Nutr 2004;79:795-804.
59) Willett WC, Howe GR, Kushi LH. Adjustment for total energy intake in epidemiologic studies. Am J Clin Nutr 1997;65:1220S-8S.
60) Carroll RJ, Midthune D, Subar AF, et al. Taking advantage of the strengths of 2 different dietary assessment instruments to improve intake estimates for nutritional epidemiology. Am J Epidemiol 2012;175:340-7.

61) Freedman LS, Midthune D, Arab L, et al. Combining a food frequency questionnaire with 24-hour recalls to increase the precision of estimation of usual dietary intakes-evidence from the Validation Studies Pooling Project. Am J Epidemiol 2018;187:2227-32.
62) Eldridge AL, Piernas C, Illner AK, et al. Evaluation of new technology-based tools for dietary intake assessment-An ILSI Europe Dietary Intake and Exposure Task Force Evaluation. Nutrients 2019;11:55.
63) Cade JE. Measuring diet in the 21 st century: use of new technologies. Proc Nutr Soc 2017;76:276-82.
64) Pendergast FJ, Leech RM, McNaughton SA. Novel online or mobile methods to assess eating patterns. Curr Nutr Rep 2017;6:212-27.
65) Shinozaki N, Murakami K. Evaluation of the ability of diet-tracking mobile applications to estimate energy and nutrient intake in Japan. Nutrients 2020;12:3327.
66) Ambrosini GL, Hurworth M, Giglia R, et al. Feasibility of a commercial smartphone application for dietary assessment in epidemiological research and comparison with 24-h dietary recalls. Nutr J 2018;17:5.
67) Wark PA, Hardie LJ, Frost GS, et al. Validity of an online 24-h recall tool (myfood24) for dietary assessment in population studies: comparison with biomarkers and standard interviews. BMC Med 2018;16:136.
68) Greenwood DC, Hardie LJ, Frost GS, et al. Validation of the Oxford WebQ online 24-hour dietary questionnaire using biomarkers. Am J Epidemiol 2019;188:1858-67.
69) Lassale C, Castetbon K, Laporte F, et al. Validation of a Web-based, self-administered, non-consecutive-day dietary record tool against urinary biomarkers. Br J Nutr 2015;113:953-62.
70) Skinner A, Toumpakari Z, Stone C, et al. Future directions for integrative objective assessment of eating using wearable sensing technology. Front Nutr 2020;7:80.
71) 佐々木敏. わかりやすいEBNと栄養疫学. 同文書院. 2005.
72) Murakami K, Livingstone MBE, Sasaki S. Thirteen-year trends in dietary patterns among Japanese adults in the National Health and Nutrition Survey 2003-2015: continuous Westernization of the Japanese diet. Nutrients 2018;10:994.
73) Huseinovic E, Winkvist A, Slimani N, et al. Meal patterns across ten European countries - results from the European Prospective Investigation into Cancer and Nutrition (EPIC) calibration study. Public Health Nutr 2016;19:2769-80.
74) Ferrari P, Slimani N, Ciampi A, et al. Evaluation of under- and overreporting of energy intake in the 24-hour diet recalls in the European Prospective Investigation into Cancer and Nutrition (EPIC). Public Health Nutr 2002;5(6B):1329-45.
75) Murakami K, Sasaki S, Okubo H, et al. Dietary fiber intake, dietary glycemic index and load, and body mass index: a cross-sectional study of 3931 Japanese women aged 18-20 years. Eur J Clin Nutr 2007;61:986-95.
76) Murakami K, Sasaki S, Okubo H, et al. Association between dietary fiber, water and magnesium intake and functional constipation among young Japanese women. Eur J Clin Nutr 2007;61:616-22.

77) Murakami K, McCaffrey TA, Gallagher AM, et al. Dietary glycemic index and glycemic load in relation to changes in body composition measures during adolescence: Northern Ireland Young Hearts Study. Int J Obes 2014;38:252-8.
78) Murakami K, Miyake Y, Sasaki S, et al. Dietary intake of folate, vitamin B_6, vitamin B_{12} and riboflavin and risk of Parkinson's disease: a case-control study in Japan. Br J Nutr 2010;104:757-64.
79) Chan AW, Tetzlaff JM, Gotzsche PC, et al. SPIRIT 2013 explanation and elaboration: guidance for protocols of clinical trials. BMJ 2013;346:e7586.
80) Omura Y, Murakami K, Matoba K, et al. Effects of individualized dietary advice compared with conventional dietary advice for adults with type 2 diabetes: a randomized controlled trial. Nutr Metab Cardiovasc Dis 2022;32;1035-44.
81) Murakami K, Okubo H, Sasaki S. Dietary intake in relation to self-reported constipation among Japanese women aged 18-20 years. Eur J Clin Nutr 2006;60:650-7.
82) VanderWeele TJ. Principles of confounder selection. Eur J Epidemiol 2019;34:211-9.
83) Murakami K, Miyake Y, Sasaki S, et al. Fish and n-3 polyunsaturated fatty acid intake and depressive symptoms: Ryukyus Child Health Study. Pediatrics 2010;126:e623-30.
84) Murakami K, Sasaki S, Takahashi Y, et al. Hardness (difficulty of chewing) of the habitual diet in relation to body mass index and waist circumference in free-living Japanese women aged 18-22 y. Am J Clin Nutr 2007;86:206-13.
85) Murakami K, Sasaki S, Takahashi Y, et al. Neighborhood restaurant availability and frequency of eating out in relation to dietary intake in young Japanese women. J Nutr Sci Vitaminol 2011;57:87-94.
86) World Health Organization. Obesity: preventing and managing the global epidemic. Report of a WHO consultation. World Health Organ Tech Rep Ser 2000;894:1-253.
87) Murakami K, Shinozaki N, Livingstone MBE, et al. Meal and snack frequency in relation to diet quality in Japanese adults: a cross-sectional study using different definitions of meals and snacks. Br J Nutr 2020;124:1219-28.
88) Murakami K, Miyake Y, Sasaki S, et al. Dietary glycemic index and glycemic load in relation to risk of overweight in Japanese children and adolescents: the Ryukyus Child Health Study. Int J Obes 2011;35:925-36.
89) O'Brien RM. A caution regarding rules of thumb for Variance Inflation Factors. Qual Quant 2007;41:673-90.
90) Murakami K, Sasaki S, Takahashi Y, et al. Intake of water from foods, but not water from beverages, is related to lower body mass index and waist circumference in free-living humans [corrected]. Nutrition 2008;24:925-32 (Erratum in: Nutrition 2009;25:1136).

第3章

研究論文の読み解き方

学問には王道しかない。

森博嗣『喜嶋先生の静かな世界』講談社文庫，2013年

1. 論文の意味

栄養学分野に限ったことではないが，研究成果は**論文**として発表される。論文とは，ある研究テーマについて得られた成果を，論理的な手法を用いて書かれた文章のことである。通常は，**査読**と呼ばれる専門家による審査を経たうえで，**学術雑誌**に掲載される。論文には，どんなに些細なことであれ，今まで明らかにされていなかった内容が含まれる。一つ一つの論文は，科学全体を構成する一つのブロックとして，人類の科学的知見を押し広げる役割を果たす。よって論文の集合体は，人類が共有する最高レベルの科学的財産といえる。

2. 論文の探し方

2.1 PubMedによる論文検索

栄養学分野のほとんどの論文は，PubMed（パブメド）という，生命科学や生物医学に関する学術論文や資料のタイトル・要約を掲載する無料検索エンジンから探すことができる。PubMedの主な情報源は，アメリカ国立医学図書館が作成するMEDLINE（メドライン）というデータベースである。PubMedから検索できる文献の多くには，全文記事へのリンクが含まれているので，論文を検索する際にも論文全文を入手する際にもPubMedを使うとよい。早速，実際にPubMedを使ってみよう。

Box 3-1がPubMedのトップページである。検索ボックスに，検索したいキーワード（食品名，栄養素名，疾患名，雑誌名，著者名

Box 3-1　PubMedのトップページ

NIH National Library of Medicine
National Center for Biotechnology Information
Log in
PubMed.gov
Search
Advanced
PubMed® comprises more than 34 million citations for biomedical literature from MEDLINE, life science journals, and online books.
Citations may include links to full text content from PubMed Central and publisher web sites.
検索ボックス：ここにキーワードを入力する
Searchボタン：クリックすると検索できる

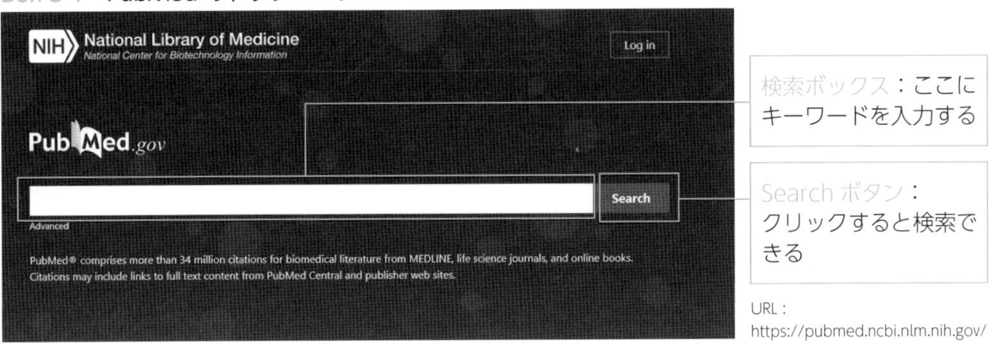

URL：https://pubmed.ncbi.nlm.nih.gov/

論文（paper; article）　**査読**（peer review）　**学術雑誌**（scientific journal ; academic journal）

など）を英語で入力し，「Search」ボタンをクリックすると，検索結果が出てくる。例えば，日本人のカルシウム摂取量を調べた論文を探したいときには

> japan AND calcium AND intake
> (japan，calcium，intake というキーワードを全て含むものを検索せよという意味。japan は japanese でもよいかもしれない)

と入れるとよい（実際にやってみよう）。

PubMed における基本的な検索のルールを Box 3-2 に示す。

さて，試しに以下のキーワードを入れて検索した結果が Box 3-3 である。

> murakami k “food store”

三つの論文がヒットした。この中の，以下の論文[1)]のタイトル部分をクリックしてみよう。

> Neighbourhood food store availability in relation to 24 h urinary sodium and potassium excretion in young Japanese women.

すると，この論文の詳細が Box 3-4 のように表示される。この画面が，PubMed に格納されている各論文の情報である。書誌情報[*1]，タイトル，著者，抄録が表示されている。

論文のタイトルは，研究の内容を短く一言でまとめたもので，論文の中で最も重要な構成因子である。上記の論文のタイトルは「若年日本人女性における近隣の食料品店の利用可能性と24時間尿中ナトリウムおよびカリウム排泄量との関連」（和訳）だ。以降，この論文を「村

[*1] 書誌情報：論文を特定するために必要な情報のことで，最も簡略化すると，雑誌名，出版年，巻数，最初と最後のページ数からなる（例：Br J Nutr 2010;104:1043-50.）。雑誌名は通常は省略形で書かれる。なお，主な雑誌名の省略形は Box 3-14（p. 81）を参照のこと。

Box 3-2　PubMed における検索の基本的なルール

① キーワードや括弧などの記号は半角英数字で入力する（アルファベットの大文字と小文字の区別はない）
② AND や OR や NOT の論理演算子は半角大文字で入力する
③ キーワードが複数ある場合，スペースで区切って入力すると，自動的に AND 検索になる（例：food diet は food AND diet と同じ）
④ 入力した用語が二つ以上の単語からなるフレーズである場合，自動的にフレーズとして認識される（例：calcium intake）。フレーズとして認識されてほしくない場合には間に AND を入れる（例：calcium AND intake）
⑤ “ ”（ダブルクォーテーション）で囲むと，必ずフレーズ検索を行う。よって，指定された語順のみでの検索が行われる（例：“calcium intake”）
⑥ *（アスタリスク）をキーワードの後ろにつけると前方一致検索ができる（例：nutrient, nutrition, nutritional... などの語尾変化を意識しないで検索したい → nutri*）
⑦ 論理演算子と括弧（ ）を用いることで，複雑な検索式を作成できる。通常の処理は左から右に行われるが，括弧を用いると優先順位が変更される（例：calcium という単語を必ず含み，かつ，intake もしくは consumption という二つの単語のどちらかを必ず含む論文を検索したい → calcium AND (intake OR consumption)）
⑧ 著者名で検索する場合は，ラストネーム（姓）およびファーストネーム（名）のイニシャルを入力する（例：村上健太郎 → murakami k）
⑨ キーワードの末尾に [ ]（角括弧）でタグを付けると，検索対象とする項目を限定できる（例：タイトルに Japan が入る論文を検索したい → japan[ti]）

PubMed の使い方についてより詳しく知りたい場合は，各大学が発行している資料を参照してみよう。例えば東京大学医学図書館による「PubMed の使い方」はこちら。https://www.lib.m.u-tokyo.ac.jp/manual/pubmedmanual.pdf

Box 3-3 「murakami k "food store"」というキーワードを用いて PubMed で検索した結果

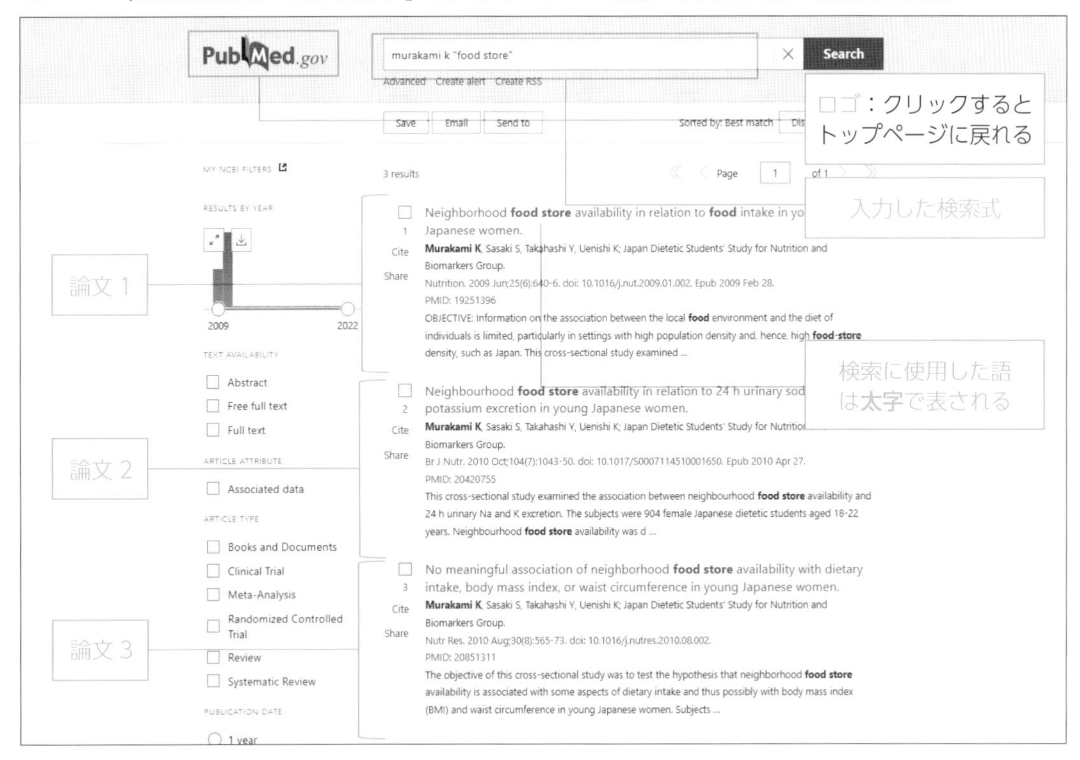

Box 3-4 PubMed に収載されている各論文の情報（例：村上論文 A）

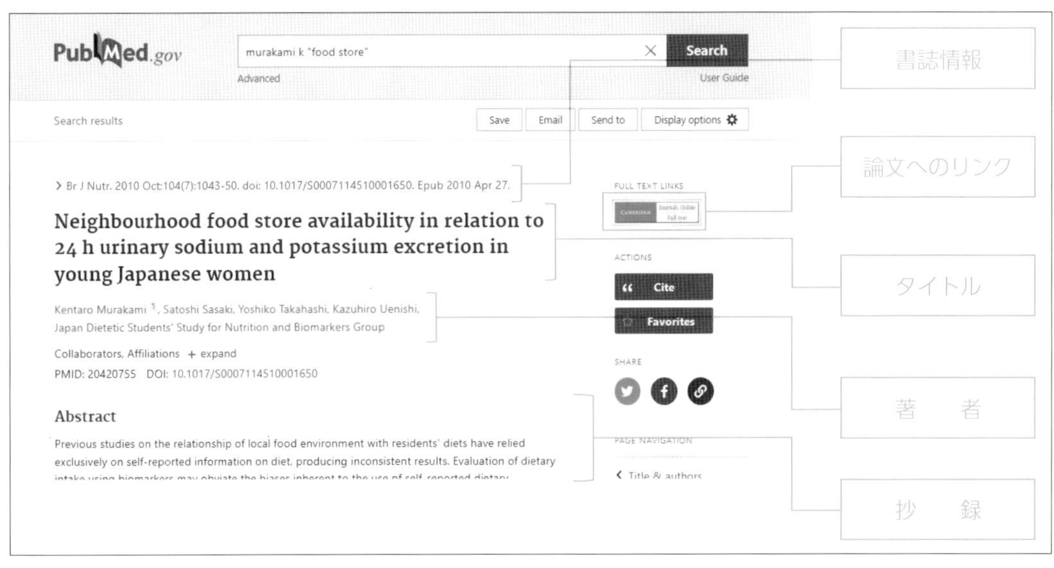

上論文 A」と呼ぶ。

抄録は，論文の要約である。抄録を読んでみて，本文を読むかどうか決めるのが通常の手順だ。よって，論文の**全文**を読むかどうかは PubMed 上で決めることが多い。

2.2 論文の入手方法

抄録を読むのは後回しにして，論文の全文を手に入れる方法を先に見ていこう。ほとんど全ての学術雑誌にはウェブサイトがあり，そこから論文にアクセスできる。PubMed にもそれぞれの論文へのリンクが張られているので，クリックしてみよう（Box 3-4 に示した画面の右上の「FULL TEXT LINKS」の下にあるボックス）。

すると，学術雑誌（ここでは British Journal of Nutrition）のサイト上にある個々の論文（村上論文 A）のページにアクセスできる（Box 3-5）。雑誌によってレイアウトは異なるが，画面のどこかに論文自体へのリンクがあるはずだ。この画面では，左下にある「Save PDF」をクリックすると論文の PDF が表示される。これ以降，村上論文 A を題材にして論文の読み解き方を説明していくので，PDF をダウンロードしておこう。なお，ウェブブラウザのプラグイン（拡張機能）である「EndNote Click[*2]」等を用いると，論文へのリンクがより分かりやすく表示される。必要に応じて活用したい。

この例のように，無料でダウンロードできる論文も多いが，有料の場合もある。その場合には料金を支払う（たいていはクレジットカード

[*2] EndNote Click：学術雑誌や検索エンジンなどのページ上に，論文のフルテキスト（PDF）にワンクリックでアクセス可能な URL を生成する。所属機関を登録すれば，所属先の図書館が有料購読している学術雑誌に掲載された論文の PDF も検索することができる。

Box 3-5 Box 3-4 に示した PubMed からのリンク経由でアクセスした学術雑誌（British Journal of Nutrition）のサイトの中の論文（村上論文 A）のページ

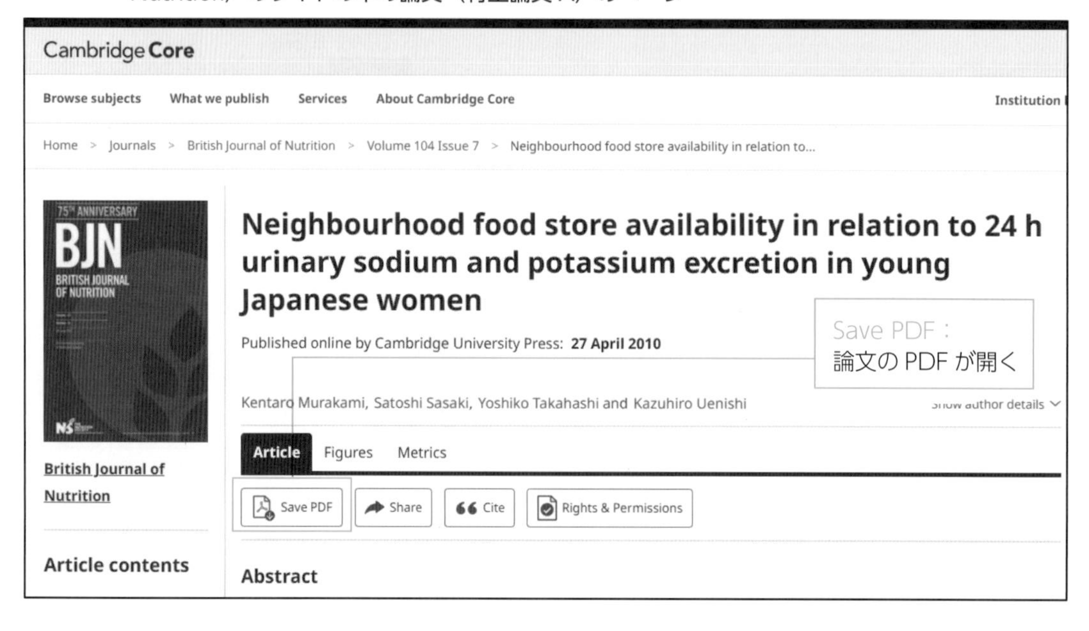

全文（full text）

払い）か，他の手段で論文を手に入れる。論文の入手方法の例を Box 3-6 に示す。学術雑誌のウェブサイトから入手するほか，図書館を利用したり，論文の著者に連絡したりするといった方法がある。なお，論文の著者に連絡する際に，筆者が使っているEメールのテンプレートを Box 3-7 に示すので，アレンジして使うとよい。ただし，他の方法では入手できないことを十分に確かめてからにしよう。

Box 3-6 論文の入手方法

学術雑誌のウェブサイトから入手する	最も簡便な方法である。PubMed 上にあるリンクから，その論文が掲載されている雑誌のサイトに飛ぶことができる。論文自体のリンクがあれば，そこから入手する
図書館を利用する	図書館では，オンライン雑誌だけでなく冊子体の雑誌の所蔵の有無，他の大学等から論文のコピーを入手できるかなどについて調べてもらえる。ただし，図書館経由で入手する場合，実費負担が発生する場合もある
論文の著者に連絡する	上記のいずれでも手に入らない場合，論文の著者に連絡することで，論文の PDF を送ってもらえる場合がある。ただし，入手できた場合も個人利用にとどめるのが基本である（他人に渡すときには著作権等のルールを守ろう）

Box 3-7 論文の著者に論文を送ってほしいとお願いするときに筆者が使っているEメール本文[a, b]

Dear Professor Livingstone

I am very interested in your article:
Livingstone MB. Assessment of food intakes: are we measuring what people eat? Br J Biomed Sci 1995;52(1):58-67.

I would really appreciate it if you would send me a PDF file by e-mail.
Thank you very much in advance.

Best wishes

Kentaro Murakami, PhD
Department of Social and Preventive Epidemiology, School of Public Health, University of Tokyo
Email: ○○○○ @ ○○○○ .ac.jp

[a] メールの件名は「Reprint request: Assessment of food intakes: are we measuring what people eat?（論文のタイトル）」にしている

[b] 色文字部分に必要な情報を入れて使うこと

3. 一つの論文を読み解く

最初から何の苦もなく論文を読める人はそういない。筆者も初めは論文を上手に読めなかった。いちばん困ったのは「分からない文章の意味を教えてくれる人はいるけれど，どうやったら自分一人で論文を読めるようになるのかを教えてくれる人はいない」ということだった。ここでは，論文を読むための筆者なりのコツを説明していく。

ちなみに，意外かもしれないが，英語論文を読むためには，基本的な英文法，特に，5文型（加えて自動詞と他動詞の区別）が分かっていれば十分だ。英語論文は，新聞や小説に比べればずっと平易な英語で書かれているので，読むのはそれほど難しいことではない。

3.1 論文を構成する七つの要素

論文は以下の七つの要素で構成される。論文は論理的に組み立てられた文章なので，この構成から大きく逸脱することはない。

タイトル（表題）：研究の内容を一言で表したもの
抄録：研究内容の中で最も大切な要素をまとめたもの
緒言：研究に至った背景と研究の目的を記述するセクション
方法：研究で用いられた方法を記述するセクション
結果：研究で得られた結果を記述するセクション
考察：研究の結果を解釈・考察するセクション
引用文献リスト：先行研究に言及するときに用いた文献のリスト

この先は，村上論文Aを題材として，論文を構成する要素を順番に一つずつ読み解いていこう。

3.2 タイトルを読み解く

タイトルは，研究の内容を一言で表したもので，情報が満載である。村上論文Aでは，タイトル（若年日本人女性における近隣の食料品店の利用可能性と24時間尿中ナトリウムおよびカリウム排泄量との関連）のみから以下のことが判明する。

コラム　多くの論文は英語で書かれている

現在のところ，英語は世界の共通言語と認識されているため，多くの論文は英語で書かれている。世界が共有する科学的知見を得ようと思えば，英語で書かれた論文を読むのが最も効率的かつ有効である。

タイトル（title）　**抄録**（abstract）　**緒言**（introduction）　**方法**（methods）　**結果**（results）
考察（discussion）　**引用文献リスト**（references）

- 研究の対象は若年日本人女性である
- 説明変数（原因と考えられる変数）は近隣の食料品店の利用可能性である
- 目的変数（結果と考えられる変数）は24時間尿中ナトリウムおよびカリウム排泄量である
- 分析疫学研究である

一方で，以下のことは不明である。

- 時間の流れを示唆する単語がないので，おそらく横断研究だが，断定はできない
- 近隣とは何か
- 食料品店とは何か
- 利用可能性とは何か

タイトルから判明することは，その研究で最も大切なことである。一方，タイトルだけでは分からないが，だからこそ気になることは，その次に大切なことである。両方をしっかり意識しておくと，その先の読解がしやすくなる。タイトルは読み飛ばさないようにしよう。

3.3 抄録を読み解く

論文の中で，タイトルの次に大切なのが抄録である。抄録は論文の要約，つまり論文を縮小したものであり，単語数に制限がある。通常は以下の内容がこの順番で現れる。

背景 → 目的 → 方法 → 結果 → 結論

このことが分かっていれば，抄録を読み解くのは難しくない。Box 3-8の上部に抄録全文を，下部にその和訳を，背景，目的，方法，結果，結論に分けて示す（それぞれの文章に対応する番号をつけてある）。

この例のように，一つのパラグラフ（段落）で書かれている抄録は，**非構造化抄録**と呼ばれる。一方で，抄録を構成する要素ごとに見出しをつけて書かれるタイプの抄録は**構造化抄録**と呼ばれる。抄録に登場するのはその論文のまとめなので，とても大切な内容である。抄録は時間をかけて丁寧に読み取ることを常に心がけよう。

3.4 緒言セクションを読み解く

次は緒言セクションだ。通常は緒言セクションから考察セクションまでが論文の本文とみなされる。緒言セクションは，長さの制限がない場合もあるが，簡潔に記述することが望まれるので，2～4個のパラグラフで構成されることが多い。

緒言セクションは，その研究の背景を説明するためのセクションであり，通常は以下の内容がこの順に提示される。

ⓐ テーマの提示
ⓑ **先行研究**の概略
ⓒ 先行研究の問題点
ⓓ 研究の目的

このことを踏まえて，村上論文Aの緒言セクションの最初のパラグラフを見ていこう（色の丸数字は解説のために加えたもの）。

⑪ Growing recognition of the importance of diet on health has been accompanied by increasing attention to factors associated with access to healthy foods.
「⑪健康における食生活の重要性が認識されるにつれ，健康的な食品へのアクセスに関連する要因が注目されるようになってきた。」

最初の一文はどんなときも注意深く読もう。なぜなら，最初の一文は間違いなくこの論文の

非構造化抄録（unstructured abstract）　**構造化抄録**（structured abstract）
先行研究（previous study/studies）

Box 3-8 村上論文Aの抄録

原文
① Previous studies on the relationship of local food environment with residents' diets have relied exclusively on self-reported information on diet, producing inconsistent results. ② Evaluation of dietary intake using biomarkers may obviate the biases inherent to the use of self-reported dietary information. ③ This cross-sectional study examined the association between neighbourhood food store availability and 24 h urinary Na and K excretion. ④ The subjects were 904 female Japanese dietetic students aged 18–22 years. ⑤ Neighbourhood food store availability was defined as the number of food stores within a 0.5-mile (0.8-km) radius of residence. ⑥ Urinary Na and K excretion and the ratio of urinary Na to K were estimated from a single 24 h urine sample. ⑦ After adjustment for potential confounding factors, neighbourhood availability of confectionery stores/bakeries was inversely associated with urinary K, and was positively associated with the ratio of Na to K (*P* for trend = 0.008 and 0.03, respectively). ⑧ Neighbourhood availability of rice stores showed an independent inverse association with urinary K (*P* for trend = 0.03), whereas neighbourhood availability of supermarkets/grocery stores conversely showed an independent positive association with this variable (*P* for trend = 0.03). ⑨ Furthermore, neighbourhood availability of fruit/vegetable stores showed an independent inverse association with the ratio of Na to K (*P* for trend = 0.049). ⑩ In a group of young Japanese women, increasing neighbourhood availability of supermarkets/grocery stores and fruit/vegetable stores and decreasing availability of confectionery stores/bakeries and rice stores were associated with favourable profiles of 24 h urinary K (and Na) excretion.

要素	日本語訳
背景	① 地域の食環境と住民の食生活との関連についての先行研究では，食生活に関する情報は自己申告をもとに収集されており，一貫した結果が得られていない。 ② 生体指標を用いて食事摂取量を評価すれば，自己申告による食事情報を用いることによって引き起こされるバイアスを回避できる可能性がある。
目的	③ 本横断研究では，近隣の食料品店の利用可能性と24時間尿中のナトリウムおよびカリウム排泄量との関連を検討した。
方法	④ 対象者は栄養士養成課程に在籍する18～22歳の日本人女子学生904人であった。 ⑤ 居住地から半径0.5マイル（0.8 km）以内に存在する食料品店の数を「近隣の食料品店の利用可能性」と定義した。 ⑥ 尿中のナトリウムとカリウムの排泄量および尿中のナトリウム / カリウム比の推定には，1回の24時間蓄尿を用いた。
結果	⑦ 潜在的な交絡因子を調整した結果，近隣の菓子・パン小売店の数が多いほど，尿中カリウム排泄量は小さかった（傾向性のP = 0.008）一方，尿中ナトリウム / カリウム比は大きかった（傾向性のP = 0.03）。 ⑧ 近隣の米穀類小売店の数が多いほど，尿中カリウム排泄量は小さく（傾向性のP = 0.03），スーパーマーケット・各種食料品店の数が多いほど，尿中カリウム排泄量は大きかった（傾向性のP = 0.03）。 ⑨ さらに，近隣の野菜・果実小売店の数が多いほど，尿中ナトリウム / カリウム比は小さかった（傾向性のP = 0.049）。
結論	⑩ 日本の若年女性の一集団において，近隣にスーパーマーケット・各種食料品店，野菜・果実小売店が多く，菓子・パン小売店，米穀類小売店が少ないほど，24時間尿中のカリウム（およびナトリウム）排泄量が望ましい状況にあることが分かった。

①～⑩の色番号は，原文と日本語訳を対応させるために加えたものである

出典）Murakami et al.[1)]

「ⓐテーマの提示」に関係することだからだ。実際に文⑪，タイトルおよび抄録の内容を踏まえると，この論文では「健康的な食品へのアクセスに関連する食環境要因として近隣の食料品店の利用可能性を捉えようとしている」と読み取れる。

> ⑫ However, findings in the increasing albeit still limited number of studies examining associations between local food environment and residents' diets have been inconsistent(1-10).
> 「⑫しかし，地域の食環境と住民の食生活との関連を調べた研究は，数が増えてはきているもののまだ少なく，しかもその結果は一貫していない(1-10)。」

文⑫が「However（しかしながら）」から始まることに注意しよう。文頭の「However」は，単に逆接というよりも，「前の文よりもこれから出てくることのほうがずっと重要」というニュアンスをもつ。この文章は，このパラグラフの中でも特に重要だ。そして意味から考えて，文⑫だけで「ⓑ先行研究の概略」を表していることが分かる。

最初の2文だけで「ⓐテーマの提示」と「ⓑ先行研究の概略」が登場し，しかも引用文献の数から先行研究が10個しかないことがこの時点で判明した。よって，緒言セクションの標準的な長さを踏まえると，これ以降では，個々の10の先行研究を詳しく説明するのではないかと予想できる。実際，文⑬～⑯は個々の先行研究を短い文章でまとめている。さらにこの部分は，文⑬と⑭で一つのかたまりを，そして文⑮と⑯でもう一つのかたまりを構成している。このことにも気づきたい。順番に見ていこう。

> ⑬ Among a number of US studies, the availability of ≥ 1 supermarket in census tracts was associated with a higher likelihood that guidelines for the intake of fruits and vegetables and total and saturated fats would be met by adults living in these census tracts(1); a shorter distance from home to a food store was associated with higher use of fruits in low-income households(2); proximity to a supermarket was associated with better diet quality in pregnant women(3); participants with no supermarket near their homes were less likely to have a healthy diet than those with the most stores near their homes(4) and the presence of a large grocery store in the neighbourhood was associated with a higher intake of fruits and vegetables(5). ⑭ Furthermore, increasing neighbourhood store availability for confectioneries and bread was associated with a higher intake of these items in young Japanese women(6).
> 「⑬米国の研究では，国勢調査区内にスーパーマーケットが1軒以上あることは，その国勢調査区に住む成人が野菜と果物，総脂肪と飽和脂肪の摂取量のガイドラインを満たす可能性が高いことと関連していた(1)。また，自宅から食料品店までの距離が短いことは，低所得世帯において果物の利用が多いことと関連していた(2)。スーパーマーケットが近くにあることは，妊娠中の女性において食生活の質が高いことと関連していた(3)。家の近くにスーパーマーケットがない調査参加者は，家の近くにより多くの店舗がある参加者に比べて，健康的な食生活を送っている可能性が低かった(4)。また，近所に大きな食料品店があることは，果物や野菜の摂取量が多いことと関連していた(5)。⑭さらに，若年日本人女性では，近隣に菓子類やパン類を販売している小売店が多い人ほど，これらの品目の摂取量が多かった(6)。」

文⑬は長いが，セミコロン（;）と「and」を使って五つの文を並列に並べている単純な構造である。そして次の文⑭は，「Furthermore（さらに）」という順接の副詞を使って，さらなる情報を提示している。ここまでが，「食料品店の利用可能性と食品摂取量とが関連していることを示した研究の紹介」である。

⑮ In a national study in New Zealand, conversely, access to supermarkets was not associated with fruit and vegetable consumption, although better access to convenience stores was associated with a lower intake of vegetables, but not of fruits[7]. ⑯ Additionally, better access to food stores was not associated with the consumption of fruits or vegetables in adults in the USA[8], UK[9] or Australia[10].
「⑮ニュージーランドの全国調査では，逆に，スーパーマーケットへのアクセスのよさは果物や野菜の摂取とは関連していなかったが，コンビニエンスストアへのアクセスのよさは，野菜の低摂取と関連していた（果物とは関連なし）[7]。⑯加えて，アメリカ[8]，イギリス[9]，オーストラリア[10]の成人では，食料品店へのアクセスのよさは，果物や野菜の摂取とは関連していなかった。」

「先行研究の結果は一貫していない」という記述があった（文⑫）ので，文⑭の後には「食料品店の利用可能性と食品摂取量とが関連していないことを示した研究の紹介」が続くと予想できる。実際に，次の文⑮では「conversely（逆に）」という，逆接の副詞が使われている。そして文⑯は「Additionally（加えて）」という順接の副詞から始まり，他の研究を紹介している。

ここまでで「ⓑ先行研究の概略」の提示は完了している。よって，次の文⑰は新たな話題を提供するはずと予想できるだろう。

⑰ To our knowledge, however, all previous studies on this topic have used self-reported information on diet[1-10]. ⑱ Evaluation of dietary intake using biomarkers may obviate the biases inherent to the use of self-reported dietary information.
「⑰しかし，我々の知る限り，このテーマに関する先行研究は全て，食事に関する自己申告の情報を用いている[1-10]。⑱生体指標を用いて食事摂取量を評価すれば，自己申告による食事情報を用いることによって引き起こされるバイアスを回避することができるかもしれない。」

予想どおり，文⑰では「ⓒ先行研究の問題点」に関する記述が出てくる。さらに文⑱では文⑰を補足する内容が述べられている。この時点で，「この研究では自己申告の食事データではなくて生体指標を用いるのが特徴で，これを研究の**新規性**と捉えている」ということも読み取れる（ちなみにこのことは，タイトルと抄録からすでに判明していたことでもある）。

ここまで読んだ時点で，「ⓐテーマの提示」「ⓑ先行研究の概略」「ⓒ先行研究の問題点」が出揃っている。よって，次（最後）のパラグラフは「ⓓ研究の目的」に関する記述が出てくるはずという予想のもとで読み始めることができる。

⑲ Here, we conducted an observational cross-sectional study of the association between neighbourhood food store availability and 24 h urinary Na and K excretion, an established biomarker of Na and K intake[11-13], in a group of young Japa-

新規性（novelty）

nese women.
「⑲そこで我々は，若年日本人女性を対象に，近隣の食料品店の利用可能性と，ナトリウムおよびカリウム摂取量の確立した生体指標である24時間尿中のナトリウムおよびカリウム排泄量[11-13]との関連について，観察的横断研究を行った。」

この部分が「ⓓ研究の目的」にあたる。通常の緒言セクションは，このような研究目的の記述で終わることが多い。ただし，この論文のように，研究目的を提示した後に研究の意義をさらに書き加えることもある。読み進めてみよう。

⑳ High Na and low K intakes are established determinants of several chronic illnesses such as hypertension and CVD[14,15]. ㉑ According to the Intersalt Study, Japanese are characterised by high urinary excretion of Na and low urinary excretion of K, and hence a high ratio of urinary Na to K[16]. ㉒ According to the National Health and Nutrition Survey in Japan, the major contributor of dietary Na was seasonings (67%), while the top contributor of dietary K was vegetables (28%), followed by fish (10%), fruits (9%), potatoes (8%) and dairy products (8%)[17]. ㉓ Also, Japan has a high population density (339 persons/km^2)[18], and hence a high food store density[19]. ㉔ A clear understanding of the relationship of neighbourhood food store availability with urinary Na and K excretion in Japanese is thus of public health importance. ㉕ Furthermore, these characteristics of the Japanese diet and food store environment may likely provide insights into the influence of local food environment on an individual's diet.
「⑳ナトリウムとカリウムの摂取量が多いと，高血圧や循環器疾患などの慢性疾患の原因になることが広く認められている[14,15]。㉑ Intersalt Studyによると，日本人はナトリウムの尿中排泄量が多く，カリウムの尿中排泄量が少ないという特徴があり，そのため尿中のナトリウム／カリウム比が高い[16]。㉒国民健康・栄養調査によると，食事中のナトリウムの主な摂取源は調味料（67%）であり，食事中のカリウムの主な摂取源は野菜（28%），魚（10%），果物（9%），いも類（8%），乳製品（8%）となっている[17]。㉓また，日本は人口密度が高く（339人/km^2）[18]，それゆえに食料品店の密度も高い[19]。㉔日本人の尿中ナトリウムおよびカリウム排泄量と，近隣の食料品店の利用可能性の関係を明確に理解することは，公衆衛生上重要である。㉕さらに，このような日本人の食生活と食料品店をとりまく環境の特徴は，地域の食環境が個人の食生活に及ぼす影響についての洞察を与える可能性がある。」

この部分（文⑳～㉕）が研究の目的（文⑲）よりも先に出てきてもよいかもしれない。ところがその場合には，「24時間蓄尿を用いたこと」と「日本人を対象としたこと」が唐突に感じられる可能性がある。いい換えると，「さまざまな生体指標がある中でなぜ24時間蓄尿なのか」，「さまざまな集団がある中でなぜ日本人なのか」という，説明が困難な疑問を生んでしまうことになる。よって，この順序のほうがより適切といえそうだ。

以上，丁寧に緒言セクションを読み解いてみた。論文は漫然と読むのではなく，前提条件を踏まえていろいろと頭を使いながら読むものだということを体感できただろうか。難しいと感じたかもしれないが，論文を読むことを続けていれば少しずつできるようになるので，あまり気にしないで先に進もう。

3.5 方法セクションを読み解く

緒言セクションの次に来るのが方法セクションだ。研究の方法を記述するセクションであり，以下の内容が含まれる。

ⓐ 研究のデザインと手順
ⓑ 研究対象者
ⓒ 測定項目と測定方法
ⓓ データ解析

一般に方法セクションの長さには制限がなく，全セクションの中で最も長い場合が多い。たいてい，見出しを使ってそれぞれの項目や内容ごとに分けて書かれる。必要に応じて図や表も使われる。

方法セクションはその性質上，実際に行われたことのみが記述される。いい換えると，事実の記述に終始する。このような性質のため，方法セクションは緒言セクションよりもはるかに読みやすい。また，方法セクションでは，次の結果セクションに関係のあることのみが記述される。その意味で，方法セクションと結果セクションは対になるものといえる。

実際に方法セクションを読み解いていこう。まず，見出しに着目してみよう。村上論文Aでは以下の五つの見出しが出てくる。

① Study sample（研究のサンプル）
② Neighbourhood food store availability（近隣の食料品店の利用可能性）
③ Twenty-four-hour urinary sodium and potassium excretion（24時間尿中ナトリウムおよびカリウム排泄量）
④ Other variables（その他の変数）
⑤ Statistical analysis（統計解析）

これらの情報だけから，①が「ⓐ研究デザインと手順」と「ⓑ研究対象者」の内容を，②〜④が「ⓒ測定項目と測定方法」の内容を，そして⑤が「ⓓデータ解析」の内容を含むことが十分に予想できる。あとはこの見通しのもと，それぞれの見出しの内容を読み解いていくだけである。その際，各パラグラフの最初の文章は重要な情報を含んでいるため，特に注意して読もう。方法セクションは，事実を記述するだけであり，基本的には，大切な情報から順番に提示され，後ろにいくほど補足情報が出てくる。

以下では，筆者がどんなことを考えながらそれぞれの文を読んでいるかを示していく。日本語訳は最初の文章にだけつけておくので，その先の日本語訳を自分で考えながら，筆者の読解法を追体験してほしい。

Study sample

▶ここでは「ⓐ研究デザインと手順」と「ⓑ研究対象者」が出てくるはず。

This observational study was based on the data obtained from the Japan Dietetic Students' Study for Nutrition and Biomarkers, which is a cross-sectional multi-centre survey conducted from February to March 2006 and from January to March 2007 among female dietetic students from fifteen institutions in Japan.
「本観察研究は，日本にある15の栄養士養成施設に在籍する女子大学生を対象に，2006年2～3月および2007年1～3月に実施された多施設共同の横断的調査である「日本栄養関連学科学生栄養・生体指標研究」で得られたデータに基づいている。」

▶なるほど，15の施設で行われた女子大学生を対象とした横断研究なんだ。何人くらい参加したのかな。

A total of 1176 Japanese women took part in the study.

▶ 1176人が参加したんだ。

> A detailed description of the study design and survey procedure has been published elsewhere[6, 20-26].

▶このデータを使って書かれた論文が複数あるんだな。詳しくはそちらを参照ということは，この下では概要が記述されているんだろうな。

> The present study was conducted according to the guidelines laid down in the Declaration of Helsinki, and all procedures involving human subjects/patients were approved by the ethics committees of the National Institute of Health and Nutrition, Japan. Written informed consent was obtained from all the subjects/patients.

▶倫理審査と同意についてだ。このへんに書かれることが多いよな。

> In total, 1105 women took part in the 24 h urine collection procedure. For analysis, we selected women aged 18-22 years (n 1083).

▶新しいパラグラフだから気をつけないと。1176 人のうち 1105 人が 24 時間蓄尿を行ったのか。そして，18～22 歳に限定して解析をすることにしたんだな。

> We then excluded women who did not provide sufficient information on their home address (*n* 151) and those with missing information on the variables used (*n* 1). We further excluded those whose 24 h urine collection was considered incomplete (*n* 35), as assessed using information on urinary creatinine excretion and body weight based on a strategy proposed by Knuiman et al.[27]; this creatinine-based strategy has been validated against the *para*-aminobenzoic acid check method in a subsample of the present participants[24]. As some participants were in >1 exclusion category, the final analysis sample comprised 904 women, residing in a wide range of geographical areas in Japan (i.e. 25 (of 47) prefectures, 276 (of 2372) municipalities and 647 (of 386 877) 1-km mesh blocks).

▶ここは対象者の除外の話だ。フローチャートを書くとこんな感じか。

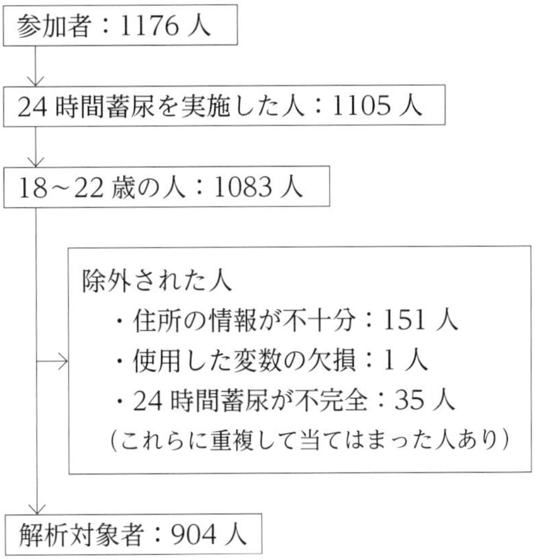

参加者：1176 人

↓

24 時間蓄尿を実施した人：1105 人

↓

18～22 歳の人：1083 人

→ 除外された人
- 住所の情報が不十分：151 人
- 使用した変数の欠損：1 人
- 24 時間蓄尿が不完全：35 人

（これらに重複して当てはまった人あり）

↓

解析対象者：904 人

これらの対象者の居住地は 25 の都道府県，276 の市区町村，647 の 1 キロメッシュブロックにまたがっていたと記述することによって，地理的にかなり幅広いエリアをカバーしていることを伝えようとしているんだろうな。

> *Neighbourhood food store availability*

▶ここからが「ⓒ測定項目と測定方法」だ。最初の文章は特に注意するぞ。

> Neighbourhood food store availability was defined as the number of retail stores offering food within a 0.5-mile (0.8-km) radius of residence.

▶なるほど,「近隣」とは家から半径0.8キロ以内のこと,そして「利用可能性」とは家の近くに食べ物を買うことができるお店があるということで,その利用可能性の大きさをお店の数で測定したということだったんだ。小売店が複数形になっているから,例えばスーパーマーケットとかコンビニエンスストアとか,いくつかの種類があるんだろうな。

> Based on the definitions of retail food stores used in the census of commerce, Japan[19], the following seven types of retail food stores were selected for investigation: meat stores, fish stores, fruit/vegetable stores, confectionery stores/bakeries, rice stores, convenience stores and supermarkets/grocery stores.

▶商業統計で使われている定義をもとにして,7種類の食品小売店をこの研究で使ったということか。①食肉小売店,②鮮魚小売店,③野菜・果実小売店,④菓子・パン小売店,⑤米穀類小売店,⑥コンビニエンスストア,⑦スーパーマーケット・各種食料品店の七つか。複数のものを統合しているものについてはこの後で補足説明があるのかもしれないな。

> Confectionery stores and bakeries were combined because of the widespread availability of various breads with sweet fillings (e.g. sweetened azuki bean paste) in Japan, and because bakeries commonly offer not only bread but also confectioneries such as cakes, cookies and biscuits[6].

▶やっぱり菓子・パン小売店の説明があった。日本には甘いパンがたくさんあるのと,パンだけでなくケーキ,クッキーやビスケットなどのお菓子を売っているパン屋も多いからってことか。

> Supermarkets and grocery stores were also combined because both types of stores in Japan generally provide a wide range of food options, including fresh produce[6].

▶これはスーパーマーケット・各種食料品店の説明だ。両方とも,生鮮食品を含めて品揃えが幅広いことが多いからってことか。ここでこのパラグラフは終わりだな。まだ何のデータを使ったかは出てきてないな。

> Due to the unavailability of raw data obtained from the census of commerce in Japan (except those of civil servants in relevant departments) and the widespread distribution of our participants, neighbourhood food store availability was assessed based on a commercial electronic database of telephone business directories (version 13, business special, 2008, Nippon Software Service, Inc., Tokyo, Japan).

▶使ったデータは電話帳の情報を電子データ化して売られているものってことか。

This database consists of information appearing in all telephone business directories published in Japan as of October, 2007, including data on telephone and fax numbers, (store) name and street address.

▶このデータベースに含まれているのは2007年10月までに発行された全ての電話帳で，含まれる内容は電話番号，FAX番号，お店の名前，住所ってことか。

The street addresses in the database were geocoded by exact address matching, along with the participants' home addresses as reported in a lifestyle questionnaire.

▶住所情報を緯度と経度の情報に変換したのか。質問票から入手した対象者の自宅の住所についても同じことを行ったってことね。

For data identified within a 0.5-mile (0.8-km) radius of a participant's home, food stores were systematically categorised based on name recognition by one of us (K.M.), after the exclusion of duplicate data (i.e. same telephone numbers and same names).

▶一人一人の対象者の自宅から半径0.8キロ以内に存在する食料品店について，重複を除外した後にお店の名前をもとにして分類したってことか。お店の名前だけで分類できるものなのかな。

Store names that were vague were assigned to a category by one of us (K.M.) after checking the business pages of the online telephone business directory (http://phonebook.yahoo.co.jp/) or, in some cases, company and community websites.

▶曖昧な店名については，ネットの電話帳でチェックしたってことか。それでもだめなときは，企業や地域のサイトを検索して決めたみたいだな。

Finally, the number of seven types of food stores within a 0.5-mile (0.8-km) radius of residence was calculated for each participant.

▶こういった作業の後，各対象者について，自宅から0.8キロ以内に存在する7種類の食料品店の数を計算したということか。

Twenty-four-hour urinary sodium and potassium excretion

▶次は24時間蓄尿の話だ。

A single 24 h urine sample was collected from each participant. A detailed description of the 24 h urine collection procedure has been published elsewhere[23-26].

▶蓄尿は1回だけということか。

Briefly, the participants were asked to collect all urine voided during a 24 h period, and to record the time of the start and end of the collection period and the estimated volume of all missing urine specimens.

▶詳しくは先行論文を見て，ということだし，ここでは簡潔に説明しているな。

The 24 h urine volume was adjusted by self-reported collection time (calculated from the self-reported time of the start and end of the collection period) and missing urine volume. This adjustment strategy has been validated using the *para*-aminobenzoic acid check method in a subsample of the present participants(24).

▶採尿の時間と取りこぼした尿を調整したうえで 24 時間の尿量を見積もっているな。

All urine samples taken over the 24 h period were carefully mixed, and several aliquots were taken and transported at −20℃ to a laboratory (SRL, Inc., Tokyo, Japan in 2006 and Mitsubishi Kagaku Bio-Clinical Laboratories Inc., Tokyo, Japan in 2007). In accordance with the standard procedure at each laboratory, Na and K concentrations were measured using the ion-selective electrode method(28), and creatinine concentration (for the assessment of the completeness of urine collection, as described earlier) was measured using the enzymatic assay method(29).

▶集めた尿は注意深く混合したうえでサンプルを採取して，それを分析機関に送って各種物質を分析したってことか。

Other variables

▶ここからはその他の変数の話だ。

Assessment of other variables has been described in detail elsewhere(20-22).

▶詳しくは別の論文を参照のことってことは，ここでは概略だけかな。

Briefly, based on the reported home address, each participant was grouped into one of six regions (Hokkaido and Tohoku, Kanto, Hokuriku and Tokai, Kinki, Chugoku and Shikoku, and Kyushu), and into one of three municipality levels (ward, city, and town and village).

▶住所の情報から居住地域と市区町村レベルという二つの変数が作られたんだ。

Each participant was also grouped into one of four institution types (4-year private, 2-year private, 4-year public and 2-year public) based on the institution she attended, and into one of three residential statuses (living with family, living alone and living with others), as self-reported in the lifestyle questionnaire.

▶所属する施設タイプという変数と居住形態という変数も作られているんだ。

As part of a dietary questionnaire, the frequency of eating out (including school cafeteria) during the preceding month was self-reported (≥ 1 time/d, 4-6, 2-3, 1 and <1 time/week).

▶外食頻度の話だ。

> Physical activity was computed as the average metabolic equivalents - hours score per day[30] on the basis of the frequency and duration of five activities (sleeping, high- and moderate-intensity activities, walking and sedentary activities) over the preceding month, as reported in the lifestyle questionnaire.

▶身体活動という変数が５種類の活動をもとに作られたんだ。

> Body weight and height were measured to the nearest 0.1 kg and 0.1 cm, respectively, while wearing light clothes and no shoes. BMI was calculated as body weight (kg) divided by the square of body height (m^2).

▶身長と体重の測定値から BMI が計算されている。

> *Statistical analysis*

▶ここからは「ⓓデータ解析」の話だ。

> All statistical analyses were performed using SAS statistical software (version 9.1, 2003, SAS Institute, Inc., Cary, NC, USA).

▶ SAS という統計ソフトが使われたんだ。

> Total 24 h excretion was calculated by multiplying the measured concentration by the (adjusted) volume of 24 h urine. Estimates of urinary Na and K and the ratio of urinary Na to K were natural log transformed (y = ln (x + 1)). Using the PROC GLM (general linear model) procedure, linear regression models were constructed to examine the association of neighbourhood food store availability (number of seven types of food stores (meat stores, fish stores, fruit/vegetable stores, confectionery stores/bakeries, rice stores, convenience stores and supermar-

コラム　略語

論文には略語が登場する。略語には以下の３種類がある。

① あまりにも一般に知れ渡っているために断りなしに使用される略語（ただし，雑誌によって異なる）。例：BMI, body mass index; DNA, deoxyribonucleic acid; WHO, World Health Organization; m, meter(s); kg, kilogram(s); d, day(s); mo, month(s); y, year(s)

② 初出の際に断ったうえで使用する略語（使いすぎると読みづらくなるので注意が必要）。
例：FFQ, food frequency questionnaire; DHQ, diet history questionnaire

③ ラテン語の省略形の使用（断りなしに使用される）
i.e.：“id est” の略で，“that is（すなわち）” という意味。直前の内容をより明確にいい換えるときに使われる。
e.g.：“exempli gratia” の略で，“for example（例えば）” という意味。直前の内容の例を示すときに便利な表現。
et al.：“et alii” の略で，“and others（およびその他の者）” という意味。文中で先行の研究を引用する際に，複数の著者名などを省略する場合に使う。

> kets/grocery stores) within a 0.5-mile (0.8-km) radius of residence) with urinary biomarkers (24 h urinary Na and K excretion and the ratio of urinary Na to K).

▶ 24時間尿中排泄量（ナトリウム，カリウム，ナトリウム／カリウム比）の値は，1を足したうえで対数変換されたと書いてある。そして，一般線形モデルというものを用いて，近隣の食料品店の利用可能性と蓄尿マーカーとの関連が調べられたんだ。

> For analyses, the participants were categorised into approximate quartiles (or tertiles, depending on distribution) according to neighbourhood availability of each type of food store.

▶解析のために，近隣の食料品店の利用可能性をもとにして，対象者はだいたい四分位（あるいは三分位）に分けられたんだ。

> Multivariate-adjusted mean values (with 95% CI) of urinary biomarkers were calculated by approximate quartiles (or tertiles) of neighbourhood availability of each type of food store. Potential confounding factors included in the multivariate models were survey year; geographic variables, i.e. region and municipality level; household socioeconomic status variables, i.e. institution type and living status; lifestyle variables, i.e. frequency of eating out, physical activity (continuous) and BMI (continuous); and neighbourhood availability of other food stores (quartile (or tertile))[6, 20-22, 31, 32].

▶それぞれの四分位（あるいは三分位）に対して蓄尿マーカーの調整済み平均値が計算された。交絡因子とみなされたのは，調査年，地域，市区町村レベル，施設タイプ，居住状態，外食頻度，身体活動，BMI，近隣にあるその他の食料品店の利用可能性だ。

> We tested for linear trends with increasing levels of neighbourhood food store availability by assigning each participant the median value for the category, and by modelling this value as a continuous variable.

▶直線的な関連があるかをトレンド検定を用いて検討している。

> All reported P values are two-tailed, and P values <0.05 were considered statistically significant.

▶統計的有意水準は両側で $P<0.05$ だ。

方法セクションは，前から素直に読んでいきさえすれば，情報が蓄積されるはずと信じて読み進めよう。とはいえ，適切な見通しをもったうえで能動的に情報を収集する姿勢が必要だ。

3.6 結果セクションを読み解く

方法セクションの次に来るのが結果セクションである。その名のとおり，研究で得られた結果を記述するセクションであり，基本的には事実の記述に終始する。よって結果セクションは，方法セクションと並んで，論文の中で比較的読み解きやすいセクションだといえる。

結果セクションの特徴的な点は，**図**と**表**を用いてデータを示すところだ。それぞれの図表が

図（figure） **表**（table）

一つ一つの項目や内容を示すことが多い。一般に，結果セクションの長さに制限はないが，できるだけ簡潔に記述することが望まれる。例えば，図や表ですでに示されていることを，文章で繰り返し示すことはしない。そのため，結果セクションは全てのセクションの中で最も短い場合が多い。

結果セクションに含まれる要素は，通常は以下のとおりである。

ⓐ 対象者特性
ⓑ メインの解析を補足・解釈するための解析
ⓒ メインの解析

村上論文Aの結果セクションを読み解いていこう。すでに説明したように，結果セクションの中心は図と表である。文章はこれら図表の理解を促すためにある。つまり結果セクションは，図表のみから少なくとも大部分を理解できる。一方で，図表を見ずに結果セクションの文章を読むだけでは，十分な理解は望めない。

というわけで，結果セクションではまず図表に目を通そう。村上論文Aには三つの表がある（図はない）。それぞれのタイトルの日本語訳は以下のとおりだ。

表1：18～22歳の日本人女性904人の基本的特性

表2：近隣の菓子・パン小売店の利用可能性（自宅から半径0.8キロ以内に存在する店舗の数）の四分位ごとに見たときの18～22歳の日本人女性904人のいくつかの特性

表3：近隣の食料品店の利用可能性（自宅から半径0.8キロ以内に存在する店舗の数）の四分位（あるいは三分位）ごとに見たときの18～22歳の日本人女性904人の24時間尿中ナトリウムおよびカリウム排泄量と尿中ナトリウム／カリウム比

このタイトルを見ただけで，表1は「ⓐ対象者特性」を表し，表2は「ⓑメインの解析を補足・解釈するための解析」であり，そして表3は「ⓒメインの解析」であることが分かるだろう[*3]。

表を読み取るときの基本的な手順は以下のとおりである。

① タイトルを読み取る
② 表の構造と示されている変数を読み取る
③ **脚注**を読み取る
④ 統計的検定が行われている場合には，P値や95%信頼区間をもとに有意であるものと有意でないものに分類する
⑤ 本文を参照しながら表の内容を読み取る

まずは表1（Box 3-9）を読み取っていこう。タイトルはすでに見たとおりである。対象者の基本特性を記述した表だ。構造はシンプルで，最も左の列には変数が並んでいて，その隣には順番に平均値，標準偏差，中央値，**四分位範囲**[*4]（25パーセンタイルと75パーセンタイル）が並んでいる。平均値と標準偏差，そして中央値と四分位範囲はそれぞれペアになっていて，それぞれの変数の分布を考慮して使い分けられているようだ。示されている変数は，基本特性と位置づけられたもので，上から順番に年齢，身長，体重，BMI，身体活動，近隣の食料品店の利用可能性（7種類と全ての合計），三つの24時間尿中排泄量（ナトリウム，カリウム，ナトリウム／カリウム比）である。脚注

[*3] 個々の図表は基本的に，論文の他の部分を全く読まなくても，それ自体として理解できるものでなくてはならない。表のタイトルが詳しすぎると感じられるのはそのためだ。

[*4] 四分位範囲：データのばらつきの程度を表す尺度の一つで，「75パーセンタイルから25パーセンタイルを引いた値」である。しかし，論文では「75パーセンタイルと25パーセンタイル」の二つの数字を表記する場合も多い。数字が一つであれば前者，二つであれば後者と考えてよいだろう。ただし，後者の場合は，四分位範囲という単語を使わずに，75パーセンタイルと25パーセンタイルを別々に示すほうがより適切だ。

脚注（footnote）　**四分位範囲**（interquartile range, IQR）

Box 3-9 村上論文Aの表1：対象者特性を記述した表

Table 1. Basic characteristics of the 904 Japanese women aged 18–22 years
(Mean values and standard deviations; median and interquartile range values)

	Mean	SD	Median	Interquartile range
Age (years)	19·5	1·0		
Body height (cm)	158·3	5·4		
Body weight (kg)	53·3	7·3		
BMI (kg/m^2)	21·3	2·5		
Physical activity (total metabolic equivalents – h/d)	34·0	3·2		
Neighbourhood food store availability (number of food stores within a 0·5-mile (0·8-km) radius of residence)				
Meat stores			1	0–2
Fish stores			1	0–2
Fruit/vegetable stores			1	0–3
Confectionery stores/bakeries			6	2–11
Rice stores			1	0–3
Convenience stores			4	2–6
Supermarkets/grocery stores			4	2–6
All stores			20	10–30
24 h Urinary excretion				
Na (mmol/d)			139·8	107·0–177·1
K (mmol/d)			41·7	33·0–52·4
Ratio of Na (mmol/d) to K (mmol/d)			3·27	2·49–4·27

出典）Murakami et al.[1]

とP値は，この表にはない。本文を見てみると，以下のような記述がある。

> Basic characteristics of the participants are given in Table 1. As expected, neighbourhood availabilities of the seven types of food stores examined were positively correlated with each other (Spearman's correlation coefficients: 0.24-0.68).

「表1に基本特性が示されている」と書かれているだけで，内容のついての記述は一切ない。これは，「表1を見てもらっただけで基本特性を十分に伝えられるはず」と著者が考えているということだろう。よって読者はそのつもりで表からしっかり情報を読み取る必要がある。

一方，次の文では「7種類の食料品店の利用可能性は互いに正の相関関係にあった」と書かれている。これは，表には示されていない情報なので，しっかりインプットしておこう。

次に表2（Box 3-10）を読み解こう。この表では，近隣の菓子・パン小売店の利用可能性をもとに対象者を4群に分けたうえで，いくつかの変数との関連を示している。示されている統計量は，平均値と標準偏差である。変数は上から，調査年，地域，市区町村レベル，施設タイプ，居住状態，外食頻度，身体活動，BMIである。これらの変数は，方法セクションの統計解析（p. 64参照）で出てきた交絡因子と同じである。つまりこの表は，説明変数（近隣の菓子・パン小売店の利用可能性）と交絡因子との関連を調べた結果を示しているのだ。

次に脚注を見ると，統計的検定の記述がある。そしてその後に「菓子・パン小売店以外の六つの食料品店の利用可能性を用いて検討した場合にも，いくつかの例外を除いて同様の結果が得られた」と書かれていて，さらにそのいくつかの例外も列挙されている。

この記述を見て，先ほどの「7種類の食料品店の利用可能性は互いに正の相関関係にあった」という記述（結果セクションの第二文）を

Box 3-10　村上論文 A の表 2：メインの解析を補足・解釈するための解析

Table 2. Selected characteristics of the 904 Japanese women aged 18–22 years according to the approximate quartile category of neighbourhood availability of confectionery stores/bakeries (number of stores within a 0·5-mile (0·8-km) radius of residence)
(Mean values and standard deviations or percentages)

	Quartile 1 (lowest, *n* 251)		Quartile 2 (*n* 221)		Quartile 3 (*n* 202)		Quartile 4 (highest, *n* 230)		
	Mean	SD	Mean	SD	Mean	SD	Mean	SD	*P**
Survey year (%)									0·01
2006	33·1		42·1		41·6		44·8		
2007	66·9		57·9		58·4		55·2		
Region (%)									0·003
Hokkaido and Tohoku	5·6		2·7		2·0		0·4		
Kanto	43·4		62·0		61·4		67·0		
Hokuriku and Tokai	15·1		8·1		8·9		7·0		
Kinki	14·3		7·2		10·4		13·5		
Chugoku and Shikoku	3·2		1·8		4·0		2·6		
Kyushu	18·3		18·1		13·4		9·6		
Municipality level (%)									<0·0001
Ward	4·8		15·8		22·8		27·8		
City	79·7		78·3		75·3		71·7		
Town and village	15·5		5·9		2·0		0·4		
Institution type (%)									<0·0001
4-year private	56·6		72·4		77·2		79·6		
2-year private	12·4		4·5		2·5		1·3		
4-year public	17·5		10·9		12·9		16·1		
2-year public	13·6		12·2		7·4		3·0		
Residential status (%)									<0·0001
Living with family	84·5		75·6		54·5		41·7		
Living alone	12·4		24·0		40·6		53·5		
Living with others	3·2		0·5		5·0		4·8		
Frequency of eating out (%)									0·003
≥ 1 time/d	8·0		8·1		8·4		11·7		
4–6 times/week	17·9		21·3		18·3		27·4		
2–3 times/week	30·7		24·0		38·1		26·1		
1 time/week	18·7		24·4		19·8		15·7		
< 1 time/week	24·7		22·2		15·4		19·1		
Physical activity (total metabolic equivalents – h/d)	33·8	2·8	34·2	3·6	34·1	2·7	34·0	3·4	0·63
BMI (kg/m²)	21·1	2·5	21·2	2·3	21·5	2·7	21·3	2·5	0·48

*For categorical variables, a Mantel–Haenszel χ^2 test was used; for continuous variables, a linear trend test was used with the median value in each quartile category as a continuous variable in linear regression. Similar patterns were generally observed according to the approximate quartile (or tertile) category of neighbourhood availability of other food stores, except for a lack of association between meat stores, convenience stores, and supermarkets/grocery stores and survey year, and between meat stores, fish stores, fruit/vegetable stores, rice stores, and supermarkets/grocery stores and frequency of eating out, and a positive association between supermarkets/grocery stores and BMI.

出典）Murakami et al.[1)]

頭に思い浮かべられたらすばらしい。表２には菓子・パン小売店における結果が示されているけれども，この表を作成する前に著者は７種類の食料品店の全てについて解析したはずだ。最も安易な選択は，全ての結果を同じように表として示すことだ。しかし，七つの表は論文としては多すぎる。しかも，７種類の食料品店の変数は互いに相関しているので，示される結果は似たり寄ったりになるはずだ。そこで，どれか一種類の食料品店の結果を表にして詳しく記述して，それ以外については「似たような結果だった」と説明することにしたのだろう。菓子・パン小売店を選んだ理由は，この時点では読み取れないが，おそらくメインの結果を考慮したうえで決めたのだろうという推測は可能だ。いずれにしても，必要最小限の記述で最大限の情報を提供しようという工夫をここから読み取りたい。

さて，次に見るのはＰ値だ。Ｐ値が有意でないものについては，細かい数字は気にせずに「関連がなかった」と解釈しよう。かなり乱暴だが，この表のように多くの変数が登場する場合にはとても有効かつ実際的な判断だ。すると，身体活動と BMI については関連がなかった一方で，それ以外の変数には何らかの関連があったと解釈できる。

ここまで読み解いた時点で，対応する本文に目を通そう。

> Potential confounding factors according to the approximate quartile category of neighbourhood availability of confectionery stores/bakeries (as an example) are given in Table 2. Neighbourhood availability of confectionery stores/bakeries was associated with survey year, region, municipality level, institution type, living status and frequency of eating out.

ここまでは，今まで考えたとおりのことが書かれている。すなわち，近隣の菓子店・パン屋の利用可能性と関連していたのは，調査年，地域，市区町村レベル，施設タイプ，居住状態，外食頻度である。また菓子・パン小売店の結果は一例として示しているものであることも分かる。さらに読み進めてみよう。

> The higher quartiles of availability included more participants in the 2006 survey; more participants living in Kanto and fewer living in Hokkaido and Tohoku, Hokuriku and Tokai, and Kyushu; more participants living in wards and fewer living in cities, and towns and villages; more participants attending 4-year private institutions and fewer attending 2-year private and 2-year public institutions; more participants living alone and fewer living with family; and more participants with a higher frequency of eating out. No association was observed for physical activity or BMI.

ここでは関連の方向性が記述されている。すなわち，近隣の菓子・パン小売店の利用可能性がより高い人（表中のより右側のカテゴリに分類された人）には以下のような特徴がある。

・2006年に調査に参加した人が多い
・関東に住む人が多く，北海道・東北，北陸・東海，九州に住む人が少ない
・区に住む人が多く，市町村に住む人が少ない
・4年制の私立校に通う人が多く，2年制の公立校および2年制の私立校に通う人が少ない
・一人暮らしの人が多く，家族と同居している人が少ない
・外食頻度が高い人が多い

（身体活動とBMIについては関連が見られなかった，という記述が最後にある）

以上の内容を，この部分の文章を読んだだけで理解するのは難しいし，表を見ただけで理解するのも難しい。つまり，表と文章の両方が使われることによって，初めて理解しやすいものになっている。さらに，観察結果を文章だけでなく数字として表中に示すことによって，結果を正確かつ客観的に表現している。結果セクションにおける表と本文は，このように補完しあってこそ有効に機能するということを理解しておこう。

さらに本文を読み進めよう。

> According to the approximate quartile (or tertile) category of neighbourhood availability of other food stores, similar patterns were generally observed for potential confounding factors, except for a lack of association between meat stores, convenience stores, and supermarkets/grocery stores and survey year, or between meat stores, fish stores, fruit/vegetable stores, rice stores, and supermarkets/grocery stores and the frequency of eating out, while a positive association was observed between supermarkets/grocery stores and BMI (data not shown).

ここに書かれているのは，表２の脚注から読み取ったとおりのことである。基本的に，図表と本文で同じことを繰り返し書くのは避けるべきだが，著者はこの内容をとても重要と考えたうえで，あえて繰り返し記述しているのだろう。

さて，いよいよメインの解析である表３（Box 3-11）を読み取ろう。タイトルはすでに見たとおりである。表の構造は，表２と大きな違いはなく，近隣の７種類の食料品店の利用可能性で対象者を４群（あるいは３群）に分けたうえで，三つの24時間尿中排泄量（ナトリウム，カリウム，ナトリウム／カリウム比）との関連を示している。脚注には，対数変換の詳細や統計手法，交絡因子のリストが記述されている。そして，表中にはＰ値が示されているので，これをもとに，有意なものと有意でないものを容易に分類できる。

ここまで理解したうえで，表３に対応する本文に目を移そう。

> Twenty-four-hour urinary Na and K excretion and the ratio of urinary Na to K according to the approximate quartile (or tertile) category of neighbourhood availability of seven types of food stores are given in Table 3. After adjustment for potential confounding factors, no association between urinary biomarkers and neighbourhood food store availability was observed for meat stores, fish stores or convenience stores.

まず，有意な関連を示さなかった食料品店，すなわち食肉小売店，鮮魚小売店およびコンビニエンスストアについて記述されている。よって，これ以降で，有意な関連を示したものが記述されると予想できる。実際に見てみよう。

コラム　(data not shown)

基本的に，論文のスペースには限りがある。また，スペースに限りがない場合でも，行った解析の結果を全て示す必要はないし，全てを示したほうが分かりやすくなるというわけでもない。そのため，調べたという事実（解析したという事実）は明らかにしつつも，詳細な結果は示さない，ということがよく行われる。その際に使われる表現が“(data not shown)”だ。質の高い論文はこの表現を適切に用いている。

Box 3-11　村上論文Ａの表３：メインの解析

Table 3. Twenty-four-hour urinary excretion of sodium (mmol/d) and potassium (mmol/d) and the ratio of urinary sodium (mmol/d) to potassium (mmol/d) of the 904 Japanese women aged 18–22 years according to the approximate quartile (or tertile) category of neighbourhood food store availability (number of food stores within a 0·5-mile (0·8-km) radius of residence)

(Mean and 95 % confidence intervals)

	Quartile 1 (lowest)				Quartile 2				Quartile 3				Quartile 4 (highest)				
	Mean*	95 % CI†	Median	Range	Mean*	95 % CI†	Median	Range	Mean*	95 % CI†	Median	Range	Mean*	95 % CI†	Median	Range	*P*‡
Meat stores			0	0			1	1			2	2			4	3–17	
n	285				268				160				191				
Na§	133·4	125·8, 141·5			132·4	125·8, 139·3			142·3	133·3, 151·9			134·1	124·6, 144·3			0·78
K§	41·0	39·0, 43·2			41·3	39·5, 43·2			43·4	41·0, 46·0			42·0	39·4, 44·8			0·54
Ratio of Na to K§	3·33	3·13, 3·55			3·28	3·10, 3·46			3·35	3·12, 3·59			3·27	3·02, 3·54			0·78
Fish stores			0	0			1	1			3	3–19			–		
n	364				270				270				–				
Na§	134·1	127·8, 140·7			137·6	130·6, 144·9			133·0	125·2, 141·3			–				0·79
K§	42·1	40·4, 43·9			40·8	39·0, 42·7			42·2	40·0, 44·5			–				0·98
Ratio of Na to K§	3·25	3·09, 3·43			3·45	3·26, 3·65			3·24	3·03, 3·45			–				0·88
Fruit/vegetable stores			0	0			1	1			2	2			4	3–24	
n	329				172				140				263				
Na§	138·2	130·4, 146·5			135·5	127·3, 144·2			134·7	124·9, 145·3			130·2	122·3, 138·7			0·24
K§	41·3	39·3, 43·5			41·3	39·1, 43·6			41·5	38·8, 44·3			42·7	40·4, 45·1			0·38
Ratio of Na to K§	3·43	3·23, 3·65			3·37	3·15, 3·60			3·33	3·07, 3·61			3·10	2·90, 3·32			0·049
Confectionery stores/bakeries			1	0–2			4	3–6			8	7–10			14	11–57	
n	251				221				202				230				
Na§	136·5	126·8, 146·8			131·4	124·3, 138·9			136·8	128·9, 145·2			134·5	125·5, 144·1			0·92
K§	43·6	40·9, 46·5			42·9	40·9, 45·0			42·0	39·8, 44·2			38·6	36·3, 41·0			0·008
Ratio of Na to K§	3·21	2·96, 3·47			3·14	2·95, 3·33			3·34	3·13, 3·56			3·56	3·31, 3·83			0·03
Rice stores			0	0			1	1–2			4	3–21			–		
n	366				291				247				–				
Na§	134·0	127·7, 140·6			135·4	129·1, 142·0			135·2	126·9, 144·1			–				0·90
K§	43·3	41·5, 45·2			41·6	39·9, 43·4			39·6	37·5, 41·9			–				0·03
Ratio of Na to K§	3·17	3·00, 3·34			3·33	3·16, 3·50			3·50	3·27, 3·74			–				0·06
Convenience stores			1	0–1			2	2–3			4	4–6			10	7–67	
n	200				198				300				206				
Na§	132·2	122·6, 142·5			135·4	127·7, 143·6			136·8	130·1, 143·8			133·9	124·5, 144·0			0·91
K§	40·8	38·2, 43·6			41·9	39·8, 44·1			40·9	39·1, 42·8			43·7	41·0, 46·6			0·15
Ratio of Na to K§	3·33	3·07, 3·61			3·31	3·11, 3·52			3·40	3·22, 3·59			3·14	2·90, 3·40			0·22
Supermarkets/grocery stores			0	0–1			2	2–3			4	4–5			8	6–23	
n	224				212				218				250				
Na§	132·4	123·1, 142·5			133·6	126·4, 141·2			137·3	129·7, 145·3			135·8	127·5, 144·6			0·71
K§	39·6	37·2, 42·3			41·2	39·2, 43·3			41·6	39·6, 43·8			44·3	41·9, 46·8			0·03
Ratio of Na to K§	3·42	3·16, 3·69			3·33	3·13, 3·53			3·37	3·17, 3·59			3·14	2·93, 3·36			0·14

* Calculated using back transformation of natural-log transformed values ($y = \ln(x + 1)$) as follows: back-transformed values for mean = exp(mean values of natural-log transformed value) − 1.

† Calculated using back transformation of natural-log transformed values ($y = \ln(x + 1)$) as follows: back-transformed values for 95 % CI = exp(95 % CI of natural-log transformed value) − 1(= exp((mean values of natural-log transformed value) ± 1·96 × (standard error values of natural-log transformed value)) − 1).

‡ A linear trend test was used with the median value in each quartile (or tertile) category as a continuous variable in linear regression.

§ Adjusted for survey year (2006 and 2007), region (Hokkaido and Tohoku, Kanto, Hokuriku and Tokai, Kinki, Chugoku and Shikoku, and Kyushu), municipality level (ward, city, and town and village), institution type (4-year private, 2-year private, 4-year public and 2-year public), residential status (living with family, living alone and living with others), frequency of eating out (≥1 time/d, 4–6 times/week, 2–3 times/week, 1 time/week and <1 time/week), physical activity (total metabolic equivalents – h/d, continuous), BMI (kg/m^2, continuous), and neighbourhood availability of all other stores (number of food stores within a 0·5-mile (0·8-km) radius of residence, quartile (or tertile)).

出典）Murakami et al.[1)]

> However, neighbourhood availability of confectionery stores/bakeries was independently associated inversely with urinary excretion of K (*P* for trend = 0.008) and positively with the ratio of urinary Na to K (*P* for trend = 0.03), although it was not associated with urinary excretion of Na. Also, neighbourhood availability of rice stores was independently and inversely associated with urinary excretion of K (*P* for trend = 0.03), although it was not associated with urinary excretion of Na or the ratio of urinary Na to K. Conversely, neighbourhood availability of supermarkets/grocery stores was independently and positively associated with urinary excretion of K (*P* for trend = 0.03), although it was not associated with urinary excretion of Na or the ratio of urinary Na to K. Furthermore, although neighbourhood availability of fruit/vegetable stores was not associated with urinary excretion of Na or K, it was independently and inversely associated with the ratio of urinary Na to K (*P* for trend = 0.049).
>
> （色字での強調は筆者による）

予想どおり，「However」から始まって，有意な関連を示した食料品店の記述が続く。まとめると Box 3-12 のようになる。ここでは，逆接（although, conversely）あるいは順接（also, furthermore）を意味する単語を用いてコンパクトにまとめていることにも留意したい。

以上，結果セクションを読み解いてきた。表が中心でありつつも本文と無駄のない形で補いあうことにより，全体として論理的な構造になっているのが読み取れただろうか。表ではなく図が用いられている場合でもその構造は同じである。論理的に考えていけば必ず読み解けるので，うまくいかない場合でもあきらめずにがんばろう。

3.7 考察セクションを読み解く

結果セクションの次に来るのが考察セクションである。研究の結果を解釈・考察するセクションであり，以下のような内容が記述される。

ⓐ 研究結果の要約と意義
ⓑ 先行研究との比較
ⓒ 研究結果の解釈
ⓓ 研究の長所と限界
ⓔ 結論

とはいえ，考察セクションに書かれる内容は幅広く，推論や予想なども含まれるため，自由度も高い。また，考察セクションを正確に読み解くためには，その研究の内容を超えた知識が必要になってくることもある。さらに，考察セクションの長さには制限がないことが多い。このような特徴のため，考察セクションを読み解

Box 3-12　村上論文 A の表 3（メインの解析）で観察された有意な関連のまとめ

	カリウム	ナトリウム	ナトリウム / カリウム比
菓子・パン小売店	−		＋
米穀類小売店	−		
スーパーマーケット・各種食料品店	＋		
野菜・果実小売店			−

＋：正の関連，－：負の関連，空欄：関連なし

くのは比較的難しい。最初のうちは「全てを理解できなくてもしょうがない」という姿勢も大切だろう。では，村上論文Aの考察セクションを見ていこう。

ⓐ 研究結果の要約と意義

考察セクションの最初のパラグラフには「研究結果の要約と意義」が記述されることが多く，村上論文Aもそうなっている。

> In this cross-sectional study of a group of young Japanese women, we found that increasing availability of supermarkets/grocery stores and fruit/vegetable stores and decreasing availability of confectionery stores/bakeries and rice stores in neighbourhoods were associated with favourable profiles of 24 h urinary K (and Na) excretion. In contrast, neighbourhood availability of meat stores, fish stores and convenience stores was not associated with these urinary biomarkers. To our knowledge, this is the first study to investigate the association between local food environment and residents' diets using objective biomarkers of dietary intake.

最初の二つの文章で，この研究で得られた知見を要約しているのが分かる。そして，三つめの文章では「我々の知る限り，食事摂取量の客観的な生体指標を用いて，地域の食環境と住民の食生活との関連を検討したのは，本研究が初めてである」と，この研究の意義を述べている。研究の意義とは多くの場合，その研究で初めて明らかになったこと，すなわち研究の新規性のことである。

このように「研究結果の要約と意義」に関する記述は，内容的に理解しやすいので，しっかり読み解こう。

ⓑ 先行研究との比較

「先行研究との比較」もたいていの考察セクションで登場する内容だ。この論文では第2パラグラフがそれにあたる。冒頭の文章を見てみよう。

> Our findings based on dietary biomarkers are consistent with several previous studies which relied on self-reported dietary information, showing that local food environment is associated with at least some aspects of a resident's diet[1-6].

ここでは「自己申告の食事情報をもとにした先行研究のいくつかは，地域の食環境が住民の食生活の少なくとも一部の側面と関連していることを示しており，これは，我々が今回，生体指標を用いて得た知見と一貫するものである」と書かれている。とてもあっさりとした記述なのは，個々の先行研究の結果についてはすでに緒言セクションである程度詳しく記述しているためだろう。また，この論文では第3パラグラフでも，この研究と同様の対象者で行われた先行研究のみに焦点を絞って「先行研究との比較」が行われている。

「先行研究との比較」は，内容的にも多岐にわたり，また，表現の仕方や文章の分量にも一定の決まりはない。そのため，どんな内容がどのように記述されるかについては，論文をたくさん読んでいくことによって少しずつ理解を深めていけばよいだろう。まずは自分でできる範囲で，村上論文Aの第2・第3パラグラフを読み込んでみよう。

ⓒ 研究結果の解釈

「研究結果の解釈」は考察セクション内で必ず記述されなければならない。ただし，解釈といってもさまざまなレベルがあるので，実例から学ぶのがよいだろう。例えば村上論文Aでは，第2パラグラフの2文目以降が「研究結果の解釈」にあたるので，見てみよう。

The associations observed in the present study seem to be reasonable, although exact mechanisms of the associations are not known and are in any case beyond the scope of the study. Lower K excretion and a higher ratio of Na to K in relation to higher neighbourhood availability of confectionery stores/bakeries may be due to increased access to (and hence intake of) confectioneries and bread, which are generally ready-to-eat, resulting in decreased intake of foods largely contributing to K such as fruits and vegetables. The association between higher availability of fruit/vegetable stores and lower ratio of Na to K (which may be derived from high (but non-significant) K and low (but non-significant) Na excretion) may be due to increased access to (and hence intake of) fruits and vegetables, some of which require a low degree of preparation (e.g. peeling and heating), possibly influencing intake of other foods (in the direction of healthier diets). The inverse association between the availability of rice stores and K excretion may be due to increased access to (and hence intake of) rice, which is a major staple food, possibly resulting in decreased consumption of main and side dishes consisting of mainly vegetables as well as fish and meat. The positive association between the availability of supermarkets/grocery stores and K excretion may be due to increased access to (and hence intake of) foods making a large contribution to K intake in Japanese, such as fruits and vegetables, fish, and dairy products. The lack of associations for the availability of meat and fish stores may be due to a low distribution of (or low access to) these stores and the high degree of preparation required for meat and fish. The lack of association for the availability of convenience stores despite the fact that convenience stores generally offer a variety of ready-to-eat foods may be due to the higher nutritional knowledge of our participants, who were all dietetic students. The lack of association of urinary Na excretion with any measure of neighbourhood food store availability may be due to the strong influence of a taste preference for Na intake relative to availability. Nevertheless, because we have no information on the intake of each food itself, these ideas remain speculative. Also, in view of the multiple analyses and the *P* values, it is possible that some (or all) of the findings in the present study occurred by chance. Further research using biomarkers reflecting specific foods, such as blood concentrations of carotenoids (for fruits and vegetables)[32] and EPA and DHA fatty acids (for fish)[33], would be of interest.

（色字での強調は筆者による）

まず，「今回観察された関連を説明するようなメカニズムは不明である（exact mechanisms of the associations are not known)」と述べられている。そのうえで「may be due to」という表現を使って，「AとBが関連していたのはCのせいかもしれない」というように一つの解釈を提示している。これを，観察された（観察されなかった）全ての関連について繰り返している，という構造だ。そして最終的には「これらは推測の域を出ない（these ideas remain speculative)」と述べたうえで，「偶然に観察されただけかもしれない（oc-

第3章 研究論文の読み解き方

curred by chance)」とも述べている。さらには「特定の食品を反映するような生体指標を用いたさらなる研究(Further research using biomarkers reflecting specific foods)」が望まれると締めくくっている。これは「研究結果の解釈」の記述の一例に過ぎないが，一貫したストーリーがあるのが分かるだろう。

ⓓ 研究の長所と限界

どんな研究にも長所と限界がある。研究を適切に解釈するために，「研究の長所と限界」の記述はとても重要である。ただ，研究の長所をあえて記述していない論文も多い。村上論文Aにも研究の長所の記述はない。一方で研究の限界に関しては，「Several limitations of the present study warrant mention.」でスタートする第4パラグラフから第6パラグラフまで，合計で九つの観点から詳細に記述されている。「First」,「Second」,「Third」というように副詞を使って順番に並べているので構造的に分かりやすい(最後は「Finally」である)。どのような限界が書かれているかを以下にまとめる。

① 今回の結果は非常に偏った集団で観察されたものなので，一般的な日本人集団には当てはまらないかもしれない
② 総務省統計局が所有する，より正確と考えられる食品小売店のデータを入手できなかったため，近隣の食品小売店の利用可能性の推定には，正確性に疑問がある商業的な電話帳データベースに依存せざるをえなかった
③ 参加者が実際にどこで食料品を購入しているかについての情報は収集していないため，今回用いた「近隣の食料品店の利用可能性」という変数は，実際の食環境を代理的に示す指標に過ぎない
④ 自宅から半径0.8キロの範囲内を近隣と定義したものの，十分な根拠はない。そのため，この定義が必ずしも個々人の食生活を形成するのに意味のある地域を表すものではないかもしれない
⑤ 店舗の数と種類をもとにして食料品店の利用可能性を評価したが，店舗で販売されている食料品の種類や価格に関するより具体的な情報のほうがより有用であったかもしれない
⑥ 食料品店のデータ(2007年)と食事の生体指標のデータ(2006年と2007年)が収集されたタイミングが異なるので，本研究は2006年と2007年の間で食環境が一定であるという仮定に基づかなければならなかった
⑦ ナトリウムとカリウムの尿中排泄量は，1回の24時間蓄尿サンプルをもとに推定されたが，これは個人の習慣的な食事摂取量を特徴づけるには最適ではなく，ランダムな誤差を含んでいる
⑧ 個人の食選択に影響を与え，かつ近隣の食環境にも関連しているだろう要因(例えば個人の食の好みなど)も交絡因子になりえたが，今回の研究ではこれらを調整できていない
⑨ 本研究は横断研究であるので，近隣の食料品店の利用可能性と食事摂取量との間の因果関係については何も結論づけることができない

研究において多くの限界があるのは悪いことではない。むしろ，その研究を熟知しているからこそ限界に気づけるともいえる。研究の限界に関する詳細な記述は，研究をより適切に解釈するためだけでなく，今後の研究が進むべき道や取り組むべきことを示すという意味でも，非常に有用である。研究の限界をしっかりと読み取ることを常に心がけよう。

ⓔ 結論

考察セクションの最後のパラグラフはたいてい「結論」に関する記述である。その内容は抄録や考察セクションの「ⓐ研究結果の要約と意

義」にすでに出てきているはずなので，読み取るのは難しくない。実際の例を見てみよう。

> In conclusion, this cross-sectional study of a group of young Japanese women showed that increasing availability of supermarkets/grocery stores and fruit/vegetable stores and decreasing availability of confectionery stores/bakeries and rice stores in neighbourhoods were associated with favourable profiles of 24 h urinary K (and Na) excretion. In contrast, neighbourhood availability of meat stores, fish stores and convenience stores was not associated with these urinary biomarkers. These findings suggest that neighbourhood food store availability influences dietary intake. Whether favourable changes in neighbourhood food store availability will improve diet quality and reduce disparities in diet deserves further investigation in studies using quasi-experimental or experimental designs.

1文目と2文目が本研究の結論だが，すでに出てきている内容である。3文目はそれを一般化した内容，そして4文目は今後どのような研究が必要かといった示唆を含む内容となっている。「結論」はこのように，論文の中ですでに出てきた内容に今後の方向性などを付け加えた記述であることが多い。

以上のように，考察セクションは，記載される内容が多岐にわたる。よって「自分がいま読んでいる部分はどの内容に属するか」ということを常に意識することが他のセクションにも増して大切である。

3.8 引用文献リストを読み解く

論文の本文は考察セクションで終わりだが，論文を構成する要素はその後にもう一つある。それが引用文献リストだ。引用文献とは，論文内の各セクションで先行研究に言及するときに用いた文献のことだ（ちなみに，抄録には引用文献をつけないのがルールだ）。引用文献はつまり，その研究を構築するために必要とされた過去の研究成果であり，科学論文に必須の要素だ。引用文献は基本的には**原著論文**（査読審査を経たうえで学術雑誌に掲載された論文）であるべきで，引用すべき原著論文がない場合のみ，各種ガイドラインや書籍，ネット上の情報などが用いられる。

よって，引用文献リストに目を通すだけで，その論文の質をある程度評価できる。例えば，引用文献リストから以下のような特徴が読み取れる場合，その論文を読む価値は低いかもしれない。

- 引用文献の数が少ない：原著論文の場合15以下
- 原著論文が占める割合が低い：7割以下
- 日本語の引用文献が多い：3割以上

引用文献リストが過去の研究をたどっていく際に役に立つ（詳細は第5章参照）のはもちろんだが，ここでは各引用文献の役割を考えてみよう。村上論文Aに出てくる35の引用文献は，このように分類できる。

ⓐ 類似の先行研究：文献1～10
ⓑ 研究の背景の説明：文献11～19
ⓒ 研究方法の説明：文献6，20～32
ⓓ 研究結果の解釈：文献32～35

多くの文献を引用している割には，このようにまとめるとすっきりしているのが分かる。そして，ⓐとⓑは緒言セクション，ⓒは方法セクション，ⓓは考察セクションに対応するのも分

原著論文（original article）

かる（通常，結果セクションで文献を引用することはない）。ⓐ～ⓒに属する引用文献は必要に応じて考察セクションでも言及されるが，これらの文献が考察セクションで最初に登場するのは論文の構造として望ましくない。とりわけ，「ⓐ類似の先行研究」を緒言セクションで全て言及しておくのは大切である。

4. 複数の論文をまとめる：エビデンステーブル

一つ一つの論文を読み解くことはもちろん大切だが，同じくらい大切なのが，類似のテーマに関する複数の論文をまとめることである。とはいえ，複数の論文をまとめるためには，一つ一つの論文をしっかりと読み解けることが大前提だ。

複数の論文をまとめるときには，**エビデンステーブル**を作るとよい。エビデンステーブルとは文字どおり，先行研究で得られた科学的知見（エビデンス）をまとめた表（テーブル）である。効果的なエビデンステーブルを作成する能力は，研究を行ううえで必須であり，必ず身につけておきたい。

早速，実際のエビデンステーブルを見ていこう。Box 3-13 （pp. 78-79 参照）は，村上論文Aと同じテーマの論文（村上論文Aの引用文献1～10）をまとめたエビデンステーブルである。表の構造は単純で，列は評価項目，行はそれぞれの研究だ。

作り方も単純だ。まず，評価する必要があると思われる項目を列の項目に準備する。ただしこれは，実際の作業をしながら増やしたり減らしたりすればよいので，最初の時点で深く悩む必要はない。例えば，「対象者数」「食事調査法」「主な結果」など，すぐに思いつく範囲で列挙すればよい。最初は Box 3-13 の項目を参考にするのもよいだろう。

ある程度の項目が決まったら，ある一つの論文を見ながら，必要な情報を入力していく。その際，論文の中の必要な箇所だけ飛ばし読みをするのもよい。また，前から順番に読むことにこだわる必要はない。あとは残りの論文についてこの作業を繰り返していくだけだ。

エビデンステーブルを作成するときのコツは「方法を中心にまとめる」ことである。なぜなら，研究方法の質が判断できなければ，その知見を信用してよいかの判断ができないからだ。よって，まとめるべき項目は方法に関するものが多くなるのが自然である。Box 3-13 を見てみると，方法に関する項目は「研究デザイン」「対象（特性，人数，女性の割合，年齢）」「食事変数」「食事調査法」「食環境変数」「交絡因子」と多岐にわたる。一方で結果に関するものは「主な結果」の1項目だけである。このくらいたっぷりと方法についてまとめるのがよい。

実際にやってみると分かることだが，エビデ

コラム　オンライン補足資料

論文には**オンライン補足資料**がついていることがある。論文の中で使用できる単語の総数や図表の数には制限があることが多い。そのため，しばしば，論文上で示すことができなかった，研究方法に関する詳細な記述や，補足的な解析結果を示した図表などが，補足資料としてオンライン上で見られるようになっている。ただし，論文を執筆する際には，オンライン補足資料を参照しなくても論文自体を理解できるようにしておくのが基本的なルールである。

エビデンステーブル（evidence table）　**オンライン補足資料**（supplemental materials）

ンステーブルを作成する作業は一つの論文を読み取る作業の繰り返しに過ぎない。次にするのは，研究成果を整理するために，作成したエビデンステーブルを解釈することだ。まずは，Box 3-13 から読み取れることを箇条書きにしてみる。このとき，特に着目したい視点は，研究が実施された国や地域，研究デザイン，対象集団の特性，説明変数の定義や測定法，目的変数の定義や測定法，交絡因子，主な結果だ。

① 欧米の研究がほとんど（日本の研究は一つのみ）
② 全てが横断研究
③ 対象となった集団の特性，人数，男女比，年齢などはさまざま
④ ターゲットにした食事変数は，野菜・果物が比較的多い
⑤ 用いられた食事調査は，食物摂取頻度質問票と簡単な質問が半々くらい
⑥ 食環境変数は，居住地からの客観的な距離をもとにしたものが多い
⑦ 食料品店の種類としては，スーパーマーケットが最も頻繁に扱われている
⑧ 交絡因子は，年齢，性別，人種といったごく基本的なものに加えて，教育歴，収入など**社会経済的指標**を扱っている研究も多い
⑨ 結果は，何らかの関連を示した研究と示さなかった研究が半々くらい

ここに列挙したことこそが「先行研究の概略」であり，緒言セクションで登場した項目の一つだ。論文の著者は通常，このようなエビデンステーブルを作成したうえで，緒言セクションをどう書くか決める。そして，これらを踏まえて「自分がこれからやる研究の意義」を考える。こんなかんじだ。

① 欧米の研究がほとんど（日本の研究は一つのみ）→ 日本で同様の研究をやるだけで十分価値がある
② 全てが横断研究 → 自分の研究が横断研究でも大きな限界にはならない
③ 対象となった集団の特性，人数，男女比，年齢などはさまざま → 何か特定の集団でないといけないことはない
④ ターゲットにした食事変数は，野菜・果物が比較的多い → 野菜・果物以外に着目すれば新規性が出る
⑤ 用いられた食事調査は，食物摂取頻度質問票と簡単な質問が半々くらい → 生体指標を用いれば世界初の研究になる
⑥ 食環境変数は，居住地からの客観的な距離をもとにしたものが多い → 同じような方法論を用いたほうがよさそう
⑦ 食料品店の種類としては，スーパーマーケットが最も頻繁に扱われている → スーパーマーケットは研究に含めるべき
⑧ 交絡因子は，年齢，性別，人種といったごく基本的なものに加えて，教育歴，収入など社会経済的指標を扱っている研究も多い → 最低でもこれらは交絡因子として扱いたい
⑨ 結果は，何らかの関連を示した研究と示さなかった研究が半々くらい → 方法がしっかりしてさえいれば，どんな結果でも価値がある

実際にやってみるとわかるが，エビデンステーブルなしでこれらの情報や推論を引き出すのはかなり難しい。一方で，エビデンステーブルを見ながらならそれほど難しくはない。これこそが，エビデンステーブルを作る意味だ。

社会経済的指標（socioeconomic factors）

Box 3-13　村上論文Aと同じテーマの論文（村上論文Aの引用文献1〜10）に関して作成したエビデンステーブル

筆頭著者と出版年	国	調査年	研究デザイン	対象				食事変数	食事調査法
				特性	人数	女性の割合（%）	年齢		
Morland, 2002 [2]	アメリカ	1993-1995	横断	黒人	2392	64	平均59歳	果物・野菜，総脂質，飽和脂肪酸，コレステロール摂取量	食物摂取頻度質問票（品目数記述なし）
				白人	8231	54	平均60歳		
Rose, 2004 [3]	アメリカ	1996-1997	横断	低所得者向けの食費補助を受ける世帯	963世帯	---	---	世帯内の果物，野菜消費	1週間の世帯内食品消費の記録
Laraia, 2004 [4]	アメリカ	1995-1999	横断	妊婦（妊娠24-29週）	832	100	約6割が20歳代	食事の質スコア（穀類，野菜，果物，葉酸，鉄，カルシウム，総脂質，食事/間食頻度からなる）	食物摂取頻度質問票（120品目）
Moore, 2008 [5]	アメリカ	2000-2002	横断	一般住民	2384	54	45-84歳	食事の質スコア（Alternative Healthy Eating Index）	食物摂取頻度質問票（120品目）
Zenk, 2009 [6]	アメリカ	2002-2003	横断	黒人，ラテン系，白人	919	52	25歳以上	野菜・果物摂取量	食物摂取頻度質問票（品目数記述なし）
Murakami, 2009 [7]	日本	2006-2007	横断	栄養関連学科女子学生	990	100	18-22歳	各種食品摂取量：肉，魚，果物・野菜，菓子類・パン，米	自記式食事歴法質問票（150品目）
Pearce, 2008 [8]	ニュージーランド	2002-2003	横断	国の代表集団	12529	記載なし	15歳以上	野菜，果物摂取量	野菜と果物に関する二つの質問
Bodor, 2008 [9]	アメリカ	2001	横断	ランダムに選ばれた地域住人	102	73	16歳以上	果物，野菜摂取量	24時間以内に摂取された果物・野菜の思い出し
Pearson, 2005 [10]	イギリス	2000	横断	一般住民	426	65	平均51歳	果物，野菜摂取量	前日の果物・野菜摂取頻度の簡単な思い出し
Ball, 2006 [11]	オーストラリア	記載なし	横断	ランダムに選ばれた地域住人	1347	100	平均42歳	果物，野菜摂取量	野菜と果物に関する二つの質問

食環境変数	交絡因子	主な結果
居住地の国勢統計区内の食料品店の数：スーパーマーケット（スーパー），食料雑貨店，レストラン，ファストフード店	収入，教育歴，他の食料品店の数	黒人において ・スーパーが多いほど果物・野菜，総脂質，飽和脂肪酸の摂取状況が良好 ・レストランが多いほど飽和脂肪酸の摂取状況が良好 ・食料雑貨店とファストフード店は関連を示さず
		白人において ・スーパーが多いほど総脂質の摂取状況が良好 ・食料雑貨店，レストランとファストフード店は関連を示さず
自己申告による自宅から食料品店までの距離	都市化のレベル，世帯収入とサイズ，人種 / 民族，教育歴，片親かどうか，世帯主の就業状態	自宅から食料品店までの距離は世帯内の果物消費と負の関連。世帯内の野菜消費との関連はなし
居住地から食料品店までの距離：スーパー，食料雑貨店，コンビニエンスストア（コンビニ）	年齢，人種，収入，教育歴，婚姻状態	・スーパーまでの距離が遠いほど食事の質スコアが低かった ・食料雑貨店までの距離と食事の質スコアには関連なし ・コンビニまでの距離が遠いほど食事の質スコアが低かった
居住地から 1.6 キロ以内のスーパーの数	年齢，性別，人種 / 民族，世帯収入	居住地から 1.6 キロ以内にスーパーがない人のほうが食事の質スコアが低かった
居住地から 1.6 キロ以内の食料品店の数：大規模食料雑貨店，専門店（果物店，肉屋など），コンビニ，小規模食料雑貨店。最も近いスーパーまでの距離	年齢，世帯員数，居住期間，性別，婚姻状態，人種 / 民族，教育歴，年収，就業状態，車の所有，その他の店の数，近隣の野菜・果物の供給への満足度	居住地から 1.6 キロ以内に大規模食料雑貨店がある人のほうが野菜・果物摂取量が多かった。それ以外の食環境変数は関連を示さず
居住地の第 3 次地域区画内（1 キロメッシュブロック）の食料品店の数：スーパー，食料雑貨店，食肉小売店，鮮魚小売店，野菜・果実小売店，菓子・パン小売店，米穀類小売店，コンビニ	調査年，施設タイプ，居住状態，外食頻度，地域，市区町村レベル	居住地の第 3 次地域区画内（1 キロメッシュブロック）に菓子・パンが手に入る店舗（菓子・パン小売店，スーパー，食料雑貨店，コンビニ）が多い人ほど菓子・パン摂取量が多かった。他の食品の摂取量については関連が見られず
居住地から最も近い店舗までの標準的な移動時間：スーパー，コンビニ	地域の剥奪指標，性別，年齢，教育歴，社会階級，給付金受給の有無，就業状態，世帯収入	・コンビニへのアクセスが最もよい人は野菜摂取が少なかった。果物とは関連なし ・スーパーへのアクセスのよさは野菜とも果物とも関連せず
・居住地から最も近い店舗までの距離：小規模食料品店，スーパー ・居住地から 100 メートル以内に小規模食料品店があるかどうか ・居住地から 1 キロ以内にスーパーがあるかどうか	性別，民族，年齢，収入，食料サポートへの参加，車の所有	いずれの食環境変数も果物摂取量とも野菜摂取量とも関連していなかった
居住地から最も近いスーパーまでの距離	性別，年齢，地域の剥奪度，果物・野菜の価格，食品の購入に対する困難さ（自己申告）	居住地から最も近いスーパーまでの距離は果物摂取量とも野菜摂取量とも関連していなかった
居住地が属する「近隣（メルボルンを 45 個に分けたエリア）」内に存在する大型スーパーあるいは果物・野菜店の密度	学歴，健康的な食生活のための家族のサポート，健康的な食生活への友人のサポート，健康への意識，年齢，婚姻状態	近隣に存在する大型スーパーあるいは果物・野菜店の密度は果物摂取量とも野菜摂取量とも関連していなかった

5. 効率的に論文を読むためのヒント

最後に，論文を効率的に読むために筆者が実践していることをまとめる。

5.1 論文を印刷して読むか，画面上で読むか

論文を印刷して読んでも，パソコンやスマホ上で読んでも，どちらでもかまわない。ちなみに筆者は，じっくり読みたいときには印刷して読み，流し読みや特定の情報を収集したいときにはパソコンなどの画面上で目を通す。また，研究室など落ち着いた環境では印刷して読むことが多く，通勤中の電車など落ち着かない環境ではスマホ上で読むことが多い。自分なりにやりやすい方法を見つけてほしい。ただし，複数の論文を見比べたいときなどは印刷したほうがはるかにやりやすいだろう。

5.2 読んだ論文にIDをつける

読み終わった論文の数が増えてくると，それらをどう管理していくかが切実な問題になってくる。筆者は今までに1万以上の論文を読んできたが，全ての論文にIDをつけている。そして，著者名，タイトル，雑誌名などで検索できるように，FileMaker Pro（Claris社）というソフトウェアを用いてデータベース化している。さらに，ほぼ全ての論文をPDFファイルの形で保管している。これだけで十分に管理できる。

論文をテーマごとに分類したくなるかもしれないが，これはおすすめしない（少なくとも筆者はやっていない）。たいていの栄養学論文は一つのカテゴリに収まらないからだ。いずれにしても，自分なりの論文管理方法を見つけよう。ちなみに，無料で使用できる文献管理ソフトとしてはMendeley（ELSEVIER社）がある。日本語による使い方ガイドなどもネット上にたくさんあるので，参考にするとよい。

5.3 翻訳ソフトを上手に使う

最近の翻訳ソフトの性能は高まる一方だ。非常に便利であるので，必要に応じて使うのがよいだろう。ちなみに筆者のおすすめはDeepL翻訳[*5]だ。もちろん，全文を翻訳ソフトにかけるだけでは読解力は上がらない。最終的な目標は翻訳ソフトにかけるよりも速く正確に読める実力をつけることであると考えたい。

5.4 分からない英単語をそのつど調べる

分からない英単語をそのままにしておいてもよいことはないので，そのつど調べる癖をつけよう。筆者は，パソコンやスマホが手元にあるときにはWeblio英和辞書[*6]を使っている。注意したいのは，英単語を覚えること自体が目的ではないということだ。あえて覚えようとはせずに「たくさん出てくる単語はそのうち自然と覚えるだろう」という気持ちでいるとよいだろう。

5.5 質の高い論文の見つけ方

どうせ読むなら質の高い論文を読みたい。ところが，どれが質の高い論文であるのかを判断するのは難しい。ここでは実践的な方法をいくつか紹介しよう。

（1）指導者に紹介してもらう

優れた指導者であれば，あなたの興味とレベ

*5 DeepL翻訳 https://www.deepl.com/ja/translator：機械翻訳サービス。一部無料でも使用できる。Webブラウザーから利用できるほか，デスクトップアプリ版，スマホアプリ版がある。

*6 Weblio英和辞書 https://ejje.weblio.jp/：ウェブリオが運営しているオンライン英和辞典。イディオムや熟語にも対応している。

ルに合った質の高い論文を紹介してくれるはずだ。積極的にお願いしてみよう（ちなみにこれは，優れた指導者をスクリーニングするために有効な方法でもある）。

（2）雑誌のインパクトファクターで判断する

インパクトファクターとは，その雑誌に掲載された論文が1年あたりに引用された回数の平均値を表す。一般に，質の高い論文は引用される回数が多くなるので，インパクトファクターが高い雑誌には質の高い論文が掲載されている可能性が高いといえる。よって，論文の質を大雑把に評価するのには役に立つだろう。主な栄養学系雑誌の2021年のインパクトファクターをBox 3-14に示す。主観に過ぎないが，インパクトファクターが4を超える栄養学系雑誌には質の高い論文が多いと思われる。

（3）引用回数で判断する

引用された回数が多い論文は質が高いと考えられるので，読もうかどうか迷った論文の引用回数をチェックするのはある程度有効だ。論文

Box 3-14　主な栄養学系雑誌のインパクトファクター（2021年）

雑誌名	雑誌名の略称	インパクトファクター[a]
Obesity	Obesity	9.298
International Journal of Behavioral Nutrition and Physical Activity[b]	Int J Behav Nutr Phys Act	8.915
American Journal of Clinical Nutrition[b]	Am J Clin Nutr	8.472
Clinical Nutrition	Clin Nutr	7.643
Nutrients[b]	Nutrients	6.706
International Journal of Obesity[b]	Int I Obes	5.551
Journal of the Academy of Nutrition and Dietetics	J Acad Nutr Diet	5.234
Appetite	Appetite	5.016
Nutrition	Nutrition	4.893
European Journal of Clinical Nutrition[b]	Eur J Clin Nutr	4.884
European Journal of Nutrition[b]	Eur J Nutr	4.865
Journal of Nutrition[b]	J Nutr	4.687
Public Health Nutrition[b]	Public Health Nutr	4.539
Nutrition Journal[b]	Nutr J	4.344
British Journal of Nutrition[b]	Br J Nutr	4.125
Nutrition Research	Nutr Res	3.876

[a] ある雑誌の2021年のインパクトファクターは，2019年と2020年の論文数，2021年のその雑誌の被引用回数から，次のように求める
　A＝対象の雑誌が2019年に掲載した論文数
　B＝対象の雑誌が2020年に掲載した論文数
　C＝対象の雑誌が2019年，2020年に掲載した論文が，2021年に引用された延べ回数
　C÷（A＋B）＝2020年のインパクトファクター
[b] 筆者が日常的にチェックしている雑誌

インパクトファクター（impact factor）

のタイトルをGoogle Scholar[*7]やResearch-Gate[*8]で検索すれば，引用回数が表示されるのでやってみよう。ただしこの方法は，出版されて間もない論文では目安にならない。

（4）ある論文の質が高いと思ったとき，それを書いた著者や研究グループの他の論文を探す

優れた研究者や研究グループは，質の高い論文を書く確率が高いはずだ。よって，ある論文を読んで，優れていると思ったら，その論文を書いた著者や研究グループの論文をテーマに関係なく探してみよう。

（5）内容から自分で判断する

論文の内容のみを材料として，自分で質を判断できるようになるのが理想である。ちなみに，筆者が考えるよい論文の条件は以下のとおりだ。

- タイトルと抄録が明確で，特に研究目的が明確に書かれている
- 方法が詳しく書かれている
- 図表の内容が明瞭である
- 研究の限界を詳細に記述されている
- 引用文献の質が高い

なお，本書で取りあげている論文は，筆者なりに厳選した質の高い論文なので，とりあえず読んでみても損はないかもしれない。

*7 Google Scholar（グーグル・スカラー）https://scholar.google.com/：Googleが提供する検索サービスの一つで，論文，学術誌，出版物の全文やメタデータにアクセスできる。
*8 ResearchGate（リサーチゲート）https://www.researchgate.net/：科学者・研究者向けのソーシャル・ネットワーク・サービスで，自分のページに論文をアップしている研究者も多い。論文の出版や引用に関する情報を自動的にアップデートしてくれるので非常に便利である。ちなみに筆者のURLは以下のとおり。https://www.researchgate.net/profile/Kentaro-Murakami-2

コラム　雑誌の種類：冊子とオンライン

学術雑誌には冊子体（紙）の雑誌とオンライン雑誌（電子ジャーナル，オンラインジャーナルとも呼ばれる）が存在する。一般的に冊子体の雑誌は，古くから存在する雑誌が多い。例えばBritish Journal of Nutritionは，1947年の創刊以来，現在に至るまで冊子体として発行されている。ただし，多くの冊子体の雑誌は同時にオンライン雑誌も発行している。その場合，冊子体の雑誌とオンライン雑誌の内容は同一である。

参考文献

1) Murakami K, Sasaki S, Takahashi Y, et al. Neighbourhood food store availability in relation to 24 h urinary sodium and potassium excretion in young Japanese women. Br J Nutr 2010;104:1043-50.
2) Morland K, Wing S, Diez Roux A. The contextual effect of the local food environment on residents' diets: the atherosclerosis risk in communities study. Am J Public Health 2002;92:1761-7.
3) Rose D, Richards R. Food store access and household fruit and vegetable use among participants in the US Food Stamp Program. Public Health Nutr 2004;7:1081-8.
4) Laraia BA, Siega-Riz AM, Kaufman JS, et al. Proximity of supermarkets is positively associated with diet quality index for pregnancy. Prev Med 2004;39:869-75.

5) Moore LV, Diez Roux AV, Nettleton JA, et al. Associations of the local food environment with diet quality: a comparison of assessments based on surveys and geographic information systems: the Multi-Ethnic Study of Atherosclerosis. Am J Epidemiol 2008;167:917-24.
6) Zenk SN, Lachance LL, Schulz AJ, et al. Neighborhood retail food environment and fruit and vegetable intake in a multiethnic urban population. Am J Health Promot 2009;23:255-64.
7) Murakami K, Sasaki S, Takahashi Y, et al. Neighborhood food store availability in relation to food intake in young Japanese women. Nutrition 2009;25:640-6.
8) Pearce J, Hiscock R, Blakely T, et al. The contextual effects of neighbourhood access to supermarkets and convenience stores on individual fruit and vegetable consumption. J Epidemiol Community Health 2008;62:198-201.
9) Bodor JN, Rose D, Farley TA, et al. Neighbourhood fruit and vegetable availability and consumption: the role of small food stores in an urban environment. Public Health Nutr 2008;11:413-20.
10) Pearson T, Russell J, Campbell MJ, et al. Do 'food deserts' influence fruit and vegetable consumption?—A cross-sectional study. Appetite 2005;45:195-7.
11) Ball K, Crawford D, Mishra G. Socio-economic inequalities in women's fruit and vegetable intakes: a multilevel study of individual, social and environmental mediators. Public Health Nutr 2006;9:623-30.

第4章

栄養学研究の実践

成功の秘訣は，何よりもまず，準備すること。

ヘンリー・フォード（https://www.barrypopik.com/index.php/new_york_city/entry/before_everything_else）

研究を一言で表すのは難しい。なぜなら研究は，互いに異なるさまざまな局面から構成される一連の流れであるからだ。

研究は，Box 4-1 に示すように，研究課題の抽出 → 研究計画の立案 → 研究計画の具体化 → データ収集の準備 → データ収集の実施と，抽象的なステップからより具体的なステップへと進んでいく。前のステップの失敗を後から取り返すことはできない。よって，どのステップであっても，うまくいっていないと感じたら，前のステップに戻ってやり直すか，その計画を捨てるべきだ。一方で，やってみなければ始まらないのも事実であり，研究には失敗はつきものであると考え，失敗を恐れない気持ちもとても大切だ。

本章では，実際の栄養学研究がどのように進

Box 4-1　研究の流れ（研究課題の抽出からデータ収集まで）

ステップ1
研究課題の抽出
1. 研究テーマを設定する
2. 先行研究をまとめる
3. 研究目的を明確にする
ステップ2
研究計画の立案
1. 研究デザインを決める
2. 研究対象を決める
3. 測定項目を決める
ステップ3
研究計画の具体化
1. 研究グループを構築する
2. 対象者のリクルート方法を決める
3. 測定法を決める
4. 研究プロトコルを作成する
5. 研究マニュアルを作成する
6. 研究倫理審査の申請をする
ステップ4
データ収集の準備
1. 物品を準備して，適切な場所に配置する
2. 人員を準備して，適切な場所に配置する
ステップ5
データ収集の実施
1. 研究プロトコルを遵守する
2. 不測の事態に対応する

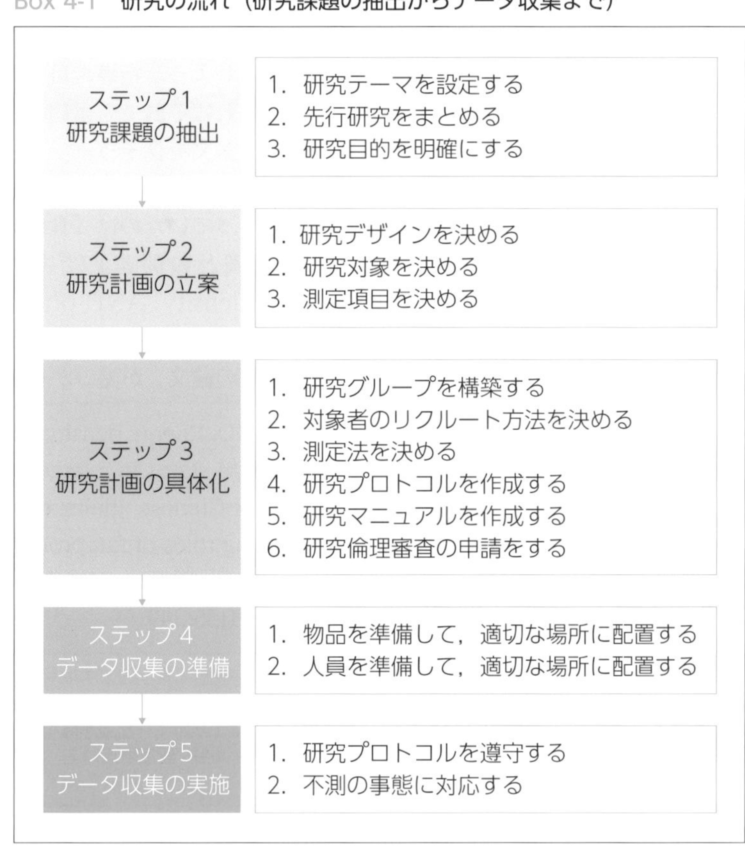

んでいくのかを見ていく。具体例として，筆者の博士論文のもととなった，2006年実施の「栄養関連学科女子学生の栄養と健康に関する多施設共同型観察疫学研究」（以下「女子大学生研究」と呼ぶ）を扱う。第3章で読み解いた村上論文Aもこの研究から生まれた。この研究の主任研究者である佐々木敏先生の許可を得たうえで，研究に用いた質問票や測定マニュアルといった内部資料も掲載する。研究を遂行するには必須の知識であるものの，論文には書かれない「研究の裏側」を読み取ってほしい。

1. 研究課題の抽出

1.1 研究テーマを設定する

研究にはまず「大きなテーマ」というべきものが必要である。これは必ずしも科学的知見や論理をもとにしなければいけないわけではない。むしろ，日常の何気ない場面から生まれた疑問や思いつきが研究の源泉となることも多い。そう考えると，勉強が得意という特性よりも，好奇心が強いという特性のほうが研究者には必要かもしれない。

また，大きなテーマは外部（例えば**指導教員**や先輩）から与えられることも多い。女子大学生研究における大きなテーマも，筆者が関与する以前に「若年女性を対象として，食事摂取量と健康状態との関連について，観察疫学的手法を用いて検討すること」と決まっていた。

大きなテーマの設定は研究の中で最も難しく，広範な知識と経験が要求されるものである。また，論理的に考えをつき進めていけば必ず答えが出るものでもない。よって，特に学部や修士課程においては，具体的な研究課題が与えられるという場合も多いだろう（指導教員は積極的にそうすべきだと筆者は考える）。そうでない場合でも，定期的に指導教員や先輩，共同研究者に相談する機会をつくるなどして，自分一人でやろうとせずに助力を積極的に求めるべきである。

1.2 先行研究をまとめる

個々の研究は，科学全体から見れば一つのブロックに過ぎない。新しい研究は必ず，すでに存在する一つ一つの研究（先行研究）を踏まえたうえで行われなければならない。そのためには，先行研究をまとめるという「先行研究の研究」が不可欠だ。以下では，女子大学生研究のために筆者が行った先行研究の研究を再現してみよう。

（1）まず一つの論文を手に入れる

先行研究の研究においては，手元に一つ以上の論文がないと何も始まらない。まず一つの論文を手に入れよう。指導教員や先輩から渡された論文があればそれでもよい。そうでない場合は，自分で論文を探そう。

例えば，女子大学生研究を始めた当時，筆者が興味をもっていたのは「食事の**エネルギー密度**[*1]と肥満との関連」であった。そこで，「"energy density" AND obesity AND diet」という検索式を用いてPubMedで検索したところ，以下の論文[1)]が見つかった。

> Stookey JD. Energy density, energy intake and weight status in a large free-living sample of Chinese adults: exploring the underlying roles of fat, protein, carbohydrate, fiber and water intakes. Eur J Clin Nutr 2001;55:349-59.

*1 エネルギー密度：食品のエネルギー含有量（kcalやkJ）をその食品の重量（g）で割った値。一般に，油脂や砂糖を多く含む食品はエネルギー密度が高く，水や食物繊維を多く含む食品はエネルギー密度が低い。

指導教員（supervisor; tutor）　**エネルギー密度**（energy density）

ここでのコツは，網羅的に探そうとせず，とにかく一つの論文を見つけることだ。そうすれば，検索式が作りやすくなり，結果として早く論文が見つかる。

(2) 手に入れた論文の引用文献をたどる

まずは手に入れた論文に目を通そう。読んでみて，自分が探していたテーマと違うと感じたら，検索からやり直そう。探しているテーマと同じであったら，引用文献の中に同じテーマの研究があるかを探そう。

(3) 手に入れた論文を引用している論文を探す

次に，同じテーマに関するより新しい論文を探すため，手に入れた論文を引用している論文を探してみよう。これは，Google Scholar や ResearchGate といったサイトで論文のタイトルを用いて検索を行えば簡単にできる（p. 82 参照）。

論文の引用文献を後ろ向きにたどるのはよく行われるが，このように前向きに調べるという作業は意外になされていないように思う。発表からある程度以上時間がたっている論文の場合，この方法で簡単に関連論文が手に入るので，特に有効だ。

(4) 手に入れた全ての論文に対して (2) と (3) の作業を行う

同じテーマの論文をさらに集めるため，(2) と (3) の作業を，手に入れた全ての論文に対して行おう。よほどのことがない限り，この作業で重要な論文がほぼ網羅的に集まる。

(5) タイトルや抄録に出てくる単語で検索式を作成して PubMed で検索する

最後に，集まった論文のタイトルや抄録に出てくる単語で検索式を作成して PubMed で検索してみよう。例としてはこんな感じだ。

```
"energy density" AND diet* AND (weight OR obesity OR overweight OR adiposity)
```

検索の結果，まだ手に入れていなかった論文が見つかったら，(2)～(5) の作業を繰り返そう。検索しても新しい論文が見つからなくなったら，それは論文を網羅的に収集できているというサインだ。

(6) エビデンステーブルを作る

以上の作業を経て，当時の筆者は「食事のエネルギー密度と肥満との関連」に関する観察疫学研究の論文を12編[1-12]見つけた。これらの論文をまとめたエビデンステーブル[*2]がBox 4-2だ。

このエビデンステーブルから読み取れることをまとめてみよう。

① 欧米の研究がほとんど → 食習慣が大きく異なる日本で同様の研究をやるだけで十分価値がある
② ほとんどが横断研究 → 自分がやるのも横断研究でも問題はない
③ 対象となった集団はさまざま → 何か特定の集団でないといけないことはない
④ 食事調査法は，食事記録と24時間食事思い出しが多いが，食物摂取頻度質問票を用いた研究もある → 質問票法でもいけそう
⑤ エネルギー密度の定義は定まっていない。また，きちんと説明していない研究も多い → 肥満に最も関連すると予想される定義を選び，かつ詳細に記載すべき
⑥ **肥満指標**には，BMI が多く使われている → 腹囲があれば新規性が出るかも

*2 エビデンステーブルの作り方とまとめ方は第3章「4. 複数の論文をまとめる：エビデンステーブル」p. 76 を参照のこと。

肥満指標（adiposity measures）：BMI や腹囲，体脂肪率。

Box 4-2 エビデンステーブル：食事のエネルギー密度（ED）と肥満指標との関連に関する観察疫学研究

筆頭著者と出版年	国	調査年	特記事項	研究デザイン	対象				食事調査法
					特性	人数	女性の割合(%)	年齢	
Stookey, 2001[1]	中国	1991	なし	横断	国の代表集団	5783	53	20-59歳	24 HR(3回)
Marti-Henneberg, 1999[2]	スペイン	記載なし	文献[9]で用いたデータと重複	横断	ランダムに選ばれた地域住民	885	記載なし	1-65歳	24 HR(3回)
Howarth, 2005[3]	アメリカ	1994-1996	文献[6]と同一データ	横断	国の代表集団	4539	48	20-59歳	24 HR(2回)
Howarth, 2006[4]	アメリカ	1993	なし	横断	一般住民	191023	55	45-75歳	食物摂取頻度質問票(180品目以上)
Kant, 2006[5]	アメリカ	1971-1980, 1988-1994, 1999-2002	文献[7,8]で用いたデータと重複	横断	国の代表集団	37530	54	25-74歳	24 HR(1回)
Ledikwe, 2006[6]	アメリカ	1994-1996	文献[3]と同一データ	横断	国の代表集団	7356	46	20歳以上	24 HR(2回)
Kant, 2005[7]	アメリカ	1988-1994	文献[5]で用いたデータと重複	横断	国の代表集団	13400	52	20歳以上	24 HR(1回)
Mendoza, 2007[8]	アメリカ	1999-2002	文献[5]で用いたデータと重複	横断	国の代表集団	9688	50	20歳以上	24 HR(1回)
Cuco, 2001[9]	スペイン	記載なし	文献[2]で用いたデータと重複	横断	ランダムに選ばれた地域住民	572	53	25-65歳	24 HR(3回)
de Castro, 2004[10]	アメリカ	記載なし	なし	横断	一般住民	952	61	35歳(平均)	7日間食事記録
Yao, 2003[11]	中国	記載なし	なし	横断	一般住民	130	52	35-49歳	調査者による観察（3日間）
Iqbal, 2006[12]	デンマーク	1976, 1982(ベースライン)	なし	前向きコホート	一般住民	1762	51	30-60歳	7日間秤量食事記録

24HR = 24時間食事思い出し

身体測定	EDの計算に含まれたもの	交絡因子	主な結果（有意な関連）
測定値	全ての食品と飲料	年齢，性別，身長，身体活動，喫煙，都市度，収入	EDと過体重（BMI 25以上）との間に正の関連
測定値	エネルギーを含む全ての食品と飲料。ただしアルコール飲料を除く	なし	一部の男性集団（16〜20歳，21〜30歳，41〜50歳）においてのみ，EDとBMIとの間に正の相関
自己申告	全ての食品と飲料。水は除外	年齢，人種，教育歴，地域，都市度，収入，自己申告による慢性疾患，食物繊維摂取量，脂質摂取量，食物繊維摂取量と脂質摂取量の交互作用，テレビ視聴，喫煙	・女性においてEDとBMIとの間に関連なし。ただし，生理学的に考えて妥当なエネルギー摂取量を申告した824人のみに限定して解析を行ったところ，EDとBMIとの間に正の関連 ・男性においてEDとBMIとの間に負の関連。ただし，生理学的に考えて妥当なエネルギー摂取量を申告した1108人のみに限定して解析を行ったところ，EDとBMIとの間に関連なし
自己申告	全ての食品とエネルギーを含む飲料	年齢，身体活動，喫煙，教育歴，慢性疾患	すべての集団（アフリカ系，白人，ラテン系，ハワイ原住民，日系）において男女とも，EDと過体重（BMI 25以上）との間に正の関連
測定値	定義1：全ての食品と飲料 定義2：全ての食品と牛乳，100%ジュース	年齢，年齢の2乗，人種，教育歴，喫煙，余暇時間の身体活動，自己申告による慢性疾患，調査年，エネルギー摂取量／基礎代謝量の比。性別での調整はしていないが，性別による交互作用はなし	どちらの定義を用いても，EDと肥満（BMI 30以上）との間に正の関連
自己申告	食品のみ（全ての飲料を除外）	性別，年齢，人種・民族，地域，貧困度，教育歴，運動，喫煙	肥満（BMI 30以上）の人は標準体重（BMI 25未満）や過体重（BMI 25以上30未満）の人よりもEDが高かった
測定値	定義1：全ての食品と飲料 定義2：全ての食品とエネルギーを含む飲料　定義3：食品のみ（全ての飲料を除外）	年齢，人種・民族，教育歴，喫煙，身体活動，現在減量を試みているか，病歴	男女とも定義2と定義3で計算されたEDとBMIとの間に正の関連。定義1のEDでは男女とも関連なし
測定値	食品のみ（全ての飲料を除外）	身体活動，年齢，人種・民族，教育歴，収入	・女性のみEDとBMIとの間に正の関連（男性では関連なし） ・男女ともEDと腹囲との間に正の関連 ・EDとメタボリックシンドロームとの間に正の関連（性別で調整済み）
不明	明瞭な記載なし	なし	男女ともEDとBMIとの間に関連なし
不明	明瞭な記載なし	なし	EDとBMIとの間に関連なし
測定値	明瞭な記載なし	なし	EDと体脂肪率（重水を用いて測定）との間に関連なし
測定値	（炭水化物・たんぱく質・脂質・アルコール由来のエネルギー）／（炭水化物・たんぱく質・脂質・アルコール・食物繊維・灰分・水由来の重量）	ベースラインのBMI，年齢，身体活動，喫煙，教育歴，コホート	男女ともEDと5年間の体重変化との間に関連なし

⑦ 肥満指標以外の**代謝マーカー**を扱っている研究は一つしかない → 代謝マーカーを扱えれば研究の価値が高まる
⑧ 交絡因子は，年齢，性別，人種といったごく基本的なものに加えて，教育歴，収入など社会経済的指標を扱っている研究も多い → 最低でもこれらは交絡因子として扱いたい
⑨ 結果は，何らかの関連を示した研究と示さなかった研究が半々くらい → 方法がしっかりしてさえいれば，どんな結果でも価値がある

ここまでできれば先行研究の研究が完了したことになり，先行研究を踏まえたうえで新たに研究をするための材料が十分に揃ったといえる。

1.3 研究目的を明確にする

先行研究において明らかになっていることと明らかになっていないことを踏まえれば研究目的を明確にすることができる。研究目的は，端的に短い文章で表すのがよい。例えば，Box 4-2 で示したエビデンステーブルをもとにした女子大学生研究における研究目的は以下のとおりだ。

> 食事のエネルギー密度と肥満指標を中心とした各種代謝マーカーとの関連を横断的に検討すること [13)]

研究目的を十分に明確にしておくことが，この先のプロセスを進めていくうえで不可欠である。

2. 研究計画の立案

研究目的が明確になれば研究計画を立案することができる。具体的には，研究デザイン，測定項目，対象を決める。

2.1 研究デザインを決める

まずは研究デザインを決めよう。その判断材料となるのは，先行研究の状況，自分の研究の目的，**実施可能性**である。

まず，先行研究よりも研究の価値が高くなるように，研究デザインを選ぶ必要がある。例えば，先行研究の多くが横断研究である場合，同じテーマで前向きコホート研究を実施する価値は高い。一方，先行研究の多くが前向きコホート研究である場合，同じテーマで横断研究を実施する価値は乏しい。後者の場合には，何らかの新規性[*3]をつけ加える必要があるので，研究課題の抽出に戻って考え直すのがよいだろう。

自分の研究目的に応じて適切な研究デザインを選ぶことも重要である。例えば，栄養指導の効果は，記述疫学研究では明らかにはできない。栄養指導という介入の効果を調べるのであれば，介入研究のほうが適切である。最適な研究デザインを選ぶためには，各研究デザインの長所と短所を理解しておこう（第3章参照）。

また，時間と費用，人的資源の制約を考慮して，現実的に実施可能な研究デザインを選ぶ必要がある。実施可能性を考える際には，倫理面も配慮する。例えば，**砂糖入り飲料**の多量摂取が肥満を引き起こすかどうかについての介入研究は，論理的には実施可能だが，現実的には倫

*3 例えば，今まで検討されていない集団で行う，先行研究よりもより高い精度で測定を行う，など。

代謝マーカー（metabolic risk factors）：例えば，BMI や腹囲，血圧，血中コレステロール，中性脂肪，血糖値，ヘモグロビン A1c。
実施可能性（feasibility） **砂糖入り飲料**（sugar-sweetened beverage, SSB）

理的な観点から，実施できない。

女子大学生研究の場合には，観察研究として行うことが事前に決まっていた。また，先行研究のレビューの結果，横断研究でも十分に価値があると分かったため，実施可能性も踏まえて横断研究と決まった。人的・金銭的制約のために，理想的な研究デザインを用いることができない場合も少なくないが，研究デザインが研究の価値に与える影響は非常に大きいので，慎重に決めよう。

2.2 研究対象を決める

次は**研究対象**だ。研究目的を決めた時点で，研究対象が必然的に決まる場合も少なくない。通常は年齢，性別，居住地，健康状態などをもとに対象を決める。女子大学生研究では，栄養士養成コースに在籍する女子学生とした。これは，生活習慣が比較的均一で健康な若年女性を全国各地から効率よく抽出することができ，かつ，負担が大きい調査にも協力してくれる集団であろうと考えた結果である。

2.3 測定項目を決める

最後は測定項目だ。栄養学研究における測定項目は大きく四つに分けられる。

① **基本属性**：年齢や性別など，**対象者**の特性を明らかにするために，どんな研究でも欠かすことのできない情報だ。女子大学生研究で測定した主な基本属性は，年齢，性別，身長，体重，居住地である

② **食事に関する変数**：代表的なものは各種食品・栄養素摂取量やエネルギー摂取量だ。女子大学生研究ではこれらを網羅的に測定することとした

③ 食事以外の**生活習慣に関する変数**：女子大学生研究では，喫煙や飲酒習慣，身体活動，サプリメントの使用状況などを測定した。これらの多くは，食事と健康状態との関連を調べる際に交絡因子となるので，そのような視点から選ぶべきだ

④ 健康状態を示す変数：女子大学生研究で測定したのは，腹囲や各種血液マーカー，各種尿中マーカーである

ただし，これらは明確な分類ではない。例えば喫煙は，ある研究においては③といえる一方で，別の研究においては①といえるかもしれない。体重も①であると同時に④であるかもしれない。

3. 研究計画の具体化

次は，計画段階にある研究を実際に実施可能なものとして具体化するプロセスである。

3.1 研究グループを構築する

一人で研究を行うのは難しい。一人よりも複数で行ったほうがより意義のあることができる。例えば，10人の研究者がそれぞれ独立に100人を対象として調査を実施してまとめた10個の研究成果よりも，10人の研究者が協力しあって，測定を標準化（p.102参照）したうえでそれぞれ100人を対象とした調査を実施し，それらを一つの研究成果にまとめたほうが，意義が大きい。また，グループで研究をすればアイデアや知識・技術を共有できるので，より高いレベルの研究を実施できる可能性が高まる。調査や研究にかかる労力自体はそれほど変わらないはずなので，グループで研究を進め

研究対象（target population） **基本属性**（basic characteristics） **対象者**（subjects; participants）
食事に関する変数（dietary variables/factors） **生活習慣に関する変数**（lifestyle variables/factors）

ることを積極的に考えるべきである。

女子大学生研究では，栄養士養成校のネットワークを用いて調査を実施した。このネットワークは，過去に共同研究者として質問票調査[14]を実施した合計54施設の先生方で構成されたものだ（p. 26参照）。この先生方に，新たな研究の計画としてBox 4-3に示す概要をEメールでお知らせした。

この時点では，研究計画の細かい内容ではなく概略を伝えるにとどめた。これは，調査の大枠は決まっていた一方で，対象者数や測定法などの細かい点については決まっていなかったためである。もちろん，より詳細な内容に関する質問があった場合には答えられるように準備はしていた。また，10施設（対象者数でいうと500人）くらいの参加があれば研究として成立するだけでなく，必要十分な質を保ったうえで調査を実施できると考えた。ただしこれは，明確な根拠や数字に基づいたものではなく，先行研究をレビューした結果として得られた印象である。

もちろん，目標とする対象者数を明確に決めることができる場合もある。期待される効果サイズが既存の研究から明らかになっていて，**サンプルサイズ**の計算ができるときなどがその例だ[15]。しかしながら，複数の研究課題を内包するような観察研究の場合，厳密にサンプルサイズを計算できないことが多い。そのような場合には，類似の先行研究のサンプルサイズや実施可能性から決定する。

女子大学生研究では，最終的に10施設の内諾が得られ，予定対象者数は485人程度となった。

3.2 対象者のリクルート方法を決める

次に対象者の**リクルート**方法を決める。女子大学生研究においては，対象者のリクルート方法を決めるのは簡単で，栄養士養成コースの学生から募ることになった。

対象者をどこからどのように集めるかはどんな研究においても重要な課題である。これは通常，**内的妥当性**と**外的妥当性**に関わる。内的妥当性とは「ある研究の中で観察された結果が妥当であるかどうか」を指す。外的妥当性とは「ある研究で観察された結果をその研究を超えて適用可能かどうか」を指す。収集されたデータの質が高ければ高いほど（また交絡が小さければ小さいほど），妥当な結果が観察されることになり，内的妥当性が高まる。一方，ある集団からランダムに対象者を集めれば集めるほど，対象とした集団に偏りがなくなるので，外的妥当性が高まる。

栄養学研究，特に食事調査では，参加者への

Box 4-3 過去の共同研究者にEメールで送信した女子大学生研究の計画の概要

① 学生を対象とした横断研究を行いたい
② 調査実施は2006年1～2月（連絡したのは2005年11月頃）
③ 主な測定項目は24時間蓄尿，空腹時採血，各種質問票
④ 必要な物品や謝礼は全てこちら（研究事務局）が準備する
⑤ 対象者の募集とデータ収集全般をお願いしたい
⑥ 調査当日は可能な限り筆者が現地に行ってお手伝いをする
⑦ 論文執筆の際には共同研究者全員が共著者になる
⑧ 収集したデータの解析の権利は共同研究者全員にある

サンプルサイズ（sample size）　**リクルート**（recruitment）
内的妥当性（internal validity）　**外的妥当性**（external validity）

負担が大きい場合が多いので，一般に，外的妥当性を高めようとすれば内的妥当性が下がる。例えば，日本人全員からランダムにサンプリングして24時間蓄尿や詳細な食事調査をお願いすることは理論的には可能である。しかしそのような調査は，多くの人にとって負担が大きすぎるために，結果として，十分な質のデータが集められないかもしれない。その場合，外的妥当性は高まるかもしれないが，内的妥当性が下がる。さらに，多くの人は労力が大きい調査には協力したがらないため，結果として**参加率**（**回答率**）が下がる可能性が高い。つまり，せっかくランダムにサンプリングしても，実際に得られるデータの質が低いだけでなく，サンプルの集団代表性も十分にない，ということになってくる。内的妥当性が低い研究の価値は乏しいので，これは大問題である。

よって，対象者への負担が大きい調査ではとりわけ，外的妥当性は最初からある程度あきらめて，内的妥当性を高める努力をしたほうがよいかもしれない。女子大学生研究はその最たる例であり，非常に偏った集団であるために外的妥当性は乏しいものの，その分，比較的均一かつ協力的な集団から質の高いデータを集めることによって内的妥当性を最大化しようと試みている。

3.3 測定法を決める

(1) 測定法の決定に関わる要素

研究においてそれぞれの測定法を最適化することは決定的に重要である。女子大学生研究における主な測定法をBox 4-4にまとめる。これらの測定法を決める際に筆者が考慮したのは，①妥当性，②実施可能性，③コストである。

1) 妥当性

妥当性とは，どの程度正確に測れるかを指す。例えば，女子大学生研究で使用した自記式食事歴法質問票（DHQ）は，詳細な食事記録や生体指標との比較という形でその妥当性が検討されており，十分に妥当なものとして科学的に認められている[16-20]。DHQのような，妥当性が確立した測定法を使用するほうが，独自に開発した測定法を，妥当性の検証をせずに使用するよりも，科学的に正しい選択といえる。

2) 実施可能性

実施可能性とは，文字どおり，実際に行うことが可能かどうかということである。例えば，DHQよりも複数日にわたる食事記録のほうが，より詳細で正確なデータを収集できるだろう。しかしながら，食事記録は対象者への負担が大きく，記入状況を確認できる専門のスタッフが必要で，実際に解析可能なデータを作り上げるまでには膨大な時間と労力が必要となる。

Box 4-4　女子大学生研究における主な測定法と測定項目の一覧

測定法	測定項目
食事歴法質問票（DHQ）	各種食品・栄養素・エネルギー摂取量
身体測定	身長，体重，腹囲
血圧測定	収縮期血圧，拡張期血圧，脈拍
空腹時採血	各種血液マーカー
24時間蓄尿	開始時刻，終了時刻，取りこぼした尿の推定量，尿量，各種尿中マーカー
生活習慣質問票	喫煙，サプリメント，身体活動，病歴など

参加率（participation rate）　**回答率**（response rate）

つまり，食事記録はDHQに比べて実施可能性が低い。測定法を選ぶときにはこのように，妥当性だけでは選べない場合も多い。

3）コスト

コストにはいろいろな種類があるが，ここでは金銭的なコストを考えてみよう。DHQにかかる主なコストは，質問票の印刷代と**データクリーニング**をするスタッフの人件費であり，対象者一人あたり数百円程度である（もちろん，DHQのような質問票とそのシステムは，その開発過程において膨大なコストがかかっているのであるが，ここでは，そのできあがったシステムを使うという前提で考えている）。一方で食事記録にかかる主なコストは，データを処理するスタッフの人件費で，これはどんなに小さく見積もっても食事記録1日分で数千円になるであろう。よって，とても大雑把にいって食事記録はDHQの10倍の金銭的費用がかかる。実際には1日間の食事記録では不十分で，複数日行うことが多いので，コストは20倍以上であろう。

このように，妥当性，実施可能性，コストを考慮した結果，女子大学生研究における食事調査法はDHQに選ばれた。

（2）データの質を左右する要因：24時間蓄尿の場合

身体測定や**採血**，24時間蓄尿は，食事調査に比べて測定法が確立しているので，あまり悩むところはない。ただし，24時間蓄尿に関しては，ただ単に尿を集めれば済むわけではない。第一に，本当に蓄尿を24時間行ったのかを確認できるようにしておく必要がある。また，どうしても尿を採取できない場面や，尿を取り忘れたり取りこぼしたりしてしまうということもありうるので，それらが発生したかどうかの情報も必要になる。女子大学生研究では，蓄尿記録用紙に，蓄尿の開始時刻と終了時刻，尿を取り忘れた時刻とおおよその量を記録してもらうことにした（Box 4-5）。このような補足的なデータがなければ，いくら丁寧に24時間蓄尿を行ったとしてもその価値は小さくなってしまう。

（3）質問票の選択と作成

質問票による測定は慎重に設計すべきだ。成功の鍵はなんといっても，質問票を自作しようとせずにできる限り既存のものを探すことである。質問項目の文言はもちろんのこと，選択肢を作るのも専門的な作業である。すでに誰かが作ってくれていて，研究で使用されているものがあるなら，積極的にそれを使用すべきである。その質問票の測定精度に関する論文があればなおよい。

女子大学生研究では，時間的制約のため，食事以外の各項目を測定するのに適した既存の質問票（生活習慣質問票）を見つけるためにレビューをしたり，質問票を作り込んだりすることができなかった。そこで次善の策として，以前の筆者らの調査[14]（p. 26参照）で使用した質問の多くを流用することにした。これらの質問は，妥当性の検証は十分に行われていないものの，先行研究で使用された実績があるので，一から新たに作成する質問よりもましだろうと考えられた。また，女子大学生研究の中心課題はあくまでも食習慣や栄養であるので，それ以外の変数に関しては多少精度が低くても研究として十分に成立すると判断した。参考までに，喫煙（Box 4-6）と身体活動（Box 4-7）の質問を示しておく。

ちなみに筆者らは，この苦い経験を活かして，女子大学生研究の後に行った大規模質問票

データクリーニング（data cleaning）　**身体測定**（anthropometric measurement）
採血（blood sampling）　**質問票**（questionnaire）

Box 4-5　女子大学生研究で使用した蓄尿記録用紙

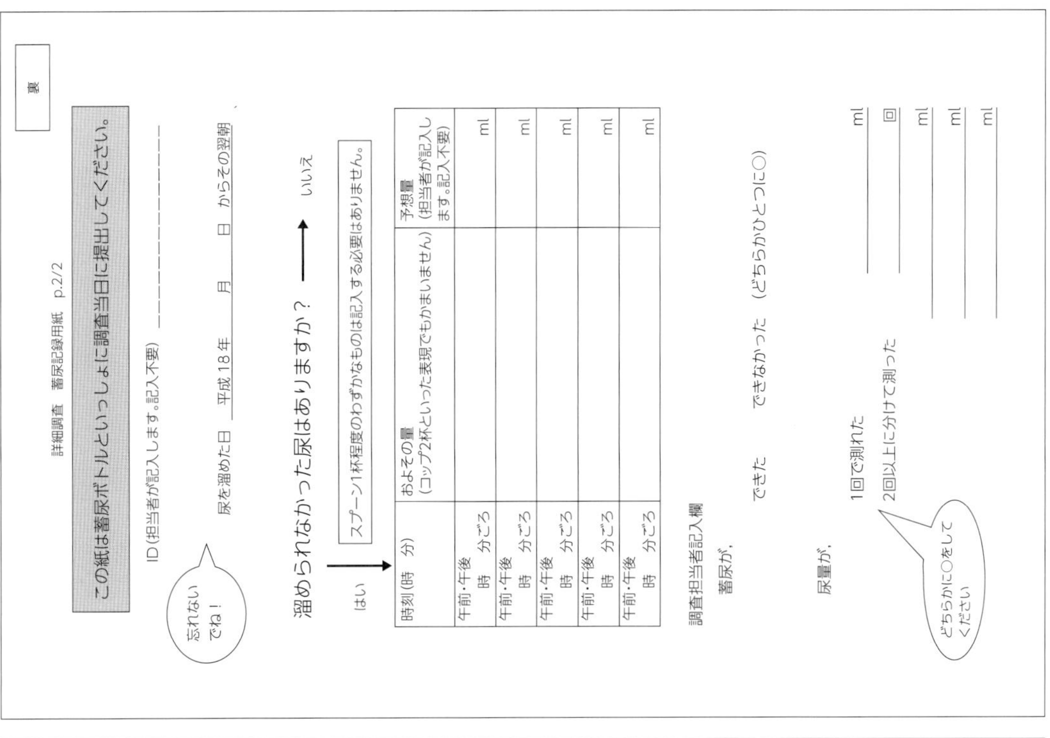

裏

詳細調査　蓄尿記録用紙　p.2/2

この紙は蓄尿ボトルといっしょに調査当日に提出してください。

ID（担当者が記入します。記入不要）＿＿＿＿＿＿＿＿

忘れないでね！

尿を溜めた日　平成18年　　月　　日　からその翌朝

溜められなかった尿はありますか？ → いいえ

はい ↓

スプーン1杯程度のわずかなものは記入する必要はありません。

時刻（時　分）	およその量 （コップ2杯といった表現でもかまいません）	予想量 （担当者が記入します。記入不要）
午前・午後 時　分ごろ		ml
午前・午後 時　分ごろ		ml
午前・午後 時　分ごろ		ml
午前・午後 時　分ごろ		ml
午前・午後 時　分ごろ		ml

調査担当者記入欄

蓄尿が，

できた　　できなかった　（どちらかひとつに○）

尿量が，

1回で測れた　＿＿＿＿ ml

2回以上に分けて測った　＿＿＿＿ 回

＿＿＿＿ ml

＿＿＿＿ ml

＿＿＿＿ ml

どちらかに○をしてください

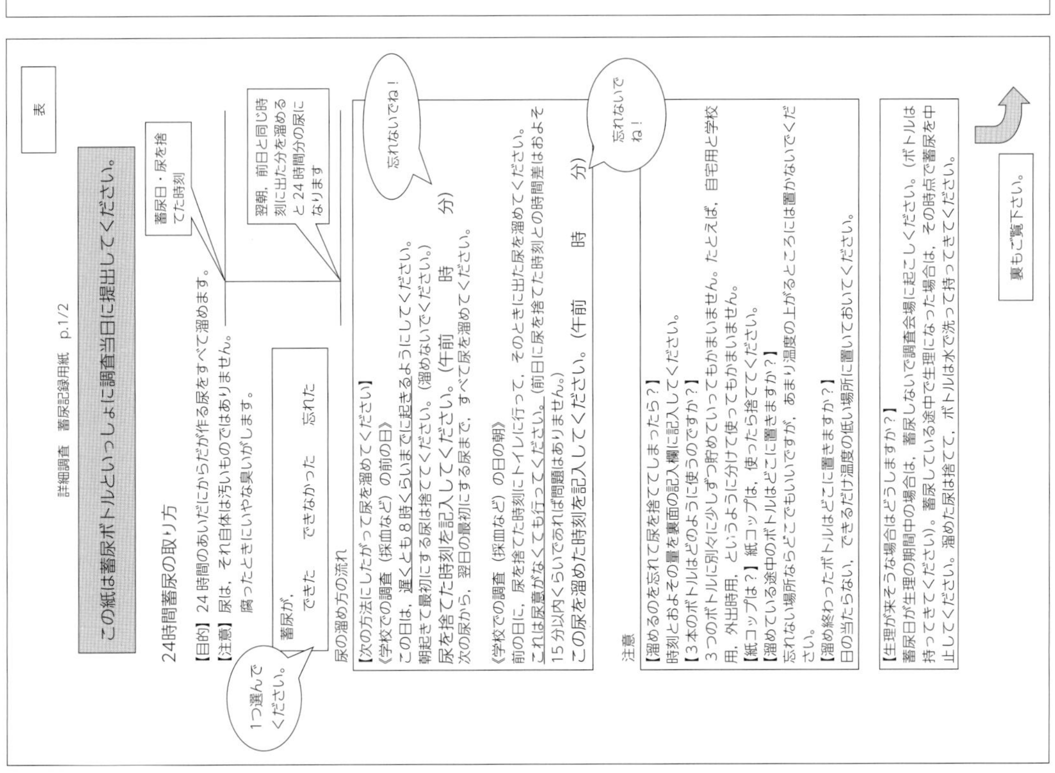

表

詳細調査　蓄尿記録用紙　p.1/2

この紙は蓄尿ボトルといっしょに調査当日に提出してください。

24時間蓄尿の取り方

蓄尿日・尿を捨てた時刻

【目的】24時間のあいだにからだが作る尿をすべて溜めます。

【注意】尿は，それ自体は汚いものではありません。
腐ったときにいやな臭いがします。

翌朝，前日と同じ時刻に出た分を溜めると24時間分の尿になります

1つ選んでください。

蓄尿が，
できた　　できなかった　　忘れた

尿の溜め方の流れ

【次の方法にしたがって尿を溜めてください】
《学校での調査（採血など）の前の日》
この日は，遅くとも8時くらいまでに起きるようにしてください。
朝起きて最初にする尿は捨ててください。（溜めないでください。）
尿を捨てた時刻を記入してください。（午前　　時　　分）
次の尿から，翌日の最初にする尿まで，すべて尿を溜めてください。

《学校での調査（採血など）の日の朝》
前の日に，尿を捨てた時刻にトイレに行って，そのときに出た尿を溜めてください。
これは尿意がなくても行ってください。（前日に尿を捨てた時刻との時間差はおよそ15分以内くらいであれば問題はありません。）
この尿を溜めた時刻を記入してください。（午前　　時　　分）

忘れないでね！

注意

忘れないでね！

【溜めるのを忘れて尿を捨ててしまったら？】
時刻とおよその量を裏面の記入欄に記入してください。
【3本のボトルはどのように使うのですか？】
3つのボトルに別々に少しずつ貯めていってもかまいません。たとえば，自宅用と学校用，外出時用，というように分けて使ってもかまいません。
【紙コップは？】紙コップは，使ったら捨ててください。
【溜めている途中のボトルはどこに置きますか？】
忘れない場所ならどこでもいいですが，あまり温度の上がるところには置かないでください。
【溜め終わったボトルはどこに置きますか？】
日の当たらない，できるだけ温度の低い場所に置いておいてください。

【生理が来そうな場合はどうしますか？】
蓄尿日が生理の期間中の場合は，蓄尿しないで調査会場に起こしください。（ボトルは持ってきてください）。蓄尿している途中で生理になった場合は，その時点で蓄尿を中止してください。溜めた尿は捨てて，ボトルは水で洗って持ってきてください。

裏もご覧下さい。

Box 4-6　女子大学生研究で使用した喫煙に関する質問

喫煙について，おうかがいします。

1　あなたは，現在たばこを吸っていますか？
注意：定期的に吸っている場合だけ，「吸っている」と答えて下さい。

☐ 吸っている　３の質問へ
☐ 止めた　２の質問へ
☐ 吸ったことがない　次のセクションへ

2 「止めた」と答えたひとは，およそいつごろ止めましたか？

☐☐ 年 ☐☐ か月前 ⇨ ３の質問へ

3　現在までの合計喫煙期間は，どのくらいですか？

☐☐ 年 ☐☐ か月前 ⇨ ４の質問へ

4 「吸っている」ひとは現在，「止めた」ひとは吸っていたころに，１日あたりおよそ何本吸っています（いました）か？

１日あたり　およそ ☐☐ 本　吸っている（吸っていた）

Box 4-7　女子大学生研究で使用した身体活動に関する質問

最近１か月間のあなたの運動習慣について，おうかがいいたします。

1　この１か月間に行った強い身体活動について考えてください。
強い身体活動とは，身体的にきついと感じ，かなり呼吸が乱れるような活動を意味します。
１回につき 10 分間以上続けて行った身体活動のみ考えて，お答えください。

この１か月間では，強い身体活動（重い荷物の運搬，自転車で速く走ること，ジョギング，テニスのシングルスなど）を行った日は何日ありましたか？

☐ ない ｜ 最近１か月間に ☐☐ 日 ⇨ １日あたり，平均として ☐☐ 時間 ☐☐ 分

2　この１か月間に行った中等度の身体活動について考えてください。
中等度の身体活動とは，身体的にやや負担がかかり，少し息がはずむような活動を意味します。
１回につき 10 分間以上続けて行った身体活動のみ考えて，お答えください。

この１か月間では，中等度の身体活動（軽い荷物の運搬，自転車でゆっくり走ること，テニスのダブルスなど）を行った日は何日ありましたか？

☐ ない ｜ 最近１か月間に ☐☐ 日 ⇨ １日あたり，平均として ☐☐ 時間 ☐☐ 分

3　この１か月間にどのくらいの時間歩いたか考えてください。
ここで歩くとは仕事や日常生活で歩くこと，ある場所からある場所へと移動すること，あるいは趣味や運動としてのウォーキング，散歩，旅行など全てを含みます。(1～2 で答えたものは除きます)。

この１か月間では，10 分間以上続けて歩いた日は何日ありましたか？

☐ ない ｜ 最近１か月間に ☐☐ 日 ⇨ １日あたり，平均として ☐☐ 時間 ☐☐ 分

4　ここ１か月間に座って過ごした時間について考えてください。
仕事中，自宅にいるとき，余暇時間中など全ての時間を含みます。机に向かったり，友人とおしゃべりをしたり，読書をしたり，座ったり寝転んだりしてテレビを見たり，といった時間などが該当します。

この１か月間では，平均して１日合計で，どのくらいの時間座って過ごしましたか？

・最近１か月　１日あたり，平均として ☐☐ 時間 ☐☐ 分

Box 4-8　女性三世代研究における測定項目（一部）と参考にした質問票

測定項目	参考にした質問票
睡眠	ピッツバーグ睡眠質問票[23]
うつ症状	CES-D（Center for Epidemiologic Studies Depression）尺度[24]
季節性うつ	季節性感情障害質問票[25,26]
月経前愁訴	月経随伴症状質問票[27,28]
更年期障害	Kupperman テスト[29,30]
機能性便秘	ローマ１基準[14,31]
尿失禁	ノルウェーの疫学研究で使用された質問[32,33]
健康関連の生活の質	SF36（short-form 36-item healthy survey）日本語版[34]
口腔関連の生活の質	OHIP（Oral Health Impact Profile）-14 日本語版[35]

調査（女性三世代研究[*4]）においては，文献を網羅的にレビューしたうえで生活習慣質問票を作成した。測定項目と参考にした質問票をBox 4-8に示す。

測定法を決める際には「論文にどのように書けるか」という視点を常にもっておくとよい。そうすれば，引用できる文献がないような測定法を選ばなくなるだろうし，より適切な測定法を選べるはずだ。

3.4　研究プロトコルを作成する

ここまでで，研究を遂行するのに必要な材料がそろった。次にすべきは**研究プロトコル**の作成だ。研究プロトコルとは，研究や調査を遂行するために必要な手順を時系列でまとめたものだ。これは，女子大学生研究のような，複数の施設で多くの人々が関わって同じことを行う場合に特に重要である。

まずは研究のスケジュールを見てみよう（Box 4-9）。女子大学生研究のスケジュールはシンプルで「質問票への回答と24時間蓄尿を実施した後に調査会場（大学など）に来てもらって各種測定を行う」というものだ。

Box 4-9　女子大学生研究のスケジュール（一例）

曜日	内容
火	質問票・蓄尿キットの配布
水	大学での調査当日までに 食事歴法質問票，生活習慣質問票に回答
木	
金	
土	
日	
月	24時間蓄尿
火	大学での調査 蓄尿回収，質問票の記入内容の確認，身体測定，血圧測定，採血，採尿，肺機能検査

一方で，女子大学生研究における，各施設の研究者の視点に合わせて作成された研究プロトコルはBox 4-10のとおりである。

質の高い調査をやろうと思えば，このくらい具体的な内容から構成される研究プロトコルが必要だ。研究プロトコルを作成する際のコツは，いきなり作ろうとせずに，実際に一連の流れを演じてみることだ。一連の流れを書き留めていけば，それが研究プロトコルになる。こうすると，足りない情報などにも気づきやすい。

*4　女性三世代研究[21,22]：合計85の栄養士養成施設で実施された多施設共同研究。2011年と2012年の4月に，栄養関連学科の学生（約5000人）とその母（約4000人）および祖母（約2300人）を対象として質問票による横断調査を実施した。異なる世代を対象として，多岐にわたる生活習慣や健康状態を測定しているところがユニークである。

研究プロトコル（study protocol）

Box 4-10　女子大学生研究の研究プロトコル（各施設の研究者用）

＜大学での調査開始まで＞

手順	内容
1. 事前の準備	・調査事務局から調査物品を受け取る ・「配布物一覧」を参照しながら，届いていないものがないか確認する。ある場合，事務局に連絡する ・少なくとも現場総括者は全ての資料（調査者用マニュアルと対象者への配布物の両方）に目を通す ・各測定項目の担当者は，事前に測定や流れのリハーサルを十分にしておく ・不明な点があれば，事務局に確認する
2. 対象者の募集	・事務局から受け取ったPowerPointファイル「概略説明スライド」を使用して対象者を募る（できればスライドショーとしてプレゼン，難しければ印刷して配布する） ・すでに別の方法で調査参加希望者を募っている場合は省略可
3. 研究参加希望者への説明	・事務局から受け取ったPowerPointファイル「詳細説明スライド」を使用して研究参加希望者に説明を行う（できればスライドショーとしてプレゼン，難しければ印刷して配布する） ・事務局から予定対象者の数だけ送付された「研究説明書」をあわせて配布する
4. 同意書の配布・回収	・調査参加希望者に「同意書」を配布し，サインしてもらう。20歳未満の場合は，保護者にサインを依頼する
5. 質問票と蓄尿キットの配布	・大学での調査の3～7日前をめどに，対象者に必要書類・物品の配布を行う。配布するのは以下の7点 ① 食事歴法質問票 ② 生活習慣質問票 ③ 蓄尿ボトル（3本） ④ 蓄尿用の紙コップ（10個） ⑤ 蓄尿ボトル用の紙袋 ⑥ 蓄尿記録用紙 ⑦ 質問票と蓄尿の説明用紙 ・「質問票と蓄尿の説明用紙」の1ページ目に，蓄尿の日時，大学での調査の日時と場所を対象者本人に記入してもらう（もしくは，担当者が事前に記入しておく）
6. 質問票と蓄尿の説明	・「配布資料をよく読んでほしい」と伝える ・「質問票は，あまり早く回答してしまわないで，大学での調査の3～4日前くらいに回答してほしい」と伝える ・「大学での調査（採血など）の前日に忘れずに蓄尿をしてほしい」と伝える ・「生理のときは蓄尿しなくてよい」と伝える ・「大学での調査当日に提出するもの（食事歴法質問票，生活習慣質問票，蓄尿ボトル，蓄尿記録用紙）を忘れずに持参してほしい」と伝える
7. 大学での調査の準備	・各測定項目のマニュアルを参照して，会場のセッティングを行う ・各大学で準備するもの（身長計，体重計，遠心分離器，ドライアイス）を忘れずに準備する。費用がかかる場合は事務局に相談しておく ・各測定項目の担当者は，事前に測定や流れのリハーサルを十分にしておく ・不明な点があれば事務局に確認しておく

＜大学での調査当日＞

手順	内容
8. 受付と蓄尿回収	・受付順に対象者にIDをつける ・蓄尿ボトルを回収する ・蓄尿記録用紙を回収し，記入内容を確認する ・測定記録用紙を配布する ・受け取るものも渡すものも多いので，できれば2人以上いたほうがよい
9. 食事歴法質問票の記入内容確認	・食事歴法質問票にIDを記入する ・食事歴法質問票の記入内容を確認する ・測定記録用紙に氏名（調査終了後に個々人の結果を返却する目的にのみ使用），住所（調査終了後に個々人の結果を返却する目的，および，緯度経度データに変換したうえで解析に使用），携帯電話の番号（質問票に記入もれがある場合の確認用に収集）を記入してもらう ・午前1時以降に何か食べたかを確認する（採血時における絶食状態の確認のため）
10. 生活習慣質問票の記入内容確認	・生活習慣質問票にIDを記入する ・生活習慣質問票の記入内容を確認する ・同意書をすでに出しているかどうかを確認する
11. 身体測定	・身長測定を行う ・体重測定を行う ・腹囲測定を行う
12. 血圧測定	・血圧を2回測定する
13. 肺機能検査	（省略）
14. 採血	・看護師資格を有するものが医師の監督のもとで採血を行う
15. 採尿	・調査当日は無人でも可 ・「採尿」のマニュアルを参照して，セッティングをしておく
16. 最終チェック	・全ての測定が完了しているかどうかチェックする ・謝礼の受領証に名前を記入してもらい，謝礼を手渡す ・測定記録用紙を回収する
17. 調査後の作業	・血液を分注する ・24時間蓄尿の尿量を測定する ・24時間蓄尿を分注する ・随時尿を分注する ・血液，尿を発送する ・物品を発送する ・質問票の内容を再確認する（後日でも可） ・蓄尿記録用紙の内容を再確認する（後日でも可）

慣れてくればこの作業を頭の中だけでやることができるだろうが，それでも実際にやってみることで改善できる点も多いはずだ。

3.5 研究マニュアルを作成する

研究プロトコルができあがったら，次は**研究マニュアル**を作成する。研究マニュアルとは，研究や調査を遂行するための詳細な手順に関する説明書だ。これも研究プロトコルと同様，女子大学生研究のように，多施設で複数の人々が関わって同じことを行う場合に特に重要である。

研究マニュアルは，研究全体を俯瞰したものも必要であるし，それぞれの手順や測定ごとにも必要である。女子大学生研究で使用したマニュアルのリストを Box 4-11 に示す。

(1) 受付と蓄尿回収のマニュアル

研究マニュアルを準備する際に大切なのは「誰がやっても問題なく同じように作業できるような説明書を作る」という姿勢である。いくつかのマニュアルの実物を例にして詳しい内容を見ていこう。まずは「受付と蓄尿回収」だ (Box 4-12)。

Box 4-11 女子大学生研究で使用したマニュアルの一覧

① 全体用
② 質問票と蓄尿キットの配布
③ 受付と蓄尿回収
④ 食事歴法質問票の回収と聞き取り確認
⑤ 生活習慣質問票の回収と聞き取り確認
⑥ 身長測定
⑦ 体重測定
⑧ 腹囲測定
⑨ 血圧測定
⑩ 採血
⑪ 採尿
⑫ 最終チェック
⑬ 尿サンプルの処理
⑭ 血液サンプルの処理

女子大学生研究では，24 時間蓄尿（および質問票への回答）を事前にお願いしてあり，蓄尿ボトルと記入済みの質問票を持参して調査会場に来てもらう，というプロトコルになっていた。よって，調査会場における最初のステップが蓄尿の回収（受付）だ。

「回収といっても，集めるだけだから，蓄尿ボトルを置いておいてもらえば十分なのでは？」と思うかもしれないが，話はそれほど単純ではない。というのは，女子大学生研究ではこの段階で対象者の ID がつけられたのだが，正しく ID がつけられなければ，どのボトルがどの対象者のものか分からなくなってしまうからだ。

ID は，対象者を識別する符号のことである。研究においては，個人情報保護の観点から，氏名などの個人を特定できる情報を取り除く必要があり，そのために ID を用いる。一人の対象者からさまざまなデータ（蓄尿ボトル，各種質問票，血液など）を集めるので，対象者一人に対して一つの ID でデータを管理する必要がある。

ID は，数字やアルファベットを組み合わせたものである場合が多い。女子大学生研究では以下に示したような 5 桁の数字が使用された。

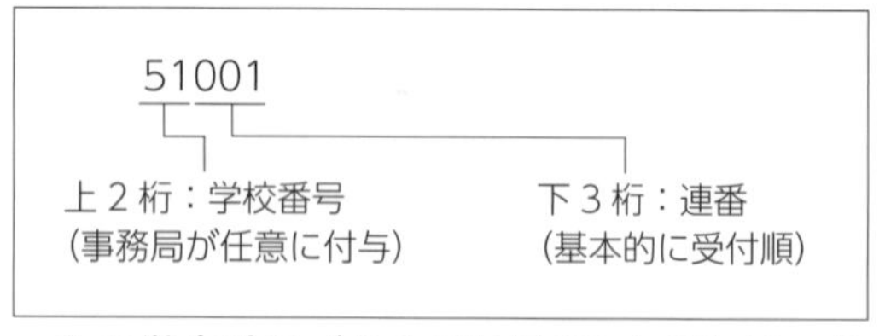

なお学生番号（および社員 ID など）は，その情報だけで個々人を特定できてしまう可能性があるので，調査において ID として用いることはできない。

女子大学生研究では，ID が書かれたシール

研究マニュアル（study manual）

Box 4-12 女子大学生研究で使用したマニュアル：受付と蓄尿回収

準備するもの	備考
机，椅子，ボールペン	学生さんと向かい合って座れるようにする。物が多いので，大きな机が必要
蓄尿し忘れ推定用の紙コップ	蓄尿ボトルといっしょに1人10個ずつ配布したコップの余りを使う
蓄尿ボトルと，それを入れるための蓄尿バッグに貼るIDシール	1人4枚。縦に順番に並んでいるので，順番に使う
測定記録用紙	人数分。上からID順になっているため，上から順番に使う
ペットボトルのお茶（500 ml）	1人1本

手順

① 学生さんが来たら，その人のIDとなる番号の入った測定記録用紙を取り出す（到着順にIDが決まる）
② 蓄尿ボトル（3本）を蓄尿バッグごと出してもらう
③ 蓄尿ボトルと蓄尿バッグにIDシールを貼る
④ 測定記録用紙の蓄尿回収の欄にチェックを入れる
⑤ 蓄尿記録用紙を出してもらう
⑥ 蓄尿記録用紙のIDの欄にその人のIDを記入する
⑦ 蓄尿記録用紙の記入状況（蓄尿できたかどうか，尿を捨てた時刻，最後の尿を溜めた時刻，尿を溜めた日，溜められなかった尿があるかどうか）を確認する。例えきちんと蓄尿を回収しても，この記録用紙にきちんと記入されていないと，データとして使えない。しっかりていねいに確認する
⑧ 溜められなかった尿がある場合には，「蓄尿し忘れ推定用 紙コップ」を用いて，量を推定する。だいたいでもいいので，その量を数字で記入する
⑨ 測定記録用紙の蓄尿記録用紙の欄にチェックを入れる
⑩ お茶を渡して，飲みながら調査に協力してほしいと伝える
⑪ 測定記録用紙を渡して，次の測定項目（通常は食事歴法質問票の記入内容確認）に行ってもらう

を準備しておいて，受付に訪れた順番に対象者にIDをつけることにし，IDシールをその対象者が持参した蓄尿ボトルに貼る，という手順を踏んだ。合わせて，IDが振られた測定記録用紙（Box 4-13）を事前に準備しておき，調査当日の測定は全てその用紙に記入することにより，全ての測定結果がIDで連結可能となるようにした。

もちろん，事前に（質問票と蓄尿ボトルの配布の時点で）IDをつけることも可能である。しかし，受付に現れる対象者はID順にはならないので，IDの取り違いなどの単純ミスが起きやすくなるであろう。

蓄尿回収（受付）において重要なもう一つの手順は，蓄尿記録用紙の記入状況の確認である。すでに説明したように，たとえ対象者からきちんと蓄尿を回収できても，蓄尿の開始・終了時刻や，取り忘れた尿の量などの情報がないと，蓄尿データを適切に使用できない可能性が生じる。よって，蓄尿記録用紙に記入もれがないかしっかりと確認することがとても大切だ。

マニュアルでは最後に，ペットボトルのお茶を渡して次のセクションに移動してもらうようにした。このお茶は調査参加へのお礼の意味もあるが，排尿を促して採尿をしやすくするためでもある[*5]。

[*5] この日に採取した尿（**随時尿**）は，24時間蓄尿とは別である。随時尿を採取した目的は，随時尿から24時間尿中排泄量を推定することができるかどうかを検討するためであった。

随時尿（spot urine）

Box 4-13 女子大学生研究で使用した測定記録用紙

栄養関連学科女子学生の栄養と健康に関する多施設共同型観察疫学研究（詳細調査）

測定記録用紙 ID 51001

□に ✓ を入れるか，測定値や文字を記入してください。

蓄尿回収	蓄尿していない □	忘れた □	回収 □
蓄尿記録用紙	蓄尿していない □	忘れた □	回収 □
食事質問票	忘れた □		回収 □
午前１時以降何か食べた？	いいえ □	はい □（何？　）	
生活習慣質問票	忘れた □		回収 □
同意書	回収済 □	回収 □ 忘れた □	回収 □
身長	□□□.□ cm		
体重	□□.□ kg		
腹囲	□□□.□ cm		
血圧	1回目 最高 □□□ mmHg 最低 □□□ mmHg 脈拍 □□□ 拍	2回目 最高 □□□ mmHg 最低 □□□ mmHg 脈拍 □□□ 拍	測れなかった場合↓ □
肺機能	測れなかった □	（理由　）	測った □
採血	採血できなかった □	（理由　）	採血した □

（2）身長測定のマニュアル

続いて「身長測定」（Box 4-14）を見てみよう。身長の測定は簡単なのでマニュアルは不要と思うかもしれないが，これは均質なデータを集めるために重要である。本来であれば，全ての対象者に対して，同一の測定環境で，同一の測定者が，同一の測定機器を用いて身長を測定するのが望ましい。しかし，女子大学生研究のような多施設共同研究では，複数の場所で完全に同一の測定を行うのは不可能である場合が多い。実際，女子大学生研究では，各大学で同一の測定者と同一の機器を準備するのが困難であった。そこで，次善の策として，対象者の姿勢や目盛りを読む高さ，記録する数値の桁など，測定場所や測定手順についてはできる限り統一することを目指した。このように測定条件をなるべく統一することを測定の**標準化**という。

標準化（standardization）

Box 4-14　女子大学生研究で使用したマニュアル：身長測定

最低調査者数	1人（女性が望ましい）
必要なもの	身長計（各学校で準備），ボールペン，机，椅子
測定場所	水平な固い床の上
セッティング	① 水平な固い床の上に身長計を配置する ② 身長計のそばに椅子（対象者が靴を脱いだりするため）と机（調査者が測定記録用紙に値を記録するため）を配置する ③ 事前に身長計の確認や測り方のリハーサルをしておく 注）靴やスリッパを脱いだあとに立てるように，マットなどを敷いておくのが望ましい
測定手順	① 測定記録用紙を受け取る ② 外套，靴やスリッパを脱いでもらう（靴下は履いたままでOK） ③ 身長計の支柱にかかと，おしり，背中が軽く触れる位置で直立姿勢をとってもらう。足先の角度は30～40°くらい ④ あごをひいてもらって，右の図のように，眼窩点（A：眼の高さ）と耳珠点（B：耳の穴の上のふちの高さ）とを結んだ直線が水平になるように頭部を固定する ⑤ 身長計の滑動脚を頭頂部に当てる ⑥ 眼の高さで数値を読む ⑦ 数値（単位はcm。小数第1位まで）を測定記録用紙に記録する ⑧ 測定記録用紙の身長の欄にチェックを入れる ⑨ 靴を履いてもらう ⑩ 測定記録用紙を渡して，次の測定項目（通常は体重測定）に行ってもらう

なお，靴下やタイツは履いたままでも可とした。これは，靴下やタイツを脱いでもらうのは煩雑である一方で，靴下やタイツの有無が測定データに与える影響は微々たるものだと判断した結果である。

いつ何時も完璧に測定することを目指す必要はない。むしろ，ここでの例のように，できないことを認識して，できることに注力することが大切だ。

（3）最終チェックのマニュアル

次に「最終チェック」（Box 4-15）を見てみよう。ここでは，測定記録用紙をもとにして，測定していない項目がないかどうかを確認する。作業自体は難しくないが，確認もれが発生すれば即データの欠損につながるのでとても重要だ。

（4）尿サンプルの処理のマニュアル

最後に，尿サンプルの処理に関して「蓄尿の尿量の測り方」（Box 4-16）と「蓄尿のかくはん方法」（Box 4-17）を見てみよう。作業自体は，前者はメスシリンダーを使って尿量を測定するだけであり，後者は全ての尿を一か所に集めてかき混ぜるだけである。簡単である。しかし，何もない状態でこの一連の作業を問題なく実行するのはそう簡単ではないだろう。例えば，マニュアルなしで考えながらこの作業をしている場合，マニュアルがあって手順が分かっているときよりも，尿をこぼしてしまう確率は高くなるだろう。IDをとり違えてしまうかもしれない。こうしたことが起きてしまえば，研究にとって大きな損失である。単純なミスをできる限り減らすという意味でも，マニュアルがもつ意味は大きい。

Box 4-15 女子大学生研究で使用したマニュアル：最終チェック

最低調査者数	1人（現場総括者が望ましい）
必要なもの	ボールペン，机，椅子2脚，謝礼の受領証，図書カード（人数分）
場所	机をはさんで対象者と調査者が向かい合って座れる空間
セッティング	① 机をはさんで対象者と調査者が向かい合って話せるように机（および椅子）を配置する ② 回収した測定記録用紙を置いておくスペースを確保しておく
手順	① 測定記録用紙を受け取る ② 測定記録用紙の1ページ目（表面）にある全ての項目にチェックがついているかどうかを確認する。ついていない項目がある場合は，その項目のところに行ってもらう ③ 測定記録用紙の裏面に，氏名，住所（郵便番号を含む），携帯電話の番号が書いてあるかどうかを確認する ④ 採尿したかどうかを確認する。まだしていなければ，してきてもらう。すでにしている場合は，測定記録用紙の採尿の欄（裏面）にチェックを入れる ⑤ 調査の完了を告げ，謝礼の受領証のそのひとのIDのところに，ボールペンで名前を書いてもらう（フルネームで，きれいな読める字で）。謝礼（図書カード）を手渡す ⑥ 測定記録用紙の最終チェックの欄にチェックを入れる。測定記録用紙を回収する

Box 4-16 女子大学生研究で使用したマニュアル：蓄尿の容量の測り方

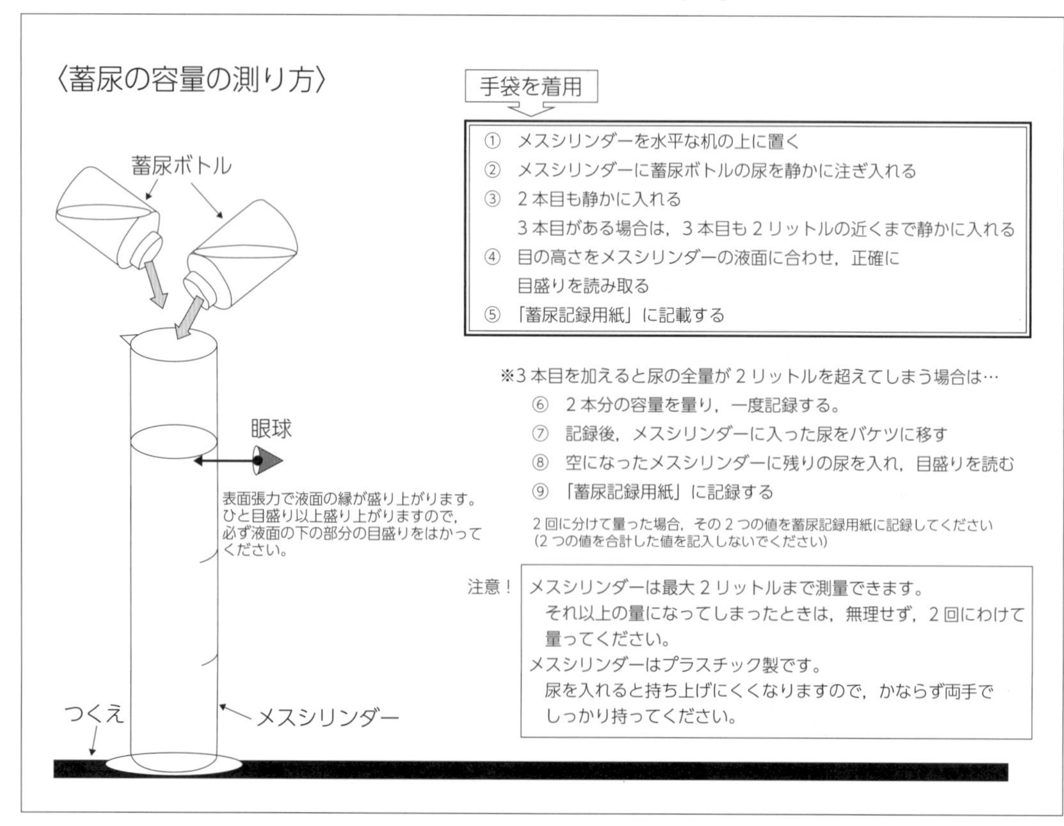

Box 4-17 女子大学生研究で使用したマニュアル：蓄尿のかくはん方法

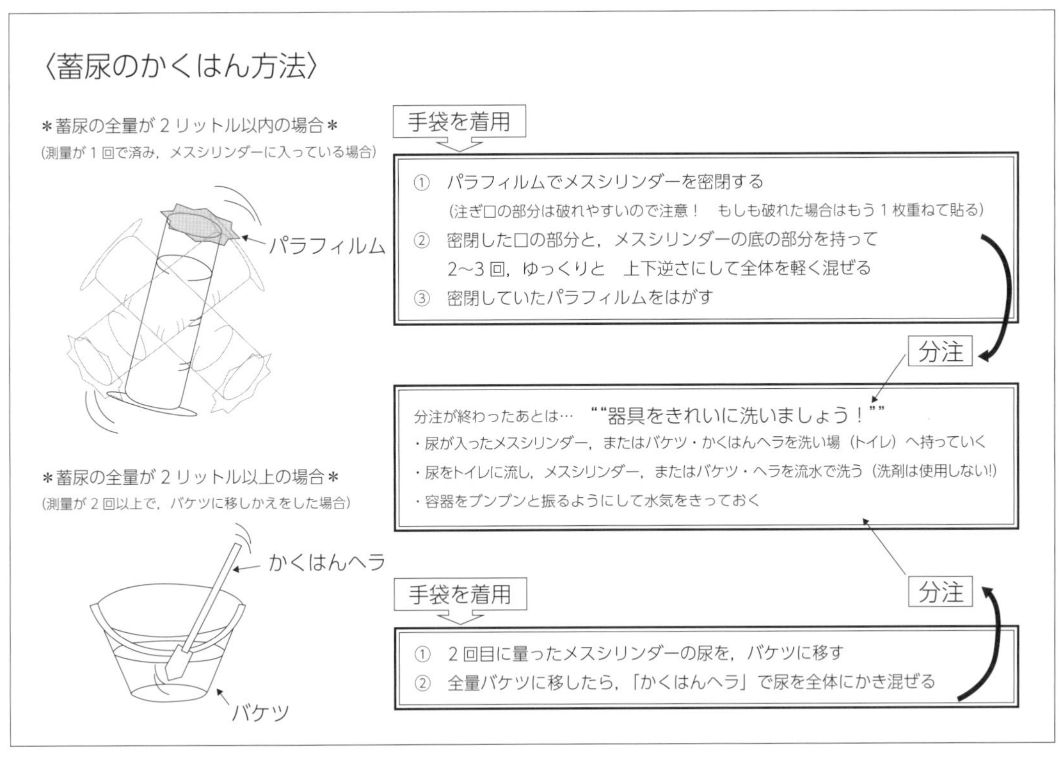

3.6 研究倫理審査の申請をする

研究計画ができあがり，あとは研究を実施するのみ，という段階まで来れば，研究倫理審査を申請する準備ができたといえる。研究倫理審査に必要な書類や書式は，各大学や研究機関で所定のものがあるので，それに従おう。通常は書類提出後に面接を経たのち，必要に応じて書類の修正をするという流れが多い。なお，申請から承認までには数か月程度かかることもある。承認されていなければ研究は開始できないので，研究倫理審査の申請は余裕をもって行うことを心がけよう。

4. データ収集の準備

無事に研究倫理審査を通過すれば，いよいよデータ収集を開始できる。まずはデータ収集の準備段階を見ていこう。

4.1 物品を準備して，適切な場所に配置する

研究にはたくさんの物品が必要で，適切に物品を準備するのはとても大切である。研究が始まってから「これがない」とか「あれがあればよかった」となってしまったら，その研究はもう失敗である。研究の成否は研究が始まる前に決まっているのだ。女子大学生研究で使用した物品のリストは Box 4-18 に示すとおりだ。

物品は揃っていればよいのではなく，適切な場所に配置されなければならない。女子大学生研究では，10の栄養士養成施設のそれぞれに対して，調査開始前に物品をもれなく送付する必要があった。物品の準備と配送のためには俯

Box 4-18 女子大学生研究で使用した物品のリスト

調査項目 / 使用時		物品名	必要数（かっこ内は…あたり）	A大学（20名）2/15	B大学（70名）2/21・3/7	C大学（270名）2/22・3/1	D大学（15名）2/27	E大学（50名）3/6	F大学（40名）3/8	G大学（60名）3/9	H大学（30名）3/10	I大学（20名）3/13	J大学（30名）3/7
① 食事調査	◇	食事歴法質問票	人数×1	20部	70	270	15	50	40	60	30	20	30
	◇	鉛筆（B）	2本（10名）	5本	5	10	3	5	5	5	4	4	4
	◇	消しゴム	2個（10名）	5個	5	10	3	5	3	3	3	3	3
	◇	鉛筆削り	1個（1校）	1個	1	2	1	1	1	1	1	1	1
	◇	ふせん（中）	1箱（50名）	1箱	1	6	1	1	1	2	1	1	1
② 生活習慣調査	◇	生活習慣質問票	人数×1	20部	70	270	15	50	40	60	30	20	30
	◇	チェック者用ボールペン（赤）	1本（10名）	2本	2	4	2	2	2	2	2	2	2
③ 身体測定	$	身長計	各大学で準備										
	$	体重計											
	$	脱衣かご											
	◆	メジャー	1個（20名）	1個	2	4	1	2	2	3	2	1	2
④ 血圧測定	◇	自動血圧計	2台（1校）	2	2	4	1	3	2	3	2	2	2
⑤ 肺機能検査（省略）													
⑥ 血液検査 / 採血時	●	止血帯	採血者×1	1本	1	不要	1	1	1	2	1	1	1
	●	採血枕	採血者×1	1本	1	不要	1	1	1	2	1	1	1
	▲	針捨て容器	C大学の共同研究者にお任せ										
	▲	注射器											
	▲	翼状針											
	▲	採血管立て（採血時＆遠心分離時）											
	▲	真空採血用針											
/ 分注作業時	△	全血用（2 ml）1人1本 SRL	人数×1	20本	70	270	15	50	40	60	30	20	30
	△	全血用（2 ml）ID ラベル（1枚/1人）SRL	人数×1	20本	70	270	15	50	40	60	30	20	30
	△	血清分離用（9 ml）1人2本 SRL	人数×2	40本	140	540	30	100	80	120	60	40	60
	△	血清分離用（9 ml）ID ラベル SRL（1枚/1人）血清分離用（9 ml）ID ラベル（分注用）（1枚/1人）小	人数×2	40枚	140	540	30	100	80	120	60	40	60
	▲	マイクロピペット	C大学の共同研究者にお任せ										
	▲	分注チップ 1000 ml 1人1本											
	▲	凍結保存用セラムチューブ 1 ml 1人2本	人数×2	50	150	不要	50	100	100	150	100	50	100
	▲	凍結保存用セラムチューブ 2 ml 1人2本	人数×2	50	150	不要	50	100	100	150	100	50	60
	▲	セラムチューブ立てラック（箱）	1箱（20名）	1	4	不要	1	3	2	2	2	1	2
	▲	採血針 21 G	人数×1	20本	70	不要	15	50	40	40	30	20	30
	▲	採血針 22 G	人数×1	20本	70	不要	15	50	40	40	30	20	30
	▲	ホルダー	C大学の共同研究者にお任せ										
	▲	フリーザー保存ボックス											
	$	遠心分離機	各大学で準備										
/ その他の消耗品	◆	ホッカイロ	5枚（1校）	5枚	10	20	5	5	5	5	5	5	5
	●	紙テープ1箱（40個）	2個（1校）	2箱	4	10	1	2	2	2	2	2	2
	●	止血ばんそうこう1箱（1000枚）	人数×1	1	1	1	1	1	1	1	1	1	1
	●	アルコールカット綿（200枚入）	1枚（1名）	1箱	1	2	1	1	1	1	1	1	1
	●	封のできるポリ袋中 or 大	1枚（1名）	20袋	100	300	15	50	40	60	30	20	30
	▲	バイオハザード BOX（サンプリング作業時用）	C大学の共同研究者にお任せ										

「必要数」は準備段階で決めた目安であり，実際の発送・使用数と食い違う場合もある。
●事務局で購入（医療カタログより） ◆事務局で購入（事務用品カタログより） △検査機関より購入・提供 ▲C大学の共同研究者が所有
◇事務局に在庫があるので購入する必要なし $各施設で準備していただくもの SRL：検査会社

調査項目／使用時		物品名	必要数（かっこ内は…あたり）	A大学（20名）2/15	B大学（70名）2/21・3/7	C大学（270名）2/22・3/1	D大学（15名）2/27	E大学（50名）3/6	F大学（40名）3/8	G大学（60名）3/9	H大学（30名）3/10	I大学（20名）3/13	J大学（30名）3/7
⑦ 24h蓄尿検査／配付時	●	蓄尿1Lボトル（3本/1人）	人数×3	60本	210	810	45	150	120	180	90	60	90
	●	蓄尿用採尿コップ大（10コ/1人）	人数×10	200個	700	2700	150	500	400	600	300	200	300
	◆	紙バッグ（蓄尿ボトルの提出用）3本入る大きさのもの	人数×1	20枚	70	270	15	50	40	60	30	20	30
／提出時	●	蓄尿ボトル，バックに貼るIDシール（大）印刷済	人数×4	80枚	280	1080	60	200	160	240	120	80	120
（ボトル＆スピッツのシール貼り）	●	蓄尿分注用スピッツ15 ml（4本/1人）当日尿分注用スピッツ15 ml（1本/1人）	人数×5	100本	350	1500	75	250	200	300	150	100	150
	△	蓄尿分注用SRLスピッツ3 ml 1人1本	人数×1	20本	70	270	15	50	40	60	30	20	30
	△	蓄尿分注用SRLスピッツ3 ml ラベル（1枚/1人）	人数×1	20枚	70	270	15	50	40	60	30	20	30
	●	蓄尿分注用スピッツ50 ml（1本/1人）	人数×1	20本	70	275	15	50	40	60	30	20	30
	◆	蓄尿分注用スピッツ（15・50 ml両用）に貼るIDシール（5枚/1人）→ビニールテープ白	人数×5	IDが書かれたビニールテープを貼ってから発送									
／サンプリング時	◆	メスシリンダー（2リットル）	4（施設）	4台	4	不要	4	4	4	4	4	4	4
	◆	メスシリンダーふた用パラフィルム	人数×1	20枚	70	270	15	50	40	60	30	20	30
	●	混合用バケツ（ふたなし）	2個（20名）	2個	2	3	1	2	2	3	3	2	1
	●	攪拌棒	2個（20名）	2本	2	3	1	2	2	3	3	2	1
	●	蓄尿分注用ディスポスポイト（10 ml）1人1本，当日分注用ディスポスポイト（10 ml）1人1本	人数×2	40本	140	540	30	100	80	120	60	40	60
	●	50 mlスピッツ分注用採尿コップ1人1個	人数×1	20個	70	300	15	50	40	60	30	20	30
	◇	尿バケツの水洗い用ゴム手袋（Lサイズ）	2個（20名）	2組	4	6	2	2	1	1	1	1	0
⑧ 当日尿／採尿時	●	採尿コップ（IDラベル付）	人数×1	20個	70	300	15	50	40	60	30	20	30
	●	採尿コップスタンド	1台（20名）	1台	3	不要	1	3	2	3	2	1	2
	◆	当日尿分注用スピッツ（15 ml）に貼るIDシール（1枚/1人）→ビニールテープ黄	人数×1	IDが書かれたビニールテープを貼ってから発送									
	△	蓄尿分注用SRLスピッツ3 ml 1人1本	人数×1	20本	70	270	15	50	40	60	30	20	30
	△	蓄尿分注用SRLスピッツ3 ml ラベル（1枚/1人）	人数×1	20枚	70	270	15	50	40	60	30	20	30
	△	SRLスピッツ立て（50本／1箱）4種類	検査会社にお任せ										
⑨ 参加者への提供物	◆	飲み物（お茶500 mlペットボトル）－受付時に配布－24本入／箱	人数×1	2箱（48）	3（72）	11（264）	1（24）	2（48）	2（48）	2（48）	1（24）	1（24）	1（24）
	◆	謝礼品（3000円図書カード）－最終受付時に配布－	人数×1	20	70	270	15	50	40	60	30	20	30

Box 4-18 女子大学生研究で使用した物品のリスト（続き）

調査項目 / 使用時		物品名	必要数（かっこ内は…あたり）	A大学（20名）2/15	B大学（70名）2/21・3/7	C大学（270名）2/22・3/1	D大学（15名）2/27	E大学（50名）3/6	F大学（40名）3/8	G大学（60名）3/9	H大学（30名）3/10・	I大学（20名）3/13	J大学（30名）3/7
⑩ 消耗品	◇	ごみ袋大（45 L）	3枚（10名）	10枚	20	50	3	20	20	20	10	10	10
	◇	BOXティッシュ	2箱（10名）	2個	3	5	1	2	2	3	2	1	1
	◇	宅急便伝票	発10枚　着10枚										
	◆	キムワイプ	2箱（1校）	1箱	2	4	1	2	2	2	1	1	1
	●	キムタオル	1束（10名）	2束	3	4	1	2	2	2	1	1	1
	◇	記入ボールペン（黒）	2本（10名）	5本	10	30	3	5	5	5	5	5	5
	◇	ぞうきん	2枚（30名）	2枚	2	4	2	2	2	2	2	2	2
	●	ラテックス手袋（Mサイズ）100枚入	30枚（1校）	10枚	100	100	20	20	20	20	10	10	10
	▲	発泡スチロールクールボックス（大）（血液・尿の凍結発送）	C大学の共同研究者にお任せ										
	$	ドライアイス	各大学で準備										
	◇	ガムテープ	1個（1校）	1本	1	1	1	1	1	1	1	1	1
	$	はさみ	各大学で準備										
	◇	セロハンテープ	2個（1校）	2本	2	2	1	2	2	2	2	2	1
	◆	延長コード（3ピン×4口5 m）	2本（1校）	2本	2	2	0	1	1	1	1	1	0
	●	手指消毒液ヒビスコール	1本（1校）	1本	1	1	1	1	1	1	1	1	1
	$	軍手（ドライアイス取り扱い時）	各大学で準備										
	$	かなづち（ドライアイス取り扱い時）	各大学で準備										
	◇	油性マジック（極細&細）	2本（10名）	5本	10	20	3	2	1	1	1	1	1
	$	新聞紙（ドライアイスを包むもの）	各大学で準備										
	◆	クリアファイル	人数×1	20枚	70	270	15	50	40	60	30	20	30
	◆	マスク	調査員×2	発送間に合わず	10	15	3	10	10	10	7	5	5
	◆	エプロン	調査員×2	発送間に合わず	5	15	2	4	4	4	3	3	3
	◆	腕カバー	調査員×2	発送間に合わず	10	15	2	2	2	2	2	2	2

「必要数」は準備段階で決めた目安であり，実際の発送・使用数と食い違う場合もある。
●事務局で購入（医療カタログより）　◆事務局で購入（事務用品カタログより）　△検査機関より購入・提供　▲C大学の共同研究者が所有
◇事務局に在庫があるので購入する必要なし　$各施設で準備していただくもの　SRL：検査会社

瞰的な視点が必要である。そのためには，研究プロトコルと研究マニュアルに沿って準備を進めることが重要である。

4.2 人員を準備して，適切な場所に配置する

物品と同様に，人員も準備して適切に配置する必要がある。最も分かりやすいのは，採血のための看護師と監督医師の手配である。女子大学生研究では，看護師の手配は人材派遣会社に依頼し，監督医師は栄養士養成施設に所属する医師免許を持つ教員にボランティアでの立ち会いをお願いした。また，血液サンプルや尿サンプルを各施設から回収し分析する作業は，専門の分析機関に依頼した。

採血以外の作業は資格不問であるので，各施設での人員の配置は，その施設の監督研究者に一任し，教員や大学院生，学生にボランティアでの協力を依頼した。一例として，ある施設（対象者数50人程度）における調査当日の人員配置の見取り図をBox 4-19に示す。採血

Box 4-19　女子大学生研究を実施したある施設における調査当日の人員配置

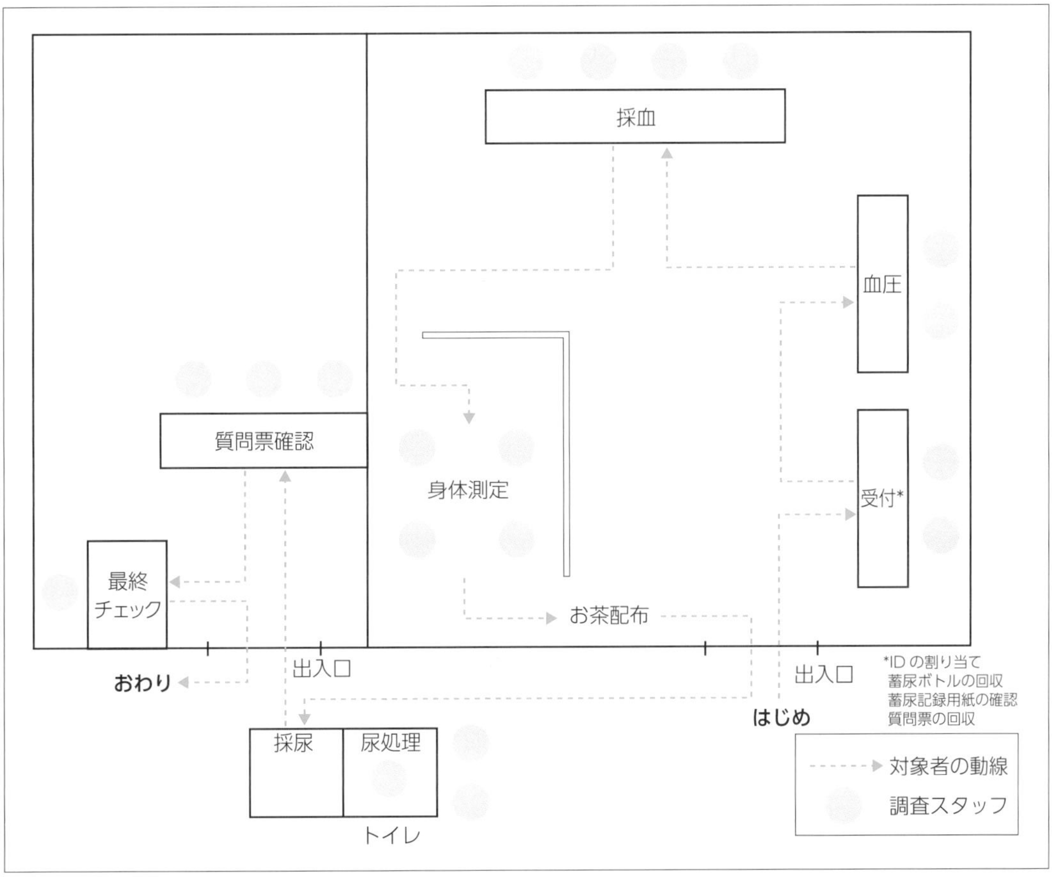

採血
血圧
受付*
身体測定
質問票確認
最終チェック
お茶配布
出入口
出入口
おわり
はじめ
採尿
尿処理
トイレ
*IDの割り当て
蓄尿ボトルの回収
蓄尿記録用紙の確認
質問票の回収
対象者の動線
調査スタッフ

関連のスタッフ以外に15人もの人員が配置されていることが分かる。筆者も調査当日にここで作業をしたが，とてもスムーズに調査を行うことができた。ちなみに，筆者は可能な限り調査当日に調査会場に出向いて，調査会場のセッティングや流れを確認させてもらったうえで，質問票のチェック作業や尿サンプルの処理など，裏方的な作業をこなした。

この例のようにたくさんの人員を配置するのは難しいこともある。その場合に大切なのは，最小限の人員を確保したうえでリハーサルを繰り返し，できるだけスムーズに調査が進むように準備しておくことである。

5. データ収集の実施

データ収集の準備はここまでで，いよいよ後はデータ収集の実施を残すのみである。データ収集の段階で重要なのは，以下の二点に留意したうえで，とにかく計画どおりに進めることだ。

5.1　研究プロトコルを遵守する

データ収集の段階で最も大切なのは，研究プロトコルの遵守だ。そうでなければ研究プロトコルを作った意味がなくなる。たとえ研究プロトコル上の手順よりも優れた手順に気づいたとしても，この段階では何も変えてはいけない。

もちろん，研究の実施段階で新しいことを盛り込むことはありえない。もしも素晴らしいアイデアが浮かんだら，次の研究まで温めておこう。ちなみに筆者は，研究の実施中は肉体労働に徹するというつもりでやっている。そうしておけば，研究プロトコルからの逸脱も起こりにくいし，主観的な判断も入りづらくなる。

5.2 不測の事態に対応する

これまで見てきたように，研究の準備はさまざまなことを想定したうえで行われるわけであるので，注意深く進めておけば，研究の根幹を揺るがすような不測の事態というものはそうそう起きないであろう。実際，女子大学生研究で起こった不測の事態というものは思い出せない。

ただし「女性三世代研究」では，研究の準備も完了して，あとは調査を実施するだけ，という段階で東日本大震災が起きた。そこで，震災の影響が比較的小さいと考えられた北海道および西日本（富山県，岐阜県および愛知県以西）では予定どおりに調査を実施する一方，それ以外の地域での調査は（1年後に実施できることを期待して）中止することにした[21,22]。どんな状況でも，研究プロトコルに沿ったうえで最善の選択を目指して対応するのが重要であろう。

コラム　女子大学生研究は失敗だった？

女子大学生研究はとてもうまくいった調査だと思われるかもしれないが，完全にそうともいえない。例えば，肺機能に関するデータなど，全く使いものにならなかった（少なくとも論文にできなかった）データはたくさんある。さらに，研究が完了した後，解析を始めて気づいたいちばんの弱点は，サンプルサイズが小さすぎることであった。筆者らの見込みが甘すぎたということだが，これはもうどうしようもない。

そこで筆者らは，調査を実施した翌年，母世代を対象とした同様の調査を実施する予定であったのを変更して，再び学生世代に対して（ほぼ）同じ調査（第二次調査）を実施することにした。

これは結果的に大成功であった。両者を合わせたときの対象者数は1100を超え，大抵の解析において十分なサンプルサイズとなったのだ。女子大学生研究から生まれた論文は，BMIと食事摂取量の申告誤差との関連の論文[36]などを含む29編にのぼる。もしも第二次調査を実施していなかったとしたら，その大部分は存在していないであろう。

参考文献

1) Stookey JD. Energy density, energy intake and weight status in a large free-living sample of Chinese adults: exploring the underlying roles of fat, protein, carbohydrate, fiber and water intakes. Eur J Clin Nutr 2001;55:349-59.
2) Marti-Henneberg C, Capdevila F, Arija V, et al. Energy density of the diet, food volume and energy intake by age and sex in a healthy population. Eur J Clin Nutr 1999;53:421-8.
3) Howarth NC, Huang TT, Roberts SB, et al. Dietary fiber and fat are associated with excess weight in young and middle-aged US adults. J Am Diet Assoc 2005;105:1365-72.
4) Howarth NC, Murphy SP, Wilkens LR, et al. Dietary energy density is associated with over-

weight status among 5 ethnic groups in the multiethnic cohort study. J Nutr 2006;136:2243-8.
5) Kant AK, Graubard BI. Secular trends in patterns of self-reported food consumption of adult Americans: NHANES 1971-1975 to NHANES 1999-2002. Am J Clin Nutr 2006;84:1215-23.
6) Ledikwe JH, Blanck HM, Khan LK, et al. Dietary energy density is associated with energy intake and weight status in US adults. Am J Clin Nutr 2006;83:1362-8.
7) Kant AK, Graubard BI. Energy density of diets reported by American adults: association with food group intake, nutrient intake, and body weight. Int J Obes 2005;29:950-6.
8) Mendoza JA, Drewnowski A, Christakis DA. Dietary energy density is associated with obesity and the metabolic syndrome in U.S. Adults. Diabetes Care 2007;30:974-9.
9) Cuco G, Arija V, Marti-Henneberg C, et al. Food and nutritional profile of high energy density consumers in an adult Mediterranean population. Eur J Clin Nutr 2001;55:192-9.
10) de Castro JM. Dietary energy density is associated with increased intake in free-living humans. J Nutr 2004;134:335-41.
11) Yao M, McCrory MA, Ma G, et al. Relative influence of diet and physical activity on body composition in urban Chinese adults. Am J Clin Nutr 2003;77:1409-16.
12) Iqbal SI, Helge JW, Heitmann BL. Do energy density and dietary fiber influence subsequent 5-year weight changes in adult men and women? Obesity 2006;14:106-14.
13) Murakami K, Sasaki S, Takahashi Y, et al. Dietary energy density is associated with body mass index and waist circumference, but not with other metabolic risk factors, in free-living young Japanese women. Nutrition 2007;23:798-806.
14) Murakami K, Sasaki S, Okubo H, et al. Association between dietary fiber, water and magnesium intake and functional constipation among young Japanese women. Eur J Clin Nutr 2007;61:616-22.
15) Campbell MJ, Julious SA, Altman DG. Estimating sample sizes for binary, ordered categorical, and continuous outcomes in two group comparisons. BMJ 1995;311:1145-8.
16) Kobayashi S, Murakami K, Sasaki S, et al. Comparison of relative validity for food group intake estimated by comprehensive and brief-type self-administered diet history questionnaires against 16 d dietary records in Japanese adults. Public Health Nutr 2011;14:1200-11.
17) Kobayashi S, Honda S, Murakami K, et al. Both comprehensive and brief self-administered diet history questionnaires satisfactorily rank nutrient intakes in Japanese adults. J Epidemiol 2012;22:151-9.
18) Sasaki S, Yanagibori R, Amano K. Validity of a self-administered diet history questionnaire for assessment of sodium and potassium: comparison with single 24-hour urinary excretion. Jpn Circ J 1998;62:431-5.
19) Sasaki S, Ushio F, Amano K, et al. Serum biomarker-based validation of a self-administered diet history questionnaire for Japanese subjects. J Nutr Sci Vitaminol 2000;46:285-96.
20) Okubo H, Sasaki S, Rafamantanantsoa HH, et al. Validation of self-reported energy intake by a self-administered diet history questionnaire using the doubly labeled water method in 140 Japanese adults. Eur J Clin Nutr 2008;62:1343-50.
21) Kobayashi S, Asakura K, Suga H, et al. High protein intake is associated with low preva-

lence of frailty among old Japanese women: a multicenter cross-sectional study. Nutr J 2013;12:164.

22) Kobayashi S, Asakura K, Suga H, et al. Cohabitational effect of grandparents on dietary intake among young Japanese women and their mothers living together. A multicenter cross-sectional study. Appetite 2015;91:287-97.

23) Doi Y, Minowa M, Uchiyama M, et al. Psychometric assessment of subjective sleep quality using the Japanese version of the Pittsburgh Sleep Quality Index (PSQI-J) in psychiatric disordered and control subjects. Psychiatry Res 2000;97:165-72.

24) Wada K, Tanaka K, Theriault G, et al. Validity of the Center for Epidemiologic Studies Depression Scale as a screening instrument of major depressive disorder among Japanese workers. Am J Ind Med 2007;50:8-12.

25) Magnusson A. Validation of the Seasonal Pattern Assessment Questionnaire (SPAQ). J Affect Disord 1996;40:121-9.

26) Okawa M, Shirakawa S, Uchiyama M, et al. Seasonal variation of mood and behaviour in a healthy middle-aged population in Japan. Acta Psychiatr Scand 1996;94:211-6.

27) Moos RH. The development of a menstrual distress questionnaire. Psychosom Med 1968;30:853-67.

28) Nagata C, Hirokawa K, Shimizu N, et al. Soy, fat and other dietary factors in relation to premenstrual symptoms in Japanese women. BJOG 2004;111:594-9.

29) Kupperman HS, Blatt MH, Wiesbader H, et al. Comparative clinical evaluation of estrogenic preparations by the menopausal and amenorrheal indices. J Clin Endocrinol Metab 1953;13:688-703.

30) Nagata C, Takatsuka N, Kawakami N, et al. Soy product intake and hot flashes in Japanese women: results from a community-based prospective study. Am J Epidemiol 2001;153:790-3.

31) Whitehead WE, Chaussade S, Corazziari E, et al. Report of an international workshop on management of constipation. Gastroenterol Int 1991;4:99-113.

32) Hannestad YS, Rortveit G, Sandvik H, et al. A community-based epidemiological survey of female urinary incontinence: the Norwegian EPINCONT study. Epidemiology of Incontinence in the County of Nord-Trondelag. J Clin Epidemiol 2000;53:1150-7.

33) Masue T, Wada K, Nagata C, et al. Lifestyle and health factors associated with stress urinary incontinence in Japanese women. Maturitas 2010;66:305-9.

34) Fukuhara S, Bito S, Green J, et al. Translation, adaptation, and validation of the SF-36 Health Survey for use in Japan. J Clin Epidemiol 1998;51:1037-44.

35) Ikebe K, Watkins CA, Ettinger RL, et al. Application of short-form oral health impact profile on elderly Japanese. Gerodontology 2004;21:167-76.

36) Murakami K, Sasaki S, Takahashi Y, et al. Misreporting of dietary energy, protein, potassium and sodium in relation to body mass index in young Japanese women. Eur J Clin Nutr 2008;62:111-8.

第5章

研究の発表

何かを書くときには，自分にストーリーを語って聞かせればいい。手直しをするときにいちばん大事なのは，余計な言葉をすべて削ることだ

スティーヴン・キング（訳・田村義進）『書くことについて』小学館文庫，2013年

科学の発展に貢献するためには，研究成果を学術論文として残しておく必要がある。しかし，論文を書くのは簡単ではない。どんなによい研究をしても，論文の書き方や学会発表のやり方がうまくいかなければ，その研究は世の中に認知されない。よって，研究内容を伝えるための効果的な方法を知ることは重要である。

本章では，論文作成の一連の流れと方法，学会発表の基本を解説する。筆者が指導してきた大学院生の多くがこのやり方をもとにして英語論文を書くことに成功した[1-11]。さらに，学部学生も，これまで指導した10人全員が卒業論文を英語で書き，そのうち7人は国際雑誌に論文を掲載させた[12-18]。ここで紹介する方法をぜひ最大限に活用してほしい。

第4章で見てきた流れに沿って，ある研究テーマに関するデータ収集が完了していれば，次のステップは，論文として研究成果をまとめることだ。ここでは，女子大学生研究のデータをもとに執筆した，**食事性酸塩基負荷**と代謝マーカーとの関連についての論文[19]（「村上論文B」と呼ぶ）を題材に，論文執筆の流れとノウハウを解説する。村上論文Bの概要をBox 5-1に示す。

Box 5-1　村上論文Bの概要

タイトル	日本人若年女性における食事性酸塩基負荷と代謝マーカーとの関連
背景	食事によって引き起こされる軽度の代謝性アシドーシスは，おそらくコルチゾールの産生を増加させることによって，代謝マーカーに悪影響を及ぼす可能性がある。また，食事摂取量に関する情報を用いて，食事性酸塩基負荷を推定する方法が確立されている。しかし，食事性酸塩基負荷と代謝マーカーとの関連は検討されていない。
目的	目的は，自由生活を送る集団において，食事性酸塩基負荷と代謝マーカーとの関連を横断的に検討することである。
対象	対象は，18～22歳の日本人女性（栄養士養成校学生）1136人である。
方法	食事性酸塩基負荷の指標として，**潜在的腎臓酸負荷**（PRAL）と食事性たんぱく質／カリウム比（Pro:K）の二つを用いた。各栄養素の推定摂取量は，妥当性を確認済みの食事歴法質問票から得た。
結果	潜在的交絡因子を調整した後，PRALおよびPro:Kが高いこと（酸性に傾いた食事）は，収縮期および拡張期血圧の上昇と関連していた。また，PRALは，総コレステロールおよびLDLコレステロールとの間に正の関連を示した。さらに，Pro:KはBMIおよび腹囲と正の関連を示した。
結論	自由生活を送る若年日本人女性において，酸性に傾いた食事負荷は，いくつかの代謝マーカーと関連していた。

村上論文BのPubMedのURLは次のとおり：https://pubmed.ncbi.nlm.nih.gov/18279559/

出典）Murakami et al.[19]

食事性酸塩基負荷（dietary acid-base load）[20]：食事は酸や塩基の前駆体を供給するため，食事の組成は酸塩基平衡に影響を与える。一般に，たんぱく質を多く含む食品は酸性に，カリウムを多く含む食品はアルカリ性に傾ける。

潜在的腎臓酸負荷（potential renal acid load, PRAL）[20]：一般に，たんぱく質，リン，カリウム，カルシウム，マグネシウム摂取量から推定される。

1. 論文の書き方

論文執筆の流れは Box 5-2 に示すとおりだ。各ステップについて順番に説明していく。

1.1 研究テーマの設定

論文の一つ一つには，具体的な研究テーマが必要なので，論文執筆において最初にするべきは研究テーマの設定である。テーマ設定のやり方には大きく分けて，次の二つのパターンがある。

Box 5-2 論文執筆の流れ

ステップ 1
研究テーマの設定
1. 先行研究が十分にあるとき：エビデンステーブルをもとにテーマを設定する
2. 先行研究が十分にないとき：推論からテーマを導く
ステップ 2
データ解析のための準備
1. きれいなデータセットを作る
2. 基本的な対象者特性を把握する
3. 解析対象者の除外条件と包含条件を明確にする
4. メインの変数を決める
5. メインの解析法を決める
6. 交絡因子を決める
ステップ 3
データ解析
1. メインの解析をする
2. メインの解析の補足解析をして結論を導く
3. メインの解析以外の解析をして論理展開を組み立てる
4. 研究の限界を把握する
5. 実際に図表を作る
ステップ 4
論文執筆の前に
1. 投稿先雑誌を定める
2. オーサーシップを明確にする
3. 論文のタイトルを決める
4. 論文を書くための基本的心構えを理解する
ステップ 5
論文執筆
1. 結果セクションを書く
2. 方法セクションを書く
3. 抄録を書く
4. 緒言セクションを書く
5. 考察セクションを書く
ステップ 6
論文投稿
1. 英文校閲
2. カバーレターの作成
3. 査読者の推薦
4. 論文の修正

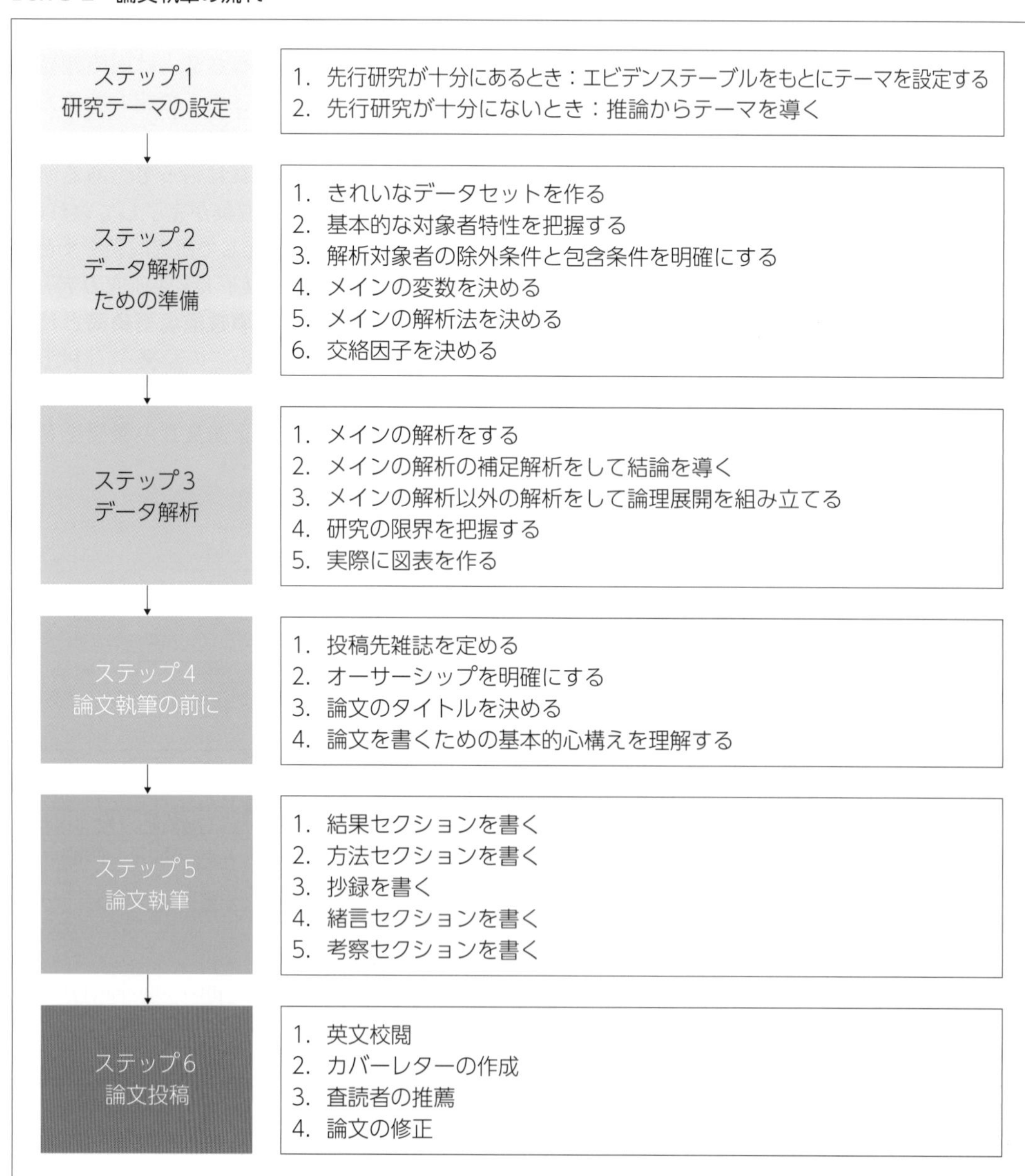

（1）先行研究が十分にあるとき：エビデンステーブルをもとにテーマを設定する

研究テーマの設定方法の一つは，「同じテーマの先行研究がエビデンステーブルが作れるほど十分にある場合」である。大雑把な見積もりだが，非常に似通った内容の論文が３本以上あるとみなせれば，エビデンステーブルを作れると考えてよいだろう。

エビデンステーブルが作れる場合は，第３章（p. 76 参照）で見たように，全体の知見を解釈したうえで，明確な研究テーマを設定しよう。

（2）先行研究が十分にないとき：推論からテーマを導く

もう一つのパターンは，「同じテーマの先行研究がエビデンステーブルが作れるほど十分にない場合」である。村上論文Ｂはこのパターンであり，研究を行った 2007 年当時には同じテーマの先行研究がほとんどなかった。そこで，この論文を例に，研究目的がどのように構築されるのかを見ていこう。

村上論文Ｂにおいて研究目的を定めるまでの流れを Box 5-3 に示す。アイデアの基盤となったのは，１本の総説である[21]。その総説は，「メカニズムから考えると，酸性に傾いた食事はメタボリックシンドロームのリスクを上げるかもしれない」という仮説を提唱していた。これを読んで筆者は，「酸性に傾いた食事は代謝マーカーに悪影響を与える」という仮説を立てた。そこで，この総説をもとにして，第４章（p. 86 参照）で示した方法で，食事性酸塩基負荷と代謝マーカーに関する文献を網羅的に収集していった。その結果，食事性酸塩基負荷と代謝マーカーとの関連を調べた観察研究は存在しないことが明らかになった。

一方で，栄養素摂取量データから食事性酸塩基負荷を推定する方法論はすでに確立されていた。つまり「食事性酸塩基負荷と代謝マーカーとの関連を調べた観察研究は存在しないが，食事性酸塩基負荷は栄養素摂取量から推定でき

Box 5-3　一つ一つの論文を論理的につなぎ合わせて研究目的を作り出した例：村上論文Ｂの場合

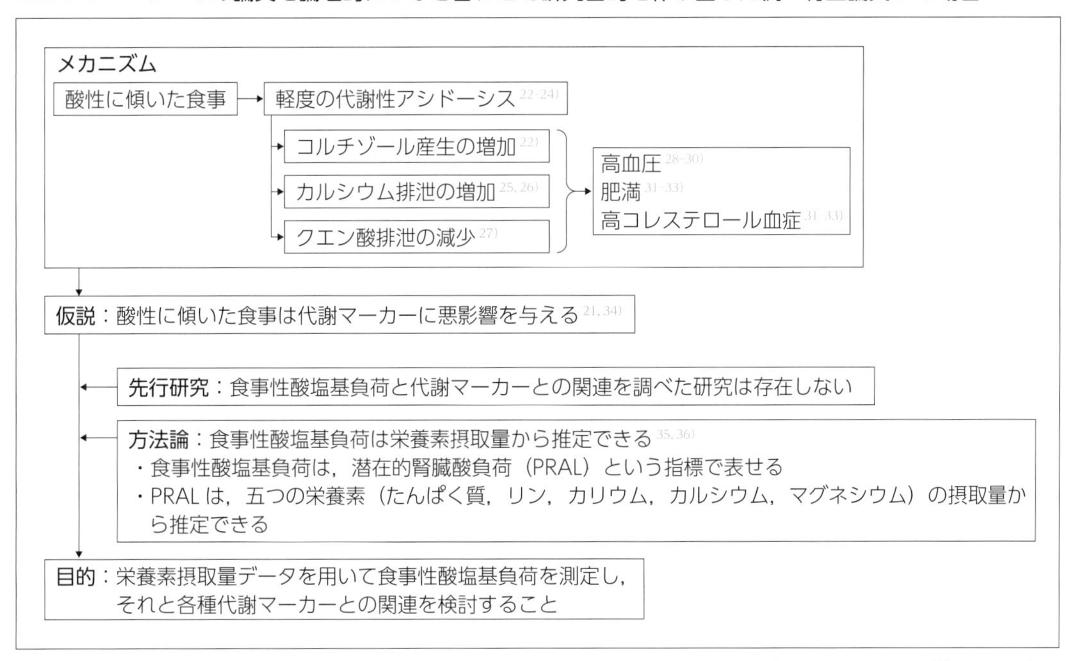

出典）Murakami et al.[19]をもとに作成

る」ということが明らかになった。そこで，研究目的を「栄養素摂取量データを用いて食事性酸塩基負荷を測定し，それと各種代謝マーカーとの関連を検討すること」とした。

このように，先行研究が十分にない場合には，一つ一つの論文で明らかになっていることを論理的につなぎ合わせていって，一つの推論（研究目的）を作り出せばよい。

1.2 データ解析のための準備

研究目的が定まったからといってすぐにデータ解析を開始するのはよくない。データをうまく解析するためには綿密な準備が必要だ。ここでは，データ解析の前に必要な作業を六つ紹介する。

（1）きれいなデータセットを作る

自分でデータを集めた場合でも既存のデータを使用する場合でも，データセットはできる限りきれいに作ろう。きれいというのは「誰がいつ見ても必要十分なことが分かる」ということである。例として，第4章（p. 96，Box4-7 参照）で示した身体活動に関する質問のデータセットの一部を Box 5-4 に示す。きれいなデータセットを作るポイントは，①質問項目，②データの種類（数値か，選択肢を数値化したものか，文字データか），③どんな選択肢があって，それぞれがどのように表されているか，④**欠損値（欠損データ）**[*1] はどのように示されているか，が明らかになっていることだ。

[*1] データがないこと。未回答などでデータが得られないときに発生する。

Box 5-4 身体活動に関する質問のデータセット（粗データを加工したうえで一部を抜粋）

ID	身体活動「強い」有無	日数	時間	分	
	身体活動				←①質問項目
	「強い」				
	有無	日数	時間	分	
5けた（先頭の2けたで施設を示す）	✓あり＝「0」 ✓なし＝「1」	（数値-入力欄） 強い運動が"なし"の場合や無記入＝「（空欄）」	（数値-入力欄） 強い運動が"なし"の場合や無記入＝「（空欄）」	（数値-入力欄） 強い運動が"なし"の場合や無記入＝「（空欄）」	←②データの種類 ③選択肢の表し方 ④欠損値の表し方
98001	0	2	0	10	←実際のデータ
98002	1				
98003	0	20	0	25	

コラム　どんなふうに研究テーマを思いつくのか

大学院生や若手研究者に聞かれて困る質問の一つが「どんなふうに研究テーマを思いつくか」だ。いつもうまくいく方法があるなら筆者も知りたいくらいだ。とりあえず筆者は，普段から常に研究のことを考えるように心がけている。また，時間が許す限り論文を読むようにしている。そして，何か思いついたり気になったりしたときには，スマホでメモを取っておいて，できるだけ時間を置かずにそれについて PubMed で検索してみる。このようなことを日々繰り返していると，ごくたまに，よいアイデアが浮かんでくることがある。浮かんだアイデアのうちの1割くらいが実際の研究テーマとなる。研究テーマが浮かばない状態が普通なので，テーマが浮かばなくてもがっかりする必要はないだろう。

欠損値（missing values）　**欠損データ**（missing data）

「ここまでの経緯を全く知らない人でも説明なしに読み取れるか」という視点で作るとよい。

(2) 基本的な対象者特性を把握する

データセットができた後にまずやるべきことは，対象者の特性を把握することである。具体的には，基本的な特性，例えば，性別，年齢，身長，体重，喫煙歴，飲酒習慣，エネルギー摂取量，健康状態（病気の有無）の分布を見る。どこまでを基本的な特性とみなすかを決めるには，似たような対象集団や研究テーマの論文を読んで参考にするとよいだろう。

女子大学生研究の対象者特性を調べて明らかになったのは，対象者は女性のみで，大部分が18～22歳で，身長と体重の欠損値はほとんどなく，喫煙習慣や飲酒習慣があるものはわずかで，エネルギー摂取量が極端に多かったり少なかったりする人はきわめてまれで，2型糖尿病などの慢性疾患を有する人も少ない，ということであった。

このように基本的な対象者特性を調べることで，欠損データを有する対象者の数が分かるし，異常値（例：体重が250 kg，身長が15 cm）も見つけられるだろう。欠損値や**異常値**は，解析に含める対象者の選定や解析方針に関わってくるので，この時点で把握しておくのはとても有用である。

(3) 解析対象者の除外条件と包含条件を明確にする

解析をする前には必ず「どの対象者を解析に含めるか」，すなわち**除外基準**と**包含基準**を決めなければならない。村上論文Bでは Box 5-5 のとおりである。

除外条件と包含条件はこのように対になるので，一方のみを定める（例えば除外条件のみ）だけでもよい。一般的に除外（含有）条件には「データがないので除外せざるをえない」というケース（Box 5-5 の②や⑥），「データの質が不十分なので除外する」というケース（③や⑦），「結果に大きな影響を与えそうな要因（交絡因子）を制御するために除外する」というケース（①，④，⑤）がある。どれも重要なので，似たような集団を対象とした研究や，似たようなテーマを検討した研究の論文で，どのような条件を設定しているかを十分に吟味してから除外・包含条件を決めるのがよい。

Box 5-5　村上論文Bにおける解析対象者の除外条件と包含条件

項目	除外条件	包含条件
① 年齢	23歳以上	18～22歳
② 質問票の回答状況	回答していない質問票がある	全ての質問票に回答している
③ エネルギー摂取量	500 kcal/日未満あるいは 4000 kcal/日より多い	500～4000 kcal/日
④ 食事指導を受けた経験	あり	なし
⑤ 慢性疾患の既往歴	あり	なし
⑥ 代謝マーカー	欠損値あり	欠損値なし
⑦ 血液採取	非空腹時	空腹時

出典）Murakami et al.[19]をもとに作成

異常値（outlier）　**除外基準**（exclusion criteria）　**包含基準**（inclusion criteria）

(4) メインの変数を決める

解析対象者が決まったら，次に決めるのは使用する変数である。まずは最も大事なメインの変数，すなわち原因と考えられる変数（説明変数）と結果と考えられる変数（目的変数）を決める必要がある。とはいえ，メインの変数は研究目的に密接に関係しているので，それほど苦労せずに決められることが多いだろう。村上論文Ｂでは Box 5-6 のとおりだ。

メインの変数を決める前に，それぞれの変数についての測定法や妥当性に関する文献を集めて読んでおく必要がある。それぞれの変数をメインの解析で扱っている質の高い論文をいくつか読んで，方法セクションなどで引用されている論文があれば適宜たどる，というのが正攻法だろう。これらの文献は，論文中の方法セクションで引用されることになる。

(5) メインの解析法を決める

メインの変数を決めた後にはメインの解析法を決めよう。ここで徹底したいのは，第２章で説明した統計の基礎をもとに，先行研究を踏まえたうえで，解析をする前に解析法を決める，ということだ。くれぐれも，手当たり次第にいろいろな解析をやってみて，得られた結果を見てから最終的にどれを採用するか判断する，ということはやめよう。

村上論文Ｂでは，説明変数（食事性酸塩基負荷の指標となる二つの変数）をもとにして，人数が均等になるように対象者を５群に分けた。

Box 5-6　村上論文Ｂにおける説明変数と目的変数

説明変数	食事性酸塩基負荷の指標となる二つの変数：潜在的腎臓酸負荷（PRAL），たんぱく質／カリウム比（Pro:K）
目的変数	10 種類の代謝マーカー：BMI，腹囲，収縮期血圧，拡張期血圧，総コレステロール，HDL コレステロール，LDL コレステロール，中性脂肪，空腹時血糖，ヘモグロビン A1c

出典）Murakami et al.[19] をもとに作成

そのうえで，各群における目的変数（10 種類の代謝マーカー）の平均値を計算し，傾向検定（p. 38 参照）を行った。これは，栄養学研究において最もよく使われる手法の一つだ。

(6) 交絡因子を決める

解析法が決まったら，交絡因子としてメインの解析に投入する変数を決めよう。交絡因子を決める際には，同じようなテーマの先行研究を大いに参考にするのがよい。場合によっては違うテーマまで広げて論文を読んでおく必要もある。

村上論文Ｂの場合には同様のテーマの先行研究がなかった。そのため，食事のエネルギー密度と代謝マーカーとの関連を検討した先行研究（p. 86 参照）を参考にして，居住地域，居住地域の規模，調査年，喫煙，身体活動を交絡因子とした。また，BMI 以外の代謝マーカーを目的変数とした解析では BMI も，そして BMI と腹囲以外の代謝マーカーを目的変数とした解析では腹囲も交絡因子とした。飲酒については，平均のアルコール摂取量がとても低かった（1.5 g/ 日）ので，交絡因子とは考えないこととした。また，年齢についても対象集団における年齢幅が小さかったので，交絡因子とはしなかった。

1.3 データ解析

ここまで綿密に準備しておけばスムーズにデータ解析を進められる。順番に見ていこう。ここからの説明が分かりやすくなるように，村上論文Ｂにおける表の構成を Box 5-7 に示す。

(1) メインの解析をする

まず，メインの解析をしよう。というのは，論文のストーリー（内容や結論）は結局のところ，メインの解析の結果に大きく左右されるし，メインの解析の結果によって，それ以外に何を示すべきか（あるいは何を示さないべき

Box 5-7　村上論文 B における表の構成

Table 1	対象者特性
Table 2	食事性酸塩基負荷の五分位で分けたグループごとの対象者特性
Table 3	食事性酸塩基負荷の五分位で分けたグループごとの栄養素および食品摂取量
Table 4	食事性酸塩基負荷の五分位で分けたグループごとの代謝マーカー

出典）Murakami et al.[19]をもとに作成

か）が決まってくるからだ。村上論文Bにおけるメインの解析結果は Table 4 に掲載されている。Box 5-8 にその内容を簡単にまとめた。

結果を見ると，潜在的腎臓酸負荷（PRAL）とたんぱく質/カリウム比（Pro:K）の両方が，収縮期および拡張期血圧と正の関連を示している。また，PRAL は総コレステロールおよび LDL コレステロールと，Pro:K は BMI および腹囲と正の関連を示している。PRAL と Pro:K は両者とも，値が大きいほど酸性に傾いた食事であることを示す。よって，「酸性に傾いた食事を摂取している人ほど血圧が高く，肥満傾向で，LDL コレステロール値が高い」という結果が得られたといえる。全体としては仮説を支持する結果であると解釈できるだろう。

解析をしてみたら，仮説を支持する結果にならないこともある。だからといって，あれこれと試してみるのは基本的にやめよう。研究は，仮説を検証するためになされるのであって，仮説を支持する結果を得るためになされるのではない。仮説を支持しなくても，データの質が高ければ意義のある研究であるので，きちんとまとめて論文にすべきだ。ちなみに，仮説を支持しない結果をどのようにまとめて論文にするかについては，筆者の「カルシウムおよび乳製品摂取量と BMI との関連」を調べた論文[37]が参考になるかもしれない。

（2）メインの解析の補足解析をして結論を導く

メインの解析が終わった後には，「メインの解析の結果がほんの少しの操作で大きく変わってしまわないか」を確かめておくのがよい。これを**感度分析**という。例えば村上論文Bでは，以下のような補足の解析において，メインの解

Box 5-8　村上論文 B におけるメインの解析結果

目的変数：代謝マーカー	説明変数：食事性酸塩基負荷	
	潜在的腎臓酸負荷（PRAL）	たんぱく質/カリウム比（Pro:K）
BMI	＋	＋＋
腹囲	＋	＋＋
収縮期血圧	＋＋	＋＋
拡張期血圧	＋＋	＋＋
総コレステロール	＋＋	---
HDL コレステロール	---	---
LDL コレステロール	＋＋	---
中性脂肪	---	---
空腹時血糖	---	---
ヘモグロビン A1c	---	---

＋＋：有意な正の関連（$P<0.05$），＋：有意には至らなかった正の関連（$P=0.05\sim0.10$），---：関連なし（$P>0.10$）

出典）Murakami et al.[19]をもとに作成

感度分析（sensitivity analysis）

析結果と同様の結果が得られることを確かめた。

① 投入している交絡因子を一つずつ抜いた場合
② 交絡因子とみなしてもよいかもしれないサプリメントの使用を解析に投入した場合
③ 喫煙者（全対象者の3%）を解析から除外した場合

行う解析によっては，結果が大きく変わるかもしれない。その場合には，その解析をする必要がないという説明や論理を準備しておくとよい。例えば村上論文Bでは，尿中有機酸排泄量という，食事と独立した酸塩基負荷の指標を交絡因子として投入すると，食事性酸塩基負荷と肥満指標（BMIと腹囲）との関連が消失した。しかしながらこれは，尿中有機酸排泄量が身長と体重から推定されたためであると考えられた。つまり，尿中有機酸排泄量を交絡因子として扱うのは調整のしすぎ（**過調整**）と考えられた。よって，尿中有機酸排泄量を交絡因子として扱わないことに決めた。

このように「メインの解析結果はほんの少しの操作で大きく変わるようなものではない」という確証が得られれば，メインの解析結果をもとにして研究全体の結論を導き出してよいことになる。村上論文Bの場合，結論は「自由生活を送っている若年日本人女性において，酸性に傾いた食事性酸塩基負荷は，いくつかの代謝マーカーと関連していた」となった。

(3) メインの解析以外の解析をして論理展開を組み立てる

メインの解析を終えれば，残りの解析を安心して進められる。残りの解析とは，対象者特性に関する解析とメインの解析を解釈するための解析だ（p. 65参照）。メインの解析以外に何を解析するかについての明確なルールはないが，対象者特性と，メインの説明変数（ここでは食事性酸塩基負荷）と交絡因子との関連は，いつも示したほうがよいだろう。これらの解析は，対象者がどのような特性をもつ集団であるかを示すために重要である。村上論文Bの場合，対象者特性を示す解析（Table 1），食事性酸塩基負荷と交絡因子との関連を示す解析（Table 2），食事性酸塩基負荷とその推定に用いられた栄養素の摂取量と主な食品群の摂取量との関連を示す解析（Table 3）を行った（p. 119, Box 5-7参照）。さらに結果セクションで，食事性酸塩基負荷の指標である二つの変数（PRALとPro:K）の間の相関係数を示した。これは，両者の関連の強さを調べるために行った解析である。ここで行う解析の結果は，論文全体の結論にはあまり影響しないので，機械的に進めよう。

次に，それぞれの解析結果をどの順番で提示するかを決めよう。このとき気をつけたいのは，それぞれの解析結果がつながりをもっているかどうかだ。全体の流れから浮いている無駄な解析や，必要なのに行っていない解析がないかをここで落ち着いて考えてみるとよい。全てが有機的につながっていると思えれば大丈夫だ。

村上論文Bの場合には，読者に「このような集団において（Table 1），このような交絡因子を考慮した（Table 2）ところ，このような結論（Table 4）が得られた」ということを論理的に伝えることができている。ちなみにTable 3は「食事性酸塩基負荷と関連する栄養素・食品摂取量は，このようなものだ」ということを伝えるために存在している。よって，Table 3とTable 4は逆に配置されていてもそれほど違いはないかもしれない。

(4) 研究の限界を把握する

次に，研究の限界を把握する。これは，得ら

過調整（over-adjustment）

れた結果を過大評価して大げさに説明したり，逆に過小評価したりすることを防ぐためである。

研究の限界となりうる主な要素としては，①研究デザイン，②対象集団，③測定法やその妥当性，④交絡，⑤あるべきデータがないこと，などがある。例えば村上論文Bにおける主な限界はBox 5-9のとおりである。

ちなみに村上論文Bの場合には，そのテーマで世界初の観察疫学研究であるという大きな新規性があったので，このような研究の限界にそれほど左右されずに結果を解釈できた。

自分の研究の限界が何なのかを把握するためには，ある程度以上の数の論文を読む必要がある。筆者が筆頭著者として発表した論文は95編以上あり，いずれにおいても研究の限界を丁寧に記述するよう心がけている。研究テーマや対象，研究デザインが合致する場合には参考になるかもしれない。

Box 5-9　村上論文Bにおける主な限界

① 横断研究デザインなので因果関係に言及できない
② 対象者が栄養士養成コースの学生なので，**一般化可能性**は低い
③ 食事データは食事歴法質問票で得られたものなので，実際の食事摂取状況を測定していない
④ 可能な限り交絡因子を調整したが，未知あるいは未測定の因子や，測定が不十分な因子などによって，交絡を十分に制御できていない可能性がある（これを**残余交絡**と呼ぶ）。特に身体活動は大雑把にしか測定できていない
⑤ サプリメントからの栄養素摂取量を考慮できていない

出典）Murakami et al.[19)]をもとに作成

（5）実際に図表を作る

ここまで進めてきて「この内容で論文としてまとめることができる」と確信できたら，図表を作成する。その際，似たような解析をしている先行論文を大いに参考にしよう。

ある解析の結果について，「図でも表でも示すことができそう」というときがあるかもしれないが，基本的には表を選ぼう。なぜなら，表のほうが図よりも情報量が多く，スペースを有効に活用してより多くのデータを示せるからだ。これは，表から図を作ることはできるが，図から表を作れないということを考えれば分かるだろう。よって論文では，散布図など，図を用いないと表現できない解析のみを図で表すようにしよう。

ちなみに筆者の場合，この段階での図表はExcelで作成する。フォーマットを整えたり見た目がよくなるように技巧を凝らしたりはせず，自分自身が見て分かる程度にとどめておく。そして，次項で説明するように投稿先雑誌と論文のタイトルを決定した後，図表をきれいに作り直す。その場合には，表はWordで，図はExcelとPowerPointで作成する。

コラム　論文を読めない人に論文は書けない

論文を読むことができない人に論文を書くことはできない。論文を書きたい人は，まず論文を読めるようにしよう。たくさんの論文を読むことによって，書くことが楽になるはずだ。筆者の印象に過ぎないが，一つの論文を書くためには100本ほどの論文を読んでおく必要がある。

一般化可能性（generalizability）　**残余交絡**（residual confounding）

1.4 論文執筆の前に

図表が完成したら，次はいよいよ論文の執筆にとりかかる。しかしその前に，二つの大切なことを済ませよう。投稿先雑誌の選定とオーサーシップの確認だ。

(1) 投稿先雑誌を定める

論文を書き始める前に必ず投稿先雑誌を決めよう。これは，**投稿規定**が雑誌によってかなり異なるためである。例えば，論文の長さ（単語数）や図表の数に規定がある雑誌もあれば，ない雑誌もある。よって，論文を書き始める前に投稿する予定の雑誌を決めたほうが効率的に論文を書くことができる。

どの雑誌に投稿するのも自由だが，似たようなテーマの論文が載っているかどうかや，インパクトファクター，単語数や図表の数のルール，**論文投稿料・論文掲載料**の有無や・その金額を手がかりとして決めるとよいだろう。学生であれば指導教員の先生とよく相談して決めよう。卒論などで投稿を予定していない場合で

コラム　卒業論文作成のスケジュール：実例

卒業論文は，ほとんどの人にとって人生ではじめて論文を書く経験となるので，どのようなスケジュールで進めたらよいか分からないだろう。参考までに，滋賀県立大学での筆者の指導経験を示す。大前提は「研究は楽しい」という成功体験を積んでもらいたいということである。なおこの例は，既存のデータを新たな視点で解析してまとめるというタイプの研究である。

事前にやること	・学生が好きなテーマを選べるよう，複数のテーマと必要な論文をあらかじめ準備しておく ・「1000時間かければよいものができる」と伝える ・スケジュールを明確に提示する
4月	・それぞれの学生と面談して，興味・関心をつかむ ・学生ごとに，興味をもちそうな論文を数編渡して読んでもらう ・相談のうえ，卒論のテーマを決める
5～7月	・卒論作成に必須と思われる質の高い論文（50本程度）を読んでもらう ・疑問点などは随時確認してもらう（以降も同様） ・週1回程度のゼミで進捗を共有しておく（以降も同様）
8月	・データ解析のための準備
9月	・データ解析
10月	・図表の作成 ・タイトルを決める
11月	・結果セクション，方法セクション，抄録の執筆
12月	・緒言セクション，考察セクションの執筆
1月	・全体を修正したのち，卒論提出 ・発表会用のスライド作成
2月	・発表練習，発表会

投稿規定（instructions for authors）　**論文投稿料**（submission fee）
論文掲載料（article processing charge, APC）

も，何らかのルールがあるほうが書きやすいので，「この雑誌の投稿規定に合わせて書こう」と決めるとよい。

どの雑誌でも基本的にはかなり細かい投稿規定が文章として示されている。分量が多いので，それを全て読むのは大変だ。そこで，投稿規定の文章をある程度読んだうえで，その雑誌に掲載されている最近の論文を数本手に入れておこう。掲載されている論文であれば投稿規定に沿っているはずなので，執筆するときにそれらの論文が手元にあれば，フォーマットの確認などに何かと役立つ。

（2）オーサーシップを明確にする

オーサーシップとは「誰がその論文の著者なのか」ということだ。論文を書き始める前にこれを明確にしておこう。どこまで貢献したら著者となるべきかについては，完全に定まった見解がない。学生であれば基本的には，指導者の先生の指示に従おう。ただし，**ギフトオーサーシップ**（著者としての貢献をしていない人を著者に含めること）と**ゴーストオーサーシップ**（論文に対して重大な貢献をした人を著者に含めないこと）は絶対に避けよう。

（3）論文のタイトルを決める

本文を書き始める前に，まずは論文のタイトルを決める。タイトルは，その論文の内容を一言で表したものであり，一般的に，対象集団，メインの説明変数と目的変数は必ず含まれる（pp. 52-53 参照）。これらに加え，研究デザインが含まれることも多い。本書の引用文献リストに出てくる論文のタイトルで確かめてみるとよいだろう。

タイトルは，論文の中で最も人目に触れるため，非常に重要である。また，論文の執筆にあたってタイトルは内容の方向性の指針となる。論文の内容を的確に表したタイトルをつけよう。

（4）論文を書くための基本的な心構えを理解する

実際に文章を書き始める前に，論文を書くための六つの基本的な心構えと，初心者が陥りやすい落とし穴を押さえておこう。

1）論文特有の書き方のルールに従う

第３章で見たように，論文は高度に形式化・構造化された文書であり，何をどこに書くべきかがほぼ決まっている。論文を書く際にこのことを十分に踏まえておくと，書くのが楽になる。特に，論文を構成する七つの要素（p. 52参照）とそれぞれの要素に固有の役割をしっかりと把握しておこう。

2）常に読み手のことを考える

論文を書くときは常に「この表現で理解してもらえるだろうか？」と自問しよう。「このくらいで分かってもらえるだろう」というような甘えは慎みたい。自分が書いた文章を読み直して，少しでも分かりにくいところがあれば，納得がいくまで推敲する癖をつけよう。

また，書き終わった後に，その研究のことを何も知らない他人になりきって自分が書いた文章を読み直すのはとても大切だ。そのためには，何日か原稿を放っておいた後で見直しをするとよい。

落とし穴：英語論文を日本語で書き始める

英語論文の場合に，とりあえず日本語で書き始めるのはやめよう。なぜなら，日本語は英語ほど論理的な言語ではないため，論理的な文章を日本語で書くのは，論理的な文章を英語で書くよりもはるかに難しいからだ。また，日本語と英語の構造は大きく異なるので，たとえ日本語で論理的な文章を書けたとしても，それをそのまま英語に訳すことは困難である。読者が読むのは英語なので，最初から英語の論理と構造をもとにして，英語で書き進めよう。ただ

ギフトオーサーシップ（gift authorship）　**ゴーストオーサーシップ**（ghost authorship）

し，箇条書きのメモなどを日本語で準備するのはよいだろう。

3）文章は一から作らず上手に真似をする

自分で一から文章を作らなければいけないと考えるのはやめよう。例えば通常，論文では疑問文は使用されない。仮定法などの回りくどい表現も，よほどのことがない限り使われない。また，didn't などのアポストロフィを用いた省略なども使用しない。このような書き方のルールは，慣習的に決まっているものであるため，世の中に存在する論文から学ぶほかない。

文章の構造や論理展開，表現法も自分で一から作ろうとするのではなく，自分が言いたいことを表現するために使えそうな文章を，既存の論文から見つけてきて上手に真似をしたほうがよい。既存の論文から文章を探す際には，「自分が書こうとしていること」を明確にしておこう。つまり，「文章を探しながら書く内容を考える」のではなくて「書く内容を定めてから文章を探す」のである。このほうが効率的である。

また，論文を読むときに「自分の論文に使えそうな表現を探す」という目的意識で取り組む時間を作るのもよい。そのようにして文章をストックしていくにつれて，自分で使える表現が増えていくはずだ。

4）コピー・アンド・ペースト（コピペ）は絶対にしない

論文に限らず，コピペは絶対にしてはいけない。「故意ではないコピペ」にも気をつけよう。例えば，ある論文を読んでいて自分の論文の中で使えそうな表現を見つけたとしても，とりあえずコピペするのはやめておこう。というのは，論文を執筆していく過程で，あなたはコピペした文章のことを忘れてしまうかもしれないからだ。そうなれば，コピペした文章が残ったままで論文投稿・出版まで進んでも何の不思議もない。日頃から，一時的かどうかにかかわらず，コピペという行為自体をしないようにするのがよい。

落とし穴：共著者の論文をコピペする

共著者の論文ならコピペしても問題ないと思っているかもしれないが，共著者の論文をコピペするのとそれ以外の人の論文をコピペするのに違いはない。どちらもやってはいけないことだ。共著者の論文は，必要に応じて大いに参考にすべきだが，コピペはやめよう。

5）納得のいく文章を一つ一つ積み上げていく

文章が伝わるための必要条件は，「一つ一つの文章がそれ自体として意味をなしていて，かつ，各文章のつながりが明確であること」である。よって，文章を他人に伝わるように書く手順はこうなる。

① 一つの文章を，それ自体で成立するように書く
② 次の文章を，それ自体が成立し，かつ，前の文章と明確につながる形で書く

これを繰り返すことでパラグラフができあがり，セクションができあがり，論文全体ができあがる。要するに，一文ずつ丁寧に積み上げていくしかないということだ。一文を納得いくまで推敲して，できあがったら次の一文に進むという作業を地道に進めていこう。

落とし穴：文脈を忘れて文章を作る

取り組んでいる一文に集中する必要があるのはもちろんだが，「その一文はどのような文脈で存在するか」を忘れないようにしよう。どの一文も，それ自体が単独で意味をもって存在するだけでなく，まわりの一文一文と有機的につながっていなければならない。もっというと，どの一文も，それが欠けたら論文が成立しないし，逆に，無駄な文章は論文に一文もないはずだ。

6）何度でも読み返して直す

論文が完成したと思ってからも，何度も何度も読み返して直そう。この作業はあなた自身だけが行うのでなく，指導者の先生や共著者にもお願いする。何回なら十分だと明言はできないが，筆者は最初の頃，少なくとも50回は読み返して，その都度直していた（逆に今は，一度きりで完成させようと集中して書いているので，基本的に1回も読み返さない。その後，共著者に1回だけ読んでもらって完成させる）。

1.5 論文執筆

（1）結果セクションを書く

いよいよ論文執筆だ。それぞれのセクションに何が書かれるかについては第3章で詳しく説明してあるので，ここからは随時参照しながら読むとよいだろう。

どのセクションから書くかは意見が分かれるだろうが，筆者は結果セクションから書くことにしていて，学生にもそうすすめている。理由は，結果セクションは比較的短く，図表を説明していけばよいので，書きやすいからだ。また，引用文献をつける必要がないので，追加で論文を探したり読んだりする必要もない。さらに，結果セクションを最初に書くことによって，研究の内容をより深く把握できるというメリットもある。

結果セクションは，それぞれの図表を一つずつ説明していくつもりで書くとよい。図表に記載されている情報をそのまま文章で繰り返すのではなく，図表から読み取れる事実を説明したりまとめたりした文章を淡々と連ねるのが大切だ。また，これ以降のセクションも同様だが，似たような内容の論文の表現を大いに参考にしよう。

（2）方法セクションを書く

次は方法セクションだ。方法セクションに書くべき内容は，「ⓐ研究デザインと手順」，「ⓑ研究対象者」，「ⓒ測定項目と測定方法」，「ⓓデータ解析」である（p. 58参照）。方法セクションではまず，書くべき項目について，小見出しを考えてみよう。例えば村上論文Bの小見出しは以下の六つである。

① Subjects（対象者）
② Dietary assessment（食事アセスメント）
③ Calculation and validation of dietary acid-base load（食事性酸塩基負荷の算出と妥当性）
④ Cardiometabolic risk factors（心血管代謝系マーカー）
⑤ Other variables（その他の変数）
⑥ Statistical analysis（統計解析）

小見出しをつけるだけで，頭の中がかなり整理されるはずだ。

それぞれの小見出しにおいては，出だしの文章が最も大切であり，最も重要な情報をしっかりと提示する必要がある（p. 58参照）。その後は，必要な情報を論理的な順番で提示していくことを心がけよう。読者は「前から素直に読んでいきさえすれば，必要な情報が手に入るはず」と考えているので，その期待に応えるよう

コラム　論文の各セクションの相対的分量

論文の全体の長さは投稿先雑誌や研究内容に依存するが，各セクションの長さは通常は，方法＞考察＞結果≧緒言となることが多い。ちなみに筆者は，WordのA4サイズで行数を30行，上下左右の余白を2.5 cmに設定しておいて，方法は長さを気にせずに書き，考察は2.5〜4ページ，緒言は1〜1.5ページ，結果は1〜2ページに収めるつもりで書いている。

に書こう。

方法セクションでは「その研究と無関係な人でさえも同じ内容の研究を再現できるほどに十分な情報を提示する」のが基本だ。長さは基本的に気にする必要はないが，短すぎる場合は，必要な情報を十分に提示できていない可能性がある。また，適切な箇所で必要な文献をしっかりと引用しよう。

（3）抄録を書く

次は抄録を書こう。抄録は，単語数や構造化か非構造化かなどが雑誌によって異なる（p. 53参照）ので，まず雑誌の投稿規定を確認しよう。ちなみに，村上論文Bが掲載されたBritish Journal of Nutritionは非構造化抄録で250単語以内という規定がある。

抄録に必要な要素は，背景，目的，方法，結果，結論である（p. 53参照）。この五つの要素のそれぞれにつき，少なくとも一つの文章が必要であると考えよう。抄録を書く手順を，村上論文Bを例に以下に示す。

1）結果セクションからメインの解析結果に関する記述をコピペしてくる

After adjustment for potential confounding factors, higher PRAL and Pro:K (more acidic dietary acid-base loads) were associated with higher systolic and diastolic blood pressure (mean difference between the lowest and highest quintiles = 2.1 mmHg (*P* for trend = 0.028) and 1.6 mmHg (*P* for trend = 0.035) for PRAL, and 2.5 mmHg (*P* for trend = 0.012) and 2.3 mmHg (*P* for trend = 0.009) for Pro:K, respectively). In addition, PRAL showed an independent positive association with total and LDL cholesterol (mean difference = 59 mg/l (*P* for trend = 0.042) and 60 mg/l (*P* for trend = 0.021), respectively). Pro:K was positively associated with BMI and waist circumference independently of potential confounding factors (mean difference = 0.5 kg/m^2 (*P* for trend = 0.024) and 0.8 cm (*P* for trend = 0.012), respectively). No significant associations were observed between PRAL or Pro:K and any of the other cardiometabolic risk factors examined. **（153単語）**

2）方法セクションから対象，説明変数，目的変数に関する記述をコピペしてくる

対象：A total of 1176 Japanese women took part. For the present analysis, women aged 18–22 years were selected (*n* 1154), …The final sample size was 1136 for BMI, waist circumference, and systolic and diastolic blood pressure, 1121 for cholesterol (total, HDL, and LDL) and glycated Hb, 1089 for fasting glucose, and 1088 for fasting TAG. **（56単語）**

説明変数：Dietary habits during the preceding month were assessed using a self-administered comprehensive DHQ.
（14単語）
Remer and colleagues referred to this estimate as PRAL (i.e. NAE = PRAL + OA), and developed the equation for estimating PRAL from dietary information [15,17,30]: PRAL (mEq/d)= 0.4888×protein (g/d)+0.0366× P (mg/d)−0.0205× K (mg/d)− 0.0125×Ca (mg/d)−0.0263× Mg (mg/d). **（52単語）**
Based on this, Frassetto and colleagues proposed the ratio of dietary protein (g/d) to K (mEq/d) (i.e. Pro:K) as an index of dietinduced acid load. **（25単語）**

目的変数：Body height was measured to the nearest 0.1 cm with the subject standing without shoes. Body weight in light indoor clothes was measured to the nearest 0.1 kg. BMI was calculated as body weight (kg) divided by the square of body height (m). Waist circumference was measured at the level of the umbilicus to the nearest 0.1 cm. **(58 単語)**
Systolic and diastolic blood pressure was measured on the left arm with an automatic device. **(15 単語)**
Peripheral blood samples were obtained from subjects after an overnight fast. **(11 単語)**

3）研究目的を一文で書く

We examined associations between dietary acid-base load and cardiometabolic risk factors in a free-living population. **(15 単語)**

4）研究の背景を短めに書く

Mild metabolic acidosis, which can be caused by diet, may adversely affect cardiometabolic risk factors, possibly by increasing cortisol production. Methodologies for estimating diet-induced acid-base load using dietary intake information have been established. To our knowledge, however, the possible association between dietary acid-base load and cardiometabolic risk factors has not been investigated. **(52 単語)**

5）結論を一文で書く

In conclusion, more acidic dietary acid-base load was independently associated with adverse profile of several cardiometabolic risk factors in free-living young Japanese women. **(23 単語)**

6）研究デザインを表す単語をどこかに付け足す

この例では以下のように研究目的に足した。

We cross-sectionally examined associations between dietary acid-base load and cardiometabolic risk factors in a free-living population. **(16 単語)**

7）規定の単語数に収まるように文章を削る

この時点で単語数を大幅にオーバーしている（背景 52 ＋ 目的 16 ＋ 方法 231 ＋ 結果 153 ＋ 結論 23 ＝ 475 単語）。そこで，まず下記のように結果に関する記述を削っていく。色付きで示したのが変更箇所だ。もともとの文章と見比べてみてほしい。

After adjustment for potential confounding factors, higher PRAL and Pro:K (more acidic dietary acid-base loads) were associated with higher systolic and diastolic blood pressure (*P* for trend = 0.028 and 0.035 for PRAL and 0.012 and 0.009 for Pro:K, respectively). In addition, PRAL showed an independent positive association with total and LDL cholesterol (*P* for trend = 0.042 and 0.021, respectively). Pro:K also showed an independent positive association with BMI and waist circumference (*P* for trend = 0.024 and 0.012, respectively). **(81 単語)**

同様に，方法の記述も削っていく。一方で，本文中に登場する略語（この場合 DHQ）は，抄録だけを読んで理解できるように，略していない表記に戻す。

対象：The subjects were 1136 female dietetic students aged 18-22 years.
(11 単語)

説明変数：Dietary acid-base load was characterized as the potential renal acid load (PRAL), which was determined using an algorithm including dietary protein, P, K, Ca and Mg, as well as the ratio of dietary protein to K (Pro:K). Estimates of each nutrient were obtained from a validated comprehensive self-administered diet history questionnaire. **(51 単語)**

目的変数：Body height and weight, waist circumference and blood pressure were measured. Fasting blood samples were collected. **(16 単語)**

これでちょうど250単語（背景52 + 目的16 + 方法78 + 結果81 + 結論23）となる（実際の村上論文Bの抄録とは多少異なる）。もしもこの時点でもオーバーしていたら，研究の背景に関する記述を削ろう。

抄録はこのように，全体の論理展開（特に研究の目的と結論）を十分に把握したうえで結果セクションと方法セクションが完成していれば，機械的に書ける。これは，抄録が論文全体の要約であることを考えれば当たり前である。

抄録を構成する要素（背景，目的，方法，結果，結論）の配分を均等にする必要はない。むしろ抄録は，研究の新規性を中心に記述すべきであり，研究の新規性とは主に研究で得られた結果である。よって基本的には，結果の記述を最優先にしたうえで，他の要素の記述は必要最小限にとどめる，と考えよう。

（4）緒言セクションを書く

次は緒言セクションに取り組もう。緒言セクションは次の要素で構成される（p. 53 参照）。

ⓐ テーマの提示
ⓑ 先行研究の概略
ⓒ 先行研究の問題点
ⓓ 研究の目的

「ⓐテーマの提示」以外の三つは，きちんとした手順で研究目的を構成しているならば，その過程を記述すればよいだけである。「ⓑ先行研究の概略」で重要なのは，同じテーマの先行研究の全てを取りあげることである。先行研究で明らかになっていることといないことをまとめ，自分の研究の意義と目的に論理的につながるように記述しよう。質の高い論文では，このあたりの論理的展開が非常にうまく構築されているので，参考にすべきだ。

この部分（ⓑ〜ⓓ）ができた後で，これらの記述の前（すなわち緒言セクションの冒頭）に，「ⓐテーマの提示」（扱うテーマの概要）を盛り込もう。例えば肥満をテーマとした論文なら，肥満がどのくらい問題なのかを記述するのがよい。子どもの食事を扱った論文ならば，人生の早い段階で適切な食習慣を身につけることの重要性を記述してもよい。同じテーマを扱った論文の緒言セクションにどのようなことが記述されているか調べて，参考にしよう。

ただし，「ⓐテーマの提示」の部分が長くなりすぎたり詳しくなりすぎたりしないようにしよう。そうなると，それ以降で実際に扱う課題（研究目的）が相対的に小さく見えてしまったり，重要でなく思われたりしてしまうからだ。

（5）考察セクションを書く

残すは考察セクションである。最後に考察セクションを残したのは，単に考察セクションが論文の最後に位置するからではなく，書くのが最も難しいからだ。なぜ難しいかというと，内容に関して自由度が高いからである。とはいえ通常は，次の点について記述することが多い（p. 71 参照）。

ⓐ 研究結果の要約と意義
ⓑ 先行研究との比較
ⓒ 研究結果の解釈
ⓓ 研究の長所と限界
ⓔ 結論

このうち，「ⓐ研究結果の要約と意義」と「ⓔ結論」は書きやすい。他のセクションが書けてさえいれば，すぐに書けるであろう。よって，まずはここを完成させよう。これらは内容的にも重複する部分が多いので，同じような文章になっても問題ない。この研究から明らかになったことがしっかりと読者に伝わるように，必要に応じて同じ内容を繰り返し書くのは悪いことではない。

次に「ⓓ研究の長所と限界」を書こう。研究の長所はあえて記述しなくてもよい。どうしても強調したいときだけ，ごく短めに書こう。一方，研究の限界については丁寧かつ緻密に記述しよう（p. 74 参照）。記述するための材料はすでに揃っているはずだ。限界を一つずつ「first」，「second」という副詞を使って並べていくと書きやすい。より重要と思われるものから並べていこう。

ただし，研究の限界を単に羅列するのはよくない。特に，一般論的な限界を並べてもほとんど意味はない。理想的には「このような限界はあるものの，○○のような意義がある」というような記述を心がけよう。村上論文 B では研究の限界を以下のように記述している。

First, the cross-sectional nature of the study does not permit the assessment of causality owing to the uncertain temporality of the association. Nevertheless, there are biologically plausible mechanisms for the relationship between dietary acid-base load and the cardiometabolic risk factors, particularly blood pressure,…

研究デザインに関する限界として「横断研究なので因果関係に言及できない」と述べているが，「Nevertheless（それでも）」以降で，「食事性酸塩基負荷と代謝マーカー，特に血圧との関連については，生物学的にもっともらしいメカニズムが存在する」と述べ，この研究に十分な意義があることを主張している。

Further, because the study population consisted of generally healthy persons, the clinical relevance of our findings remains to be elucidated. Nevertheless, our results should provide valuable insight from a prevention perspective.

対象集団に関する限界として「研究対象者は全般的に健康な人たちであるため，今回の知見の臨床的意義は不明なままである」と述べているが，「Nevertheless（それでも）」以降で，「今回の結果は，予防の観点からは貴重な知見となるはずである」と述べている。

As actual dietary habits were not observed, and the relative validity of the PRAL and Pro:K values derived from the DHQ against the 16 d weighed dietary records was also modest, the results should be interpreted with caution. It should be noted, however, at least for conventional nutrients, that the applicability of the DHQ is comparable to that of dietary questionnaires used in previous studies, in which the relative validity of PRAL and Pro:K was not examined.

食事調査法に関する限界として「実際の食生活は観察されていない。さらに，16 日間秤量食事記録を基準としたときの，DHQ（食事歴法質問票）から算出された食事性酸塩基負荷の妥当性は十分とはいえない。よって，今回の結果の解釈には慎重であるべきである」と述べている。しかし，「It should be noted, however,（しかしながら，着目してほしいのは）」以降で，「一般に広く研究されている栄養素におけるDHQの妥当性は，先行研究で使用された食習慣質問票と同程度である」と述べ，DHQが世界的に見て十分な有用性をもっていることを主張している。

> Further, because of the lack of a reliable composition table for dietary supplements in Japan, nutrient intake from dietary supplements was not included in the analysis. However, the percentage of subjects who consumed dietary supplements containing mostly protein and minerals during the preceding month was only about 2%, and the exclusion of these supplement users did not change the results materially (data not shown). This suggests that it is unlikely that dietary supplements had a major effect on the findings.

「日本には，サプリメントに関して信頼できる成分表がないため，サプリメント由来の栄養摂取は解析に含めなかった」という限界を述べているが，「However（しかしながら）」以降で，「本研究では，最近1か月間にたんぱく質・ミネラル類を主に含むサプリメントを摂取した対象者の割合は約2%に過ぎず，サプリメント使用者を除外しても解析結果に大きな変化はなかった。このことから，サプリメントが研究結果に大きな影響を与えたとは考えにくい」と述べている。

ただし，明らかに研究の限界である事柄については，言い訳がましくならないように気をつけて，素直に記述しよう。村上論文Bでは次のとおりだ。

> Moreover, although adjustments were attempted to compensate for a variety of potential confounding variables, residual confounding could not be ruled out. In particular, physical activity was assessed relatively roughly from only five activities, which may not have been sufficient.

「交絡を引き起こす可能性があるさまざまな変数を制御しようと試みてはいるものの，残余交絡の可能性を排除することはできない。特に，身体活動は5種類の行動をもとに大雑把に評価しているので，十分ではないかもしれない」と述べている。

このように「ⓓ研究の長所と限界」は，事実の羅列ではなく，「研究の限界（または長所）を通して研究をより深く解釈する」というふうに書くとよいだろう。

次に「ⓑ先行研究との比較」を書こう。村上論文Bの場合，研究結果を直接比較できるような同じテーマの先行研究が存在しなかったため，食事性酸塩基負荷量の平均値について欧米の先行研究と比較した。だが通常は，直接比較が可能な同じテーマの先行研究が存在する場合が多いので，第3章で読んだ村上論文Aの考察セクションの第2・3パラグラフ（pp. 72-73参照）のように記載していこう。

このときに避けたいのは，一つ一つの先行研究から明らかになっていることをただ単に羅列することだ。例えば「研究AではA’という結果だった。研究BではB’という結果だった。研究CではC’という結果だった」という書き方は避けよう。そうではなく，まとめられるところをまとめたり，対比できるところを対比したりして，全体を簡潔に分かりやすく表現しよう。例えば村上論文Aの緒言セクションの最初のパラグラフ（pp. 53, 55）におけるまとめ方などが参考になるだろう。

最後に「ⓒ研究結果の解釈」を書こう。これは「このような結果になったのはどうしてかというと…だからである」という内容だ。村上論文Bでは第3～5パラグラフ，村上論文Aでは第2パラグラフ（pp. 72-73参照）がそれにあたる。研究結果の解釈を書くためには，生物学的なメカニズムの関する論文（村上論文Bの引用文献1～14，本章の文献[21-34]）や，同じようなテーマの論文（村上論文Aの引用文献1～10，第3章の文献[2-11]）の考察部分が役に立つ。研究結果の解釈を書く段階でもよいので，このような論文をしっかりと読み込もう。

ある結果が得られたのがどうしてなのかはっきりしないときには，少しだけ推測を交えたうえで，正直にそのように書くとよい。例えば，筆者が過去に執筆した食事エネルギーの金銭的コストに関する研究[38]では，以下のように記述している。

> The reason for the independent association of monetary cost of dietary energy with BMI and waist circumference is currently unknown. However, as having or using money is unlikely directly related to obesity, monetary cost of dietary energy might be a surrogate for factors associated with obesity such as socio-economic level or income (of families),…

「なぜ本研究で，食事エネルギーの金銭的コストとBMIおよび腹囲との間に独立した関連が観察されたのかについては，現時点では不明である。しかしながら，お金をもっていることや使うことが直接的に肥満に関係しているとは考えづらいので，食事エネルギーの金銭的コストは，社会経済レベルや（家族の）収入など，肥満と関連する因子の代替指標である可能性がある…」と述べている。

この例のように，研究で明らかになったことに対して，何らかの解釈を書くようにしよう。

最後に，考察セクションの長さについて触れておこう。考察セクション全体の長さ自体は他のセクションの影響を受けるが（p. 125，コラム参照），考察セクション内の分量の配分は基本的に，「ⓓ研究の長所と限界」≧「ⓑ先行研究との比較」＞「ⓒ研究結果の解釈」＞「ⓐ研究結果の要約と意義」≧「ⓔ結論」となる。そのように分量を配分しよう。

1.6 論文投稿

論文執筆が完了し，共著者の了承が得られれば，いよいよ学術雑誌に投稿することになる。ここでは基本事項のみを簡単にまとめておく。

（1）英文校閲

私たち日本人の多くは英語のネイティブではないので，英語の不備はあって当然だ。また，査読者や雑誌の編集者の中には「ネイティブでない人の英語は読みにくい」と決めつけている人もいる。だからこそ，「ネイティブによって英文を校閲済み」という事実はある程度以上の

コラム　論文執筆のためのガイドライン

論文投稿の際には，論文執筆のためのガイドラインに沿っているかどうかを示す必要がある場合が多い。ランダム化比較試験のガイドラインとしては，CONSORT[39]が広く使われている。観察的な栄養学研究の場合にはSTROBE-nut[40]を使うとよい。ちなみに，このSTROBE-nutを解説した論文[41]には，実際の論文から取ってきた例文が豊富に掲載されているだけでなく，栄養学研究における基本的なトピックが網羅的に記述されている。

意味をもつ。研究費に余裕があるならば，専門の業者に**英文校閲**を依頼するとよい。ネットで探せば手頃な業者はたくさん見つかる。

（2）カバーレターの作成

学術雑誌に投稿する場合にはたいてい，投稿原稿にカバーレターを添えるように求められる。**カバーレター**とは，雑誌の編集長に宛てた文章である。ただ，筆者の経験（British Jounal of Nutrition など，複数の雑誌の編集委員を長年務めている）では，カバーレターが重要な役割を果たしているとはあまり思えないので，基本的には形式的なものと考えてよいのかもしれない。カバーレターに何を明記すべきかは雑誌ごとに異なるので，投稿規定を確認しよう。参考までに，筆者が使うカバーレターのテンプレートを Box 5-10 に示しておくので，自由に使ってほしい。

（3）査読者の推薦

多くの雑誌は，**査読者**の候補を４人程度推薦するように依頼してくる。この場合，自分の論文を読んでもらいたいと思う人を素直に列挙すればよい。憧れの研究者がいれば，テーマに関係なくその人を推薦してもよいし（筆者は基本的にそうしている），投稿する論文の中で引用している文献の著者を推薦するのもよい。

注意したいのは，あまりに著名な研究者やベテランの研究者は日々忙しいので，査読依頼を受けないか，受けた場合も通常は時間がかかる

Box 5-10 筆者が論文投稿の際に使用しているカバーレターのテンプレート

Professor（雑誌の編集長名）
Editor-in-Chief
（雑誌名）

23 September 2020（←日付）

Dear Professor（雑誌の編集長名），

On behalf of my colleagues, I would like to submit a manuscript entitled "（論文のタイトル）" by（筆頭著者名）et al. for consideration for publication as an original full article in（雑誌名）.

I declare that the submission represents original work that has not been published previously, that it is not currently being considered by another journal, that if accepted for the（雑誌名）it will not be published elsewhere in the same form, in English or in any other language, without the written consent of the（雑誌を運営する学会名）, that each author has seen and approved the contents of the submitted manuscript, and that none of the authors has any conflict of interest to declare.

（ここから１パラグラフで，主な知見と意義を簡潔に記述）

Thank you in advance for considering the above submission for possible publication in your esteemed journal.

Sincerely,

Kentaro Murakami, PhD
（所属）
（連絡先）

英文校閲（English proofreading） **カバーレター**（cover letter） **査読者**（reviewer; referee）

ということだ。よってできる限り，論文の**責任著者**よりも**筆頭著者**を推薦するとよい。そのほうがスムーズに査読が進む確率が高いし，雑誌の編集部にとってもありがたいものだ。

ちなみに，推薦した中から実際に査読者が選ばれるとは限らない。よって，査読者候補のリストアップに深く悩んだり時間をかけたりする必要はないだろう。

（4）論文の修正

投稿した原稿がたどる道筋は大きく分けて四つある。一つは，査読に回らずに**却下**される場合である。雑誌によって大きく異なるが，早い場合には投稿から数日で連絡が来る。この場合は速やかに他の雑誌に投稿しよう。

二つめは，査読に回り，査読者からコメントが届いたうえで却下されるケースである。これは早くても数週間，遅い場合には数か月を要する。時間がかかった場合には特に精神的なダメージが大きい（どうせ却下ならすぐにそうしてほしい！）。この場合も速やかに他の雑誌に投稿しよう。査読者のコメントをもとにして原稿を修正してもよいが，そうしたからといって，別の雑誌でうまくいく確率が上がるとは限らない。よって，自分でも明らかに同意できる内容のみを修正するとよいだろう。

三つめは，査読に回り，査読者のコメントに従って**修正**してほしいと依頼される場合である。この場合，雑誌の編集部側は基本的には，適切な修正がなされれば論文を**受理**するつもりでいる。よって，絶対にこのチャンスを逃さないという意気込みで，基本的に指摘されたとおりに修正しよう。「査読者はその分野の専門家であり，自分たちよりも視野が広く，多くのことを知っているはずだ」というのが前提となる認識だ。もちろん，明らかにおかしな指摘には反論してもよいのだが，そのようなコメントはほとんどないと考えよう。また，査読者のコメントがどんな些細なものであれ，絶対に無視してはいけない。全てのコメントに誠実に対応するのが絶対的なルールであり作法である。

修正のコツは，査読のコメントには一つ一つ丁寧に答えたうえで，その内容を原稿に反映させることだ。例えば，「Aとはどういうことか？」や「Aについてもう少し説明してほしい」とコメントされたとき，査読者にAを説明するだけでは不十分だ。そうではなく，このコメントを未来の読者からの指摘だと考え，このやり取りの内容を原稿に盛り込むのだ。つまり，原稿の中の最もふさわしい箇所にAの説明を記述するのだ。たとえ査読者が「Aについてもう少し原稿に書き込んでほしい」とコメントしていなくても，査読者の意図をくみ取って，コメントへの対応を原稿に反映させる形で修正しよう。

四つめの可能性として，査読に回ったうえで

コラム　論文をうまく書けないとき

うまく論文が書けなくてくじけそうになるときもあるだろう。そんなときは，うまく書かなくてはいけないという考えを捨てよう。いくらでも失敗していいし，いくらでも書き直せるのだ。また，問題を大きくとらえずに細分化しよう。論文全体ではなく，今書こうとしているセクション，パラグラフ，文章，節，句，単語というように，より小さい単位で考えよう。どんな論文でも結局は一語一語の積み重ねなのだ。とにかく一語ずつ書き進めていこう。

責任著者（corresponding author）　**筆頭著者**（first author）　**却下**（rejection）　**修正**（revision）
受理（acceptance）

そのまま受理，というケースがある。筆者は今までに90本以上の論文を書いて，2度だけ経験した。かなり確率は低い。

論文を修正するよりも論文を一から作ることのほうがはるかに難しい。それに，学術雑誌は数多く存在する。最初にきちんと論文を作りあげておきさえすれば，いつかそれはどこかに受理されると信じて，修正や再投稿に取り組もう。

2. 学会発表の基本

研究成果の発表方法には，論文以外に学会発表がある。次は学会発表について見ていこう。

2.1 学会発表の位置づけ

まず覚えておくべきことは，「学会発表は，原著論文と同等の研究業績にはならない」ということである。学会発表は全く研究業績にならないと考える人もいる。学会発表をしても研究が完結したことにはならず，論文の公表をもって研究が完結すると考えよう。学会発表は，自分の研究を他の研究者に広く知ってもらう場であり，他の研究者と議論することによって研究の内容を改善するための場であると考えよう。

よって，「ある程度以上はまとまっているけれど，まだ論文にはなっていない」という内容を学会で発表するのがよいと思う。実際に筆者は，解析が完了して論文を書き始めるという段階の研究や，学術雑誌に投稿中という段階の研究を学会発表するようにしている。

2.2 口頭発表とポスター発表

学会発表には大きく分けて**口頭発表**と**ポスター発表**の二種類がある。口頭発表は通常，PowerPointで行われ，発表時間と質疑応答時間が決まっている。口頭発表には，比較的大勢の人に聴いてもらえるというメリットがある。

ポスター発表は，研究内容をまとめたポスターの傍らに発表者が立って，必要に応じて説明をする形式だ。発表・質疑応答の時間が設けられることもある。聴いてもらえる人は口頭発表に比べて少ないことが多いが，聴衆との距離が近く，ゆっくりと議論ができたり，名刺交換ができたりするというメリットがある。

2.3 発表スライドとポスターの配分

次に，発表用のスライドやポスターの分量と配分について説明する。口頭発表の場合，1分につき1枚くらいのスライドを示せると考えよう。もちろん話すスピードや内容にもよるが，やや少なめだと感じるくらいの分量がよいだろう。Box 5-11に，筆者が日本栄養改善学会学術総会（2007年）で使用した口頭発表のスライドを示す。発表時間は8分だったので，表紙を合わせて9枚で準備した。

スライドの配分は，論文の抄録と同じように考えればよい。結果の記述を最優先にしたうえで，他の要素を必要最小限にとどめて全体が収まるようにしよう。

Box 5-11 口頭発表スライドの例：食事の噛み応えと肥満指標との関連

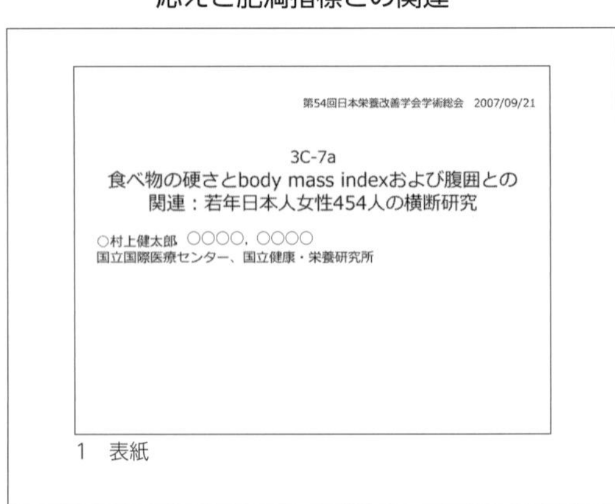

1　表紙

口頭発表（oral presentation）　**ポスター発表**（poster presentation）

Box 5-11 （続き）

背景と目的

ラットやマウスを用いたいくつかの動物実験において、食餌が硬いほど体重や体脂肪が減少する、という結果が報告されている

しかし、食べ物の硬さと肥満との関連を検討したヒト研究は存在しない

そこで、食べ物の硬さとbody mass index（BMI）および腹囲（へそ回り）との関連を検討するために、自由生活を送る人々を対象とした横断研究を実施した

2 背景と目的

対象者

調査参加者（全国10の栄養士養成校の女子学生）：n = 474

- 18歳未満もしくは23歳以上：n = 7
- 現在、食事指導を受けている：n = 6
- エネルギー摂取量が1000 kcal/日未満もしくは3501 kcal/日以上：n = 7

解析対象者：n = 454	
年齢（歳）	19.6 ± 1.0
身長（cm）	158.1 ± 5.5
体重（kg）	53.4 ± 8.1
BMI（kg/m²）	21.4 ± 3.0
腹囲（cm）	73.6 ± 7.4
値は平均値 ± 標準偏差	

3 方法

食べ物の硬さの推定

今回の研究では、「習慣的な食事を摂取する際に費やされる咀嚼筋活動量」を「食べ物の硬さ」とした

食べ物の硬さ（mV・秒/1000 kcal）
=Σ[習慣的な食品摂取量（g）×その食品を摂取する際に費やされる咀嚼筋活動量（mV・秒/g）]/1000 kcal

習慣的な食品摂取量の推定には、過去1か月間の食習慣を評価するための、栄養素および食品レベルで妥当性を確認済みの自記式食事歴法質問票（diet history questionnaire; DHQ）を用いた

各食品を摂取する際に費やされる咀嚼筋活動量の推定には、食品の物性（テクスチュロメーターにより測定）から咀嚼筋活動量を推定した文献値を用いた

DHQから計算される150の食品のうち、液体食品および調味料を除外した107の食品を食べ物の硬さの推定に用いた

4 方法

食べ物の硬さとBMIとの関連

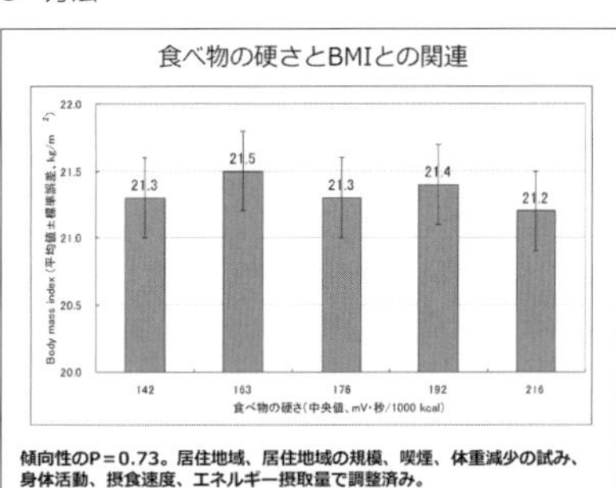

傾向性のP＝0.73。居住地域、居住地域の規模、喫煙、体重減少の試み、身体活動、摂食速度、エネルギー摂取量で調整済み。

5 結果

食べ物の硬さと腹囲との関連

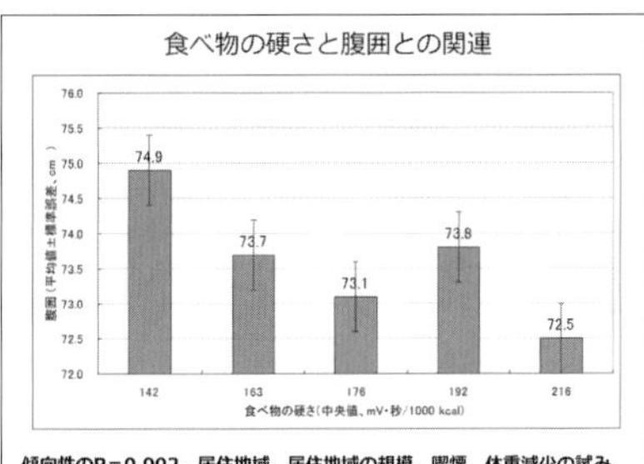

傾向性のP＝0.002。居住地域、居住地域の規模、喫煙、体重減少の試み、身体活動、摂食速度、エネルギー摂取量、BMIで調整済み。

6 結果

考えられるメカニズム

硬い食べ物を摂取することによりエネルギー摂取量が減少？

食べ物の硬さに関連する栄養素（低脂質・高食物繊維など）の影響？

硬い食べ物を摂取することによりエネルギー消費量が増加？

それ以外のメカニズム？

7 考察

今回の研究の限界

非常に限定された対象者：結果の一般化が困難

横断研究：因果関係を言及できない

食べ物の硬さの推定の正確性：今後の基礎研究が必要

肥満気味のひとによる食事の過小評価：BMIで関連がみられなかったことの一因？

調整できていない交絡因子：口腔状態など？

8 考察

結論

自由生活を送る若年日本人女性において、食べ物の硬さとBMIとのあいだに有意な関連は認められなかったが、食べ物の硬さは腹囲と独立した有意な負の関連を示した

9 結論

この発表の内容は論文（Murakami et al.[42]）として公表されている

ポスター発表の際も同じように考えられる。Box 5-12 に示したのは，筆者が European Nutrition Conference（2019 年）で発表したポスターだ。口頭発表のスライドと同じように，結果の記述を最優先にして，他の要素を必要最小限にとどめている。

Box 5-12　ポスター発表の例：日本とアメリカにおける食事全体の質の違い

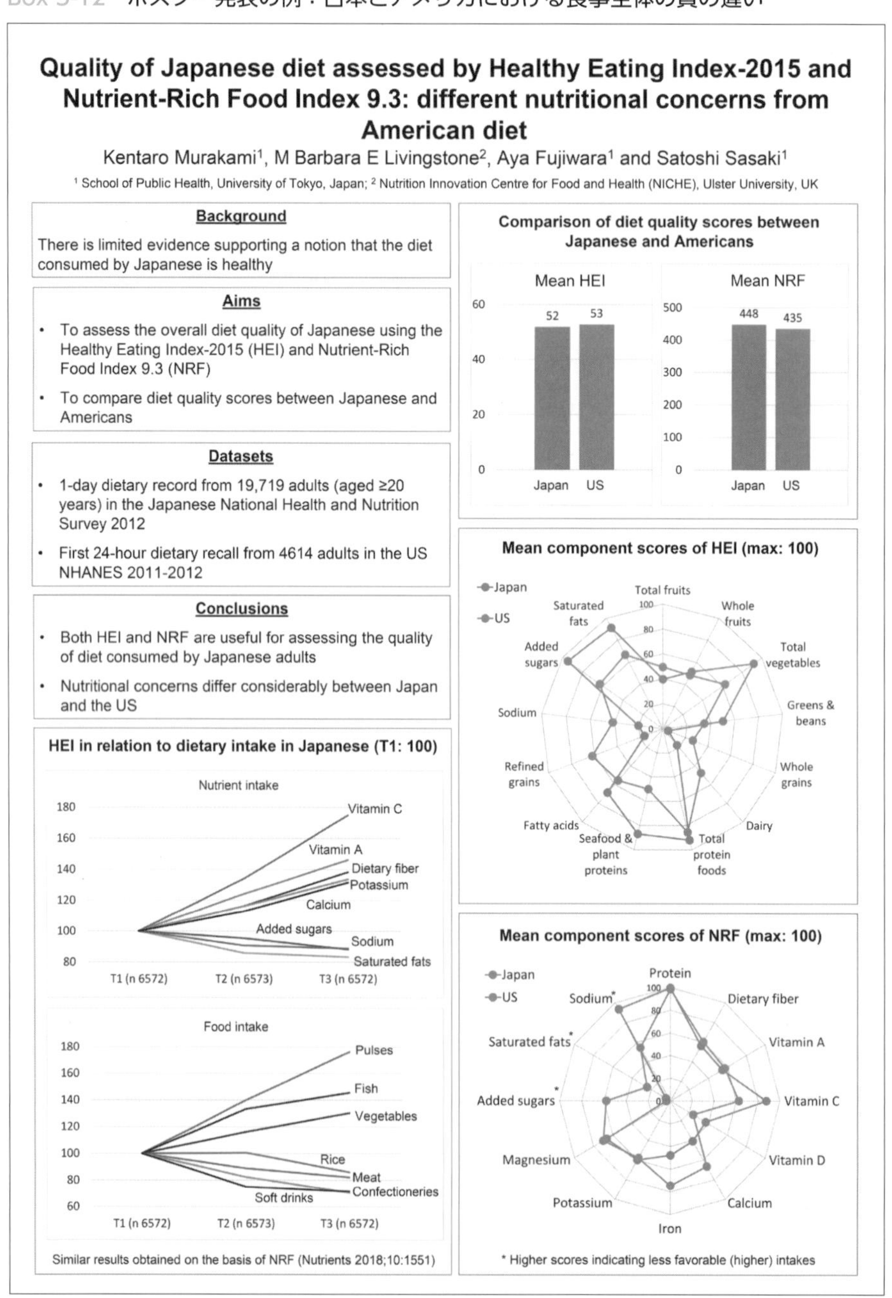

この発表の内容は論文（Murakami et al.[43]）として公表されている

2.4 発表スライドとポスターの作成

発表用スライドとポスターの作成の際に特に気をつけたいことを以下にまとめておく。

① 表は基本的に使わず，代わりに図を使う。短時間で情報を伝える必要があるときには表よりも図を使うのがよい。図の中に情報を盛り込みすぎないように注意する
② 文字はできる限り少なくし，箇条書きにする。必要最小限の情報のみに絞ろう
③ 色を使いすぎない。できる限り3色くらいに抑えよう
④ 口頭での説明がなくても理解できるようにする。スライドを見ただけでも理解できるかチェックしよう
⑤ 情報を盛り込みすぎない。一つのスライドは1分くらいがちょうどよい。それ以上時間がかかると聴衆が飽きてしまう
⑥ 動画やアニメーションはなるべく使わない。過度な装飾は理解を妨げると考えよう

ここで示したスライドやポスターは，筆者なりにこのようなことに気をつけて作ったつもりなので，ある程度は参考になるだろう。でも「ここはこうしたらよいのに」というのをたくさん見つけてほしい。

2.5 口頭発表の準備

口頭発表を成功させるには準備が大切である。基本的な流れは以下のとおりだ。

(1) 原稿を作る

スライドが完成したら，まずは原稿を作ろう。原稿を作ることで何をどのように説明するか整理できる。基本的に話し言葉で準備するとよい。

(2) 原稿の長さを確認する

原稿ができたら，普段よりも少しゆっくりめのスピードで読んで，時間を計ってみよう。発表時間を超過するようなら，少し整理して話す言葉を減らしてみる。逆に時間が余るようなら，少し情報を足して話す言葉を増やそう。

(3) 発表の練習をする

原稿が固まったら，発表の練習を繰り返す。スライド送りやポインタ操作が必要な場合は，それらもいっしょにやってみるとよい。原稿は覚えようとせず，繰り返し練習をする中で自然に身につくはずだ。

(4) 想定される質問を考えておく

発表の練習だけでなく，どのような質問が来るか予想して，それに対する回答を準備しておく。メモを準備しておいてもよいが，一語一句暗記する必要はない。

2.6 発表本番

発表本番の際に特に気をつけたいことは以下のとおりである。

① 制限時間を絶対に守る
② 聴衆に背中を向けない
③ 聴衆のほうを向いて話す
④ 質問に答える際には，結論を先に述べてから理由などを補足する
⑤ 質問で聞かれた内容が分からない場合には正直に分からないと答える

どれも当たり前に思えるかもしれないが，意識しておかないと意外と実践できないものである。しっかりと身につけておきたい。

なお学会会場は，たくさんの研究者が一堂に会する貴重な場面だ。できるだけたくさんの人に話しかけて，顔見知りを増やすとよい。

参考文献

1) Yamada M, Murakami K, Sasaki S, et al. Soft drink intake is associated with diet quality even among young Japanese women with low soft drink intake. J Am Diet Assoc 2008; 108:1997-2004.
2) Okubo H, Murakami K, Sasaki S, et al. Relative validity of dietary patterns derived from a self-administered diet history questionnaire using factor analysis among Japanese adults. Public Health Nutr 2010;13:1080-9.
3) Kobayashi S, Murakami K, Sasaki S, et al. Dietary total antioxidant capacity from different assays in relation to serum C-reactive protein among young Japanese women. Nutr J 2012;11:91.
4) Suga H, Murakami K, Sasaki S. Development of an amino acid composition database and estimation of amino acid intake in Japanese adults. Asia Pac J Clin Nutr 2013;22:188-99.
5) Fujiwara A, Murakami K, Asakura K, et al. Association of free sugar intake estimated using a newly-developed food composition database with lifestyles and parental characteristics among Japanese children aged 3-6 years: DONGuRI study. J Epidemiol 2019;29:414-23.
6) Shinozaki N, Murakami K, Masayasu S, et al. Validity of a dish composition database for estimating protein, sodium and potassium intakes against 24 h urinary excretion: comparison with a standard food composition database. Public Health Nutr 2020;23:1297-306.
7) Yuan X, Murakami K, Asakura K, et al. Formulas developed based on the ratio of urea nitrogen to creatinine concentrations obtained from multiple spot urine samples are acceptable to predict protein intake at group level but not at individual level. Nutr Res 2020;78:50-9.
8) Sugimoto M, Murakami K, Fujiwara A, et al. Association between diet-related greenhouse gas emissions and nutrient intake adequacy among Japanese adults. PLoS One 2020; 15:e0240803.
9) Hashimoto A, Murakami K, Kobayashi S, et al. Associations of education with overall diet quality are explained by different food groups in middle-aged and old Japanese women. J Epidemiol 2021;31:280-6.
10) Yoshii Y, Murakami K, Asakura K, et al. A longer time spent at childcare is associated with lower diet quality among children aged 5-6 years, but not those aged 1.5-2 and 3-4 years: Dietary Observation and Nutrient intake for Good health Research in Japanese young children (DONGuRI) study. Public Health Nutr 2022;25:657-69.
11) Omura Y, Murakami K, Matoba K, et al. Effects of individualized dietary advice compared with conventional dietary advice for adults with type 2 diabetes: a randomized controlled trial. Nutr Metab Cardiovasc Dis 2022;32:1035-44.
12) Nishimura T, Murakami K, Livingstone MB, et al. Adherence to the food-based Japanese dietary guidelines in relation to metabolic risk factors in young Japanese women. Br J Nutr 2015;114:645-53.
13) Kuriyama N, Murakami K, Livingstone MBE, et al. Development of a food-based diet quality score for Japanese: associations of the score with nutrient intakes in young, middle-aged,

and older Japanese women. J Nutr Sci 2016;5:e41.
14) Inomaki R, Murakami K, Livingstone MB, et al. A Japanese diet with low glycaemic index and glycaemic load is associated with both favourable and unfavourable aspects of dietary intake patterns in three generations of women. Public Health Nutr 2017;20:649-59.
15) Shiraki K, Murakami K, Okubo H, et al. Nutritional correlates of monetary diet cost in young, middle-aged, and older Japanese women. J Nutr Sci 2017;6:e22.
16) Kataya Y, Murakami K, Kobayashi S, et al. Higher dietary acid load is associated with a higher prevalence of frailty, particularly slowness/weakness and low physical activity, in elderly Japanese women. Eur J Nutr 2018;57:1639-50.
17) Sakai H, Murakami K, Kobayashi S, et al. Food-based diet quality score in relation to depressive symptoms in young and middle-aged Japanese women. Br J Nutr 2017;117:1674-81.
18) Minobe N, Murakami K, Kobayashi S, et al. Higher dietary glycemic index, but not glycemic load, is associated with a lower prevalence of depressive symptoms in a cross-sectional study of young and middle-aged Japanese women. Eur J Nutr 2018;57:2261-73.
19) Murakami K, Sasaki S, Takahashi Y, et al. Association between dietary acid-base load and cardiometabolic risk factors in young Japanese women. Br J Nutr 2008;100:642-51.
20) Osuna-Padilla IA, Leal-Escobar G, Garza-Garcia CA, et al. Dietary Acid Load: mechanisms and evidence of its health repercussions. Nefrologia 2019;39:343-54.
21) McCarty MF. Acid-base balance may influence risk for insulin resistance syndrome by modulating cortisol output. Med Hypotheses 2005;64:380-4.
22) Maurer M, Riesen W, Muser J, et al. Neutralization of Western diet inhibits bone resorption independently of K intake and reduces cortisol secretion in humans. Am J Physiol Renal Physiol 2003;284:F32-40.
23) Remer T, Pietrzik K, Manz F. Short-term impact of a lactovegetarian diet on adrenocortical activity and adrenal androgens. J Clin Endocrinol Metab 1998;83:2132-7.
24) Sicuro A, Mahlbacher K, Hulter HN, et al. Effect of growth hormone on renal and systemic acid-base homeostasis in humans. Am J Physiol 1998;274:F650-7.
25) Cappuccio FP, Kalaitzidis R, Duneclift S, et al. Unravelling the links between calcium excretion, salt intake, hypertension, kidney stones and bone metabolism. J Nephrol 2000;13:169-77.
26) Oshima T, Young EW. Systemic and cellular calcium metabolism and hypertension. Semin Nephrol 1995;15:496-503.
27) Taylor EN, Mount DB, Forman JP, et al. Association of prevalent hypertension with 24-hour urinary excretion of calcium, citrate, and other factors. Am J Kidney Dis 2006;47:780-9.
28) Resnick LM, Gupta RK, Sosa RE, et al. Intracellular pH in human and experimental hypertension. Proc Natl Acad Sci USA 1987;84:7663-7.
29) Sharma AM, Kribben A, Schattenfroh S, et al. Salt sensitivity in humans is associated with abnormal acid-base regulation. Hypertension 1990;16:407-13.
30) Sharma AM, Cetto C, Schorr U, et al. Renal acid-base excretion in normotensive salt-sensitive humans. Hypertension 1993;22:884-90.
31) Dimitriou T, Maser-Gluth C, Remer T. Adrenocortical activity in healthy children is associ-

ated with fat mass. Am J Clin Nutr 2003;77:731-6.
32) Marin P, Darin N, Amemiya T, et al. Cortisol secretion in relation to body fat distribution in obese premenopausal women. Metabolism 1992;41:882-6.
33) Fraser R, Ingram MC, Anderson NH, et al. Cortisol effects on body mass, blood pressure, and cholesterol in the general population. Hypertension 1999;33:1364-8.
34) Vormann J, Goedecke T. Acid-base homeostatis: latent acidosis as a cause of chronic diseases. Schweiz Zschr GanzheitsMedizin 2006;18:255-66.
35) Remer T, Manz F. Estimation of the renal net acid excretion by adults consuming diets containing variable amounts of protein. Am J Clin Nutr 1994;59:1356-61.
36) Remer T, Dimitriou T, Manz F. Dietary potential renal acid load and renal net acid excretion in healthy, free-living children and adolescents. Am J Clin Nutr 2003;77:1255-60.
37) Murakami K, Okubo H, Sasaki S. No relation between intakes of calcium and dairy products and body mass index in Japanese women aged 18 to 20 y. Nutrition 2006;22:490-5.
38) Murakami K, Sasaki S, Takahashi Y, et al. Monetary cost of dietary energy is negatively associated with BMI and waist circumference, but not with other metabolic risk factors, in young Japanese women. Public Health Nutr 2009;12:1092-8.
39) Moher D, Hopewell S, Schulz KF, et al. CONSORT 2010 explanation and elaboration: updated guidelines for reporting parallel group randomised trials. BMJ 2010;340:c869.
40) Lachat C, Hawwash D, Ocke MC, et al. Strengthening the Reporting of Observational Studies in Epidemiology-Nutritional Epidemiology (STROBE-nut): an extension of the STROBE statement. PLoS Med 2016;13:e1002036.
41) Hornell A, Berg C, Forsum E, et al. Perspective: An extension of the STROBE statement for observational studies in nutritional epidemiology (STROBE-nut): explanation and elaboration. Adv Nutr 2017;8:652-78.
42) Murakami K, Sasaki S, Takahashi Y, et al. Hardness (difficulty of chewing) of the habitual diet in relation to body mass index and waist circumference in free-living Japanese women aged 18-22 y. Am J Clin Nutr 2007;86:206-13.
43) Murakami K, Livingstone MBE, Fujiwara A, et al. Application of the Healthy Eating Index-2015 and the Nutrient-Rich Food Index 9.3 for assessing overall diet quality in the Japanese context: different nutritional concerns from the US. PLoS One 2020;15:e0228318.

第6章

科学的根拠に基づいた栄養学の実践

常識など，最新の科学に対しては何の役にもたちはしません。
島田荘司『眩暈』講談社文庫，1995年

あらゆる学問は究極的には，社会の発展や人々の幸福に寄与するものでなければならない。食という，私たちの日常生活から切っても切り離すことができない問題を扱う栄養学のような実学なら，なおさらである。つまり，栄養学研究で得られた科学的根拠を実践に生かすことが重要である。栄養の専門家の言動はすべからく，権威者の意見や自身の経験，思い込みや信念によるものではなく，科学的根拠に裏打ちされたものでなければならない。本章では，科学的根拠に基づいた栄養学を実践するための基本的な考えと方法を解説する。

1. まとまった研究成果を探す

1.1 知りたいことを一文でまとめる

栄養の専門家として最も大切なのは「知りたいことがあれば科学的根拠を探す」という姿勢だ。そのためには，頭の中で整理して，知りたいことを一文でまとめる必要がある。例えば，「どんな食品を食べれば病気にならないのか？」では曖昧すぎる。もう少し具体的にしていこう。例えば，食品を「果物」に，病気を「循環器疾患」にすると，「果物を食べると循環器疾患にならないのか？」が知りたいことになる。

1.2 先行研究をまとめた文献を探す

果物と循環器疾患に関する論文をPubMedで検索するための検索式として

fruit AND “cardiovascular disease”

が浮かび上がってくる。ただしこの検索式では非常に多くの文献が引っかかってくる（2022年4月2日現在2881件）。これらを一つ一つ確認するのは，タイトルだけでも膨大な作業だ。

ここで，「一つ一つの論文は科学全体を構成する一つ一つのブロックに過ぎず，その集合体が人類共有の科学的知見を構成する」ということを思い出そう（p. 47参照）。つまり，ある事柄についての科学的根拠とは「一つ一つの研究成果」ではなく「まとまった研究成果」なのだ。まとまった研究成果として利用できるものに，**系統的レビュー**と**メタアナリシス**がある[1]。系統的レビューとは，ある特定の仮説や研究目的について検討した既存の研究を，網羅的かつ系統的に収集して科学的知見をまとめあげたものだ。一方，メタアナリシスとは，系統的レビューで収集した研究成果を統計学的に統合して，一つの数量的結論を導き出したものを指す。ここでは，系統的レビューとメタアナリシスを効率よく引っかけることができるように，検索式を以下のようにしてみよう。

fruit AND “cardiovascular disease” AND (“systematic review” OR “meta-analysis”)

系統的レビュー（systematic review）　**メタアナリシス**（meta-analysis）

これによって，文献の数も186までに減ったので，狙いどおりだ（検索日：2022年4月2日）。ちなみに，系統的レビューもメタアナリシスも見つからない場合は，自分が知りたいことに関して実践に生かせるほどの科学的根拠は蓄積していないと考えてよいかもしれない。

ちなみに，系統的レビューのみが見つかってメタアナリシスが見つからなかった場合，自分が知りたいことに関する数量的結論は得られていないことになるので，実践に生かせるほどの科学的根拠は蓄積していないと考えてよいかもしれない。

1.3 数本の系統的レビューやメタアナリシスを手に入れる

続いて，タイトルと抄録から判断して，メタアナリシスを行っているものを探そう。できれば，食べた量を考慮したメタアナリシスである**用量反応性メタアナリシス**が望ましい。その中で，最も多くの研究を含んでいるものを選ぼう。これは同時に，対象者数が最も多いものや，出版年が最も新しいものであることが多い。統合した結果だけでなく，メタアナリシスに含めた個々の研究の情報が網羅的にまとめられていれば，その論文は当たりだ。そのような論文が最低一つ手に入るまで作業を繰り返そう。たくさん見つかった場合でも，2～3本集めれば十分だろう。ここでは以下に示す「果物および野菜の摂取量と，循環器疾患，がんおよび総死亡のリスクとの関連に関する前向きコホート研究の用量反応性メタアナリシス」[2)]を手に入れた。これ以降，この論文を「果物メタアナリシス論文」と呼ぶ。ネットで手に入れよう。

> Aune D, Giovannucci E, Boffetta P, et al. Fruit and vegetable intake and the risk of cardiovascular disease, total cancer and all-cause mortality—a systematic review and dose-response meta-analysis of prospective studies. Int J Epidemiol 2017;46:1029-56. PMID: 28338764.[*1]

2. まとまった研究成果を読み解く

次に，手に入れたメタアナリシスを読んでみよう。果物メタアナリシス論文では，果物摂取量と循環器疾患の発症または死亡との関連をまとめた用量反応性メタアナリシスを，17個の前向きコホート研究のデータ（合計約150万人）を用いて行っている[*2]。その結果をBox 6-1に図示する。以降，この解析を「果物メタアナリシス」と呼ぶ。結果は下記の通りである。

> 1日あたりの果物摂取量が200 g増えるたびに循環器疾患の発症・死亡リスクが13％小さくなり，1日の摂取量が800 gの人においては27％リスクが低下した。

よってこれが，設定した問い「果物を食べると循環器疾患にならないのか？」に対する科学的根拠に基づいた大雑把な結論である。しかし，ここで落ち着いて，もう少し慎重に解釈しよう。具体的には，以下のことに留意して，上で得られた結論を少しずつ書き換えていこう。

[*1] PMID（PubMed ID）：PubMedが付与している各文献固有のID番号。PMIDのみで文献検索・抽出が可能なので便利である。
[*2] Table 1, Figure 4 DおよびSupplementary Table 15。

用量反応性メタアナリシス（dose-response meta-analysis）：原因と考えられるものの量の変化に応じて結果と考えられるものも量的に変化するかどうかを検討するメタアナリシス。

Box 6-1　果物摂取量と循環器疾患（発症か死亡）との関連に関する17個の前向きコホート研究（合計約150万人）をもとにした用量反応性メタアナリシスの結果

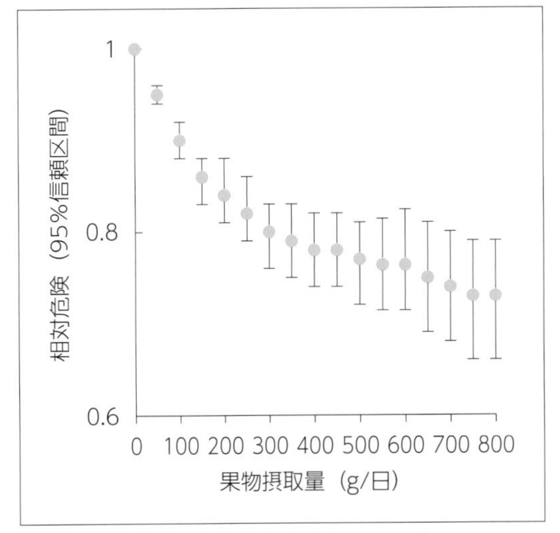

出典）Aune et al[2]をもとに作成

Box 6-2　研究デザインの序列

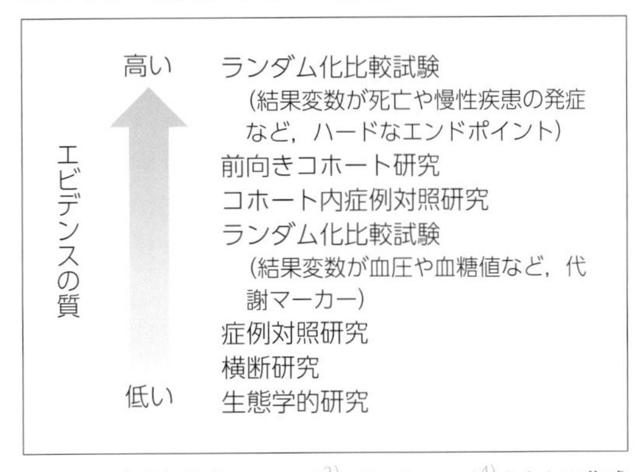

出典）Zeilstra et al[3]，Satija et al[4]をもとに作成

2.1　研究デザインに気をつける

研究デザインが研究の質，すなわち科学的根拠の質に与える影響は甚大である。また，同じテーマの研究でも，研究デザインが異なると結果が大きく異なるということもある（p. 144，コラム参照）。よって，研究を解釈するときはいつでも「研究デザインは何か？」と問いかけよう。果物メタアナリシス論文は，タイトルから分かるように，前向きコホート研究のみを扱っている。よって，果物メタアナリシスの結論はこうなる。

> 1日あたりの果物摂取量が200 g増えるたびに循環器疾患の発症・死亡リスクが13%小さくなり，1日の摂取量が800 gの人においては27%リスクが低下した。これは，17個の前向きコホート研究をもとにした用量反応性メタアナリシスで得られた結果である。

ここで，研究デザインの序列[3, 4]について考えておこう（Box 6-2）。ランダム化比較試験は因果関係を明らかにするための最良の方法とみなされているが，栄養学研究ではそのように単純に考えるのは危険かもしれない。確かに，ランダム化比較試験は，交絡を排除することができるという長所があるが，それはベースライン（介入前）においてのみである。しかも，栄養学におけるランダム化比較試験にはBox 6-3に示すような弱点がある[5]。

栄養学研究において，**ハードなエンドポイント**（例えば慢性疾患の発症やそれによる死亡）に関する大規模なランダム化比較試験を行う場合，大規模かつ長期にわたる試験が必要になる。よって，現実に実施するのは非常に困難といえる。そのため，栄養学は通常，観察研究の中でバイアスの最小化と因果関係の推論という点で最も強力なデザインである前向きコホート研究に大きく依存することになる。果物摂取量と循環器疾患との関連については，前向きコホート研究のメタアナリシスが存在するので，少なくとも研究デザインとしてはまずまずのレベルの科学的根拠が存在すると考えられる。ちなみに，因果関係があるかどうかを推論するツールとして，**Hillの基準**[6]がある（p. 145，コラム参照）。

ハードなエンドポイント（hard endpoint）　**Hillの基準**（Bradford Hill criteria）

第6章　科学的根拠に基づいた栄養学の実践

Box 6-3 栄養学研究におけるランダム化比較試験の弱点

- **盲検化**[a]が難しい（特定の食品を食べてもらう介入の場合，目で見れば分かるので，事実上不可能である）
- **コンプライアンス**[b]が低いことが多い
- 倫理的制約がある（例えば，健康を害すると考えられる食品の摂取量を増やす介入試験はできない）
- 対象者の**脱落**が介入群と対照群において不均等かつ高確率で発生しがちである
- 介入群と対照群との間で十分な摂取量の差を生み出すのが難しい
- 研究期間が通常は短い

[a] 盲検化：参加者がどちらの群に割り当てられたのかが分からない状態を作ること
[b] コンプライアンス：研究者が参加者にお願いしたことを実際に参加者が行う程度のこと

出典）Mozaffarian and Forouhi[5)]をもとに作成

コラム　研究デザインによって大きく結果が異なる例：チョコレートと肥満

研究デザインによって結果が大きく異なるのはよくあることだ。例えば，チョコレートと肥満との関連については，横断研究の大半において負の関連が示されている[7,8)]。ところが，前向きコホート研究では正の関連が観察されることが多く[9,10)]，ランダム化比較試験のメタアナリシスでは明確な関連が得られていない[11)]。厄介なのは，それぞれの結果はどれもメカニズム的には説明可能であり，一つ一つはもっともらしく見えるところだ。例えば，負の関連は「肥満者がチョコレートを食べ控えている」，正の関連は「チョコレートを食べると太る」，関連なしは「チョコレートは肥満にそれほど影響しない」などと解釈できる。よって，一部の研究成果だけを取り出してきて，それらしいストーリーを導き出すことも可能といえる。

しかしながら，チョコレートが肥満に与える効果が実際どんなものであるにせよ，ここまで異なる効果が同時に存在するとは考えにくい。よって，これらの結果をそれぞれ個別にではなく，統合して解釈することが必要になる。このとき，ランダム化比較試験は前向きコホート研究よりも常に優れていると無批判に考えるのはやめよう。例えば，食品を食べてもらう介入は薬剤に比べて非常に難しい。一般に，ある食品を食べるようにお願いしたら他の食品の食べ方も変わるだろうし，研究者が意図するように食べ続けてもらえることはまれだ。さらに，ランダム化比較試験は対象者数の規模が小さく，追跡期間も短くなりがちだ。実際，チョコレートと肥満に関するランダム化比較試験のメタアナリシス[11)]の対象者数（約1400人）は，前向きコホート研究[9,10)]の1/10程度，追跡期間（最長で18週間）は1/20程度だ。

よって，栄養学研究においては，常にランダム化比較試験の結果を最良の科学的根拠とみなすわけにはいかないことが多い。基本的には，前向きコホート研究の結果とランダム化比較試験の結果をバランスよく解釈して，慎重に結論を出すのが重要だといえる。

盲検化（blinding）　**コンプライアンス**（compliance）　**脱落**（drop out）

2.2 対象集団に気をつける

対象がどんな集団であるのかはいつも気にかけよう。これは，集団によって食習慣も疾病構造も大きく異なるので，ある関連（ここでは，果物と循環器疾患との関連）がどんな集団でも普遍的に観察されるという保証はないからだ。実際，対象集団が異なると結果が大きく異なるということもある（p. 146，コラム参照）。

そのため，多くのメタアナリシスでは各研究を集団の特性で分けて（**サブグループ**を構成して）解析を繰り返す。このような**サブグループ解析**をすることで「全体として得られた結果はあるサブグループでのみ観察された結果に引っ張られていないか」や「それぞれのサブグループで異なる結果が得られていないか」などが見

コラム　Hill の基準

Hill の基準[6]とは，1965 年にイギリスの疫学者 Bradford Hill が提案した，ある**曝露因子**（原因と考えられるもの）とある**健康アウトカム**（結果と考えられるもの）との間に因果関係があるかどうかを体系的に評価するための一連の基準である。疫学において因果関係の仮説を検証する際に幅広く使用されている。

基準	Hill による定義[6]	栄養学研究における定義の例[12,13]
強固性	原因と結果の関連が強い	関連の方向が期待どおり，かつ相対危険が統計的に有意で，0.83 以下もしくは 1.20 以上
一致性	異なる地域・時代・状況でも同一のことが起こる	**異質性**（研究間に結果のばらつきがあること）の検定結果が有意でない
特異性	原因と結果の間に特定の対応関係がある	なし（栄養学研究においては評価する必要はないとみなされている）
時間性	原因が結果よりも時間的に先行する	適切にデザインされた前向き研究は条件を満たす
生物学的勾配	曝露量の増加に伴い疾病リスクが段階的に増加（または減少）する	用量反応性の解析結果が統計的に有意である
もっともらしさ	生物学的に矛盾なく説明できる	原因が結果を引き起こすメカニズムが明らかになっている
一貫性	既知の知識体系と矛盾しない	原因と疾病の**代替指標**（代謝マーカーなど）との関連が明らかになっている
実験	関連を支持する実験的研究が存在する	関連を支持する実験的研究が存在する
類似性	類似した関連性が存在する	なし（栄養学研究においては評価する必要はないとみなされている）

出典）Hill[6]，Mente et al.[12]，Livesey et al.[13]をもとに作成

サブグループ（subgroup）　**サブグループ解析**（subgroup analysis）　**曝露因子**（exposure）
健康アウトカム（health outcome）　**強固性**（strength）　**一致性**（consistency）　**異質性**（heterogeneity）
特異性（specificity）　**時間性**（temporality）　**生物学的勾配**（biological gradient）
もっともらしさ（plausibility）　**一貫性**（coherence）　**代替指標**（surrogate risk factors）
実験（experiment）　**類似性**（analogy）

えてくる。サブグループ解析は，果物メタアナリシスでも行われており[*3]，結果として「男性においても女性においても，さまざまな地域（ヨーロッパ，アメリカ，アジア，オーストラリア）においても，同様の結果が得られた」ということが確かめられている。この内容を果物メタアナリシスの結論に加えておこう。

*3 Supplementary Table 30。

1日あたりの果物摂取量が200 g増えるたびに循環器疾患の発症・死亡リスクが13%小さくなり，1日の摂取量が800 gの人においては27%リスクが低下した。これは，17個の前向きコホート研究をもとにした用量反応性メタアナリシスで得られた結果である。男性においても女性においても，さまざまな地域（ヨーロッパ，アメリカ，アジア，オーストラリア）においても，同様の結果が得られた。

コラム　集団によって結果が異なる例：卵と循環器疾患

解析された集団によって結果が異なるというのはよくある。例えば，卵摂取量と循環器疾患（発症または死亡）との関連に関する前向きコホート研究をまとめた用量反応性メタアナリシス[14)]では，該当する17個の研究の全てを統合した場合には明確な関連が観察されなかった。

ところが，地域ごとに分けて解析すると，関連が見られる地域があった。例えば，アメリカの研究だけを取り出してきてまとめたところ，週4個程度の卵摂取が循環器疾患の低リスクと関連していた。一方で，ヨーロッパとアジアの研究では，このような関連は見いだされなかった。また，アジアの研究だけを取り出してきてまとめたところ，1日1個程度の卵摂取が循環器疾患の低リスクと関連していた。一方で，アメリカとヨーロッパの研究をそれぞれ個別に解析したところ，このような関連は見いだされなかった。

メタアナリシスではこのように，異質な結果が統合されることにより，実際の関連が見えなくなることもある。

2.3　交絡に気をつける

どんな解析でも，他の要因による影響（交絡）を可能な限り考慮するのは重要だ。食事以外の重要な交絡因子，例えば年齢，性別，社会経済状態，喫煙，身体活動，飲酒，BMI，病歴がきちんと考慮されているかどうかは常に気にかけよう。とはいえ，質の高いメタアナリシスに含まれる観察研究の多くでは，基本的な交絡因子が考慮されているのが普通であり，果物メタアナリシスも例外ではない[*4]。

ただし，栄養学研究において考慮すべき交絡因子がほかにもある。それは，食事の中に存在する交絡因子だ。例えば，健康的な食生活を送っている人は，果物の摂取量が多いだけでなく，**全粒穀物**の摂取量が多い傾向にある[15-17)]。また，全粒穀物の摂取量が循環器疾患の死亡リスクと負の関連を示すことは広く明らかになっている[18,19)]。よって，果物摂取量と循環器疾

*4 Supplementary Table 3。

全粒穀物（whole grains）

患との関連を調べる解析から見れば，全粒穀物摂取量は交絡因子として扱うべきものといえる。

ところが，果物メタアナリシスに含まれた17個の前向きコホート研究の中で，全粒穀物摂取量を交絡因子として扱っている研究[20]はわずか一つだけであった（これは果物メタアナリシスに限ったことではない。下記コラム参照）。よって，ここで観察された果物と循環器疾患との間の関連において，少なくともその一部は全粒穀物のせいであるかもしれない。この内容を果物メタアナリシスの結論に加えるとこうなる。

> 1日あたりの果物摂取量が200 g増えるたびに循環器疾患の発症・死亡リスクが13％小さくなり，1日の摂取量が800 gの人においては27％リスクが低下した。これは，17個の前向きコホート研究をもとにした用量反応性メタアナリシスで得られた結果である。男性においても女性においても，さまざまな地域（ヨーロッパ，アメリカ，アジア，オーストラリア）においても，同様の結果が得られた。ただし，循環器疾患との関連が示唆され，かつ果物摂取量とも関連している食事の中の交絡因子，例えば全粒穀物摂取量はほとんど考慮されていない。

コラム　食事因子による調整

食事以外の交絡因子は注意深く調整されることが多い一方で，食事因子による調整は十分になされないことが多い。例えば，果物摂取量と総死亡との関連に関する前向きコホート研究のメタアナリシスでは，多くの研究（20個のうち16個）が全粒穀物による調整をしていなかった[21]。また，全粒穀物摂取量と循環器疾患のメタアナリシスでも，果物摂取量を交絡因子として調整していない研究が複数あった（10個のうちの4個）[18]。食事因子による調整が不十分だと，実際よりも強い関連が観察されがちなので，注意が必要だ。

2.4 食事調査法に気をつける

栄養学研究の質は，食事の測定の精度に大きく依存する。よって，どのような方法で食事が測定されたかは常に重要である。果物メタアナリシスに含まれた17個の前向きコホート研究のうちの15個の研究では，食物摂取頻度質問票（FFQ）が用いられている。数万人を対象とするような大規模な調査では質問票が用いられることが多く，食事記録法や24時間食事思い出し法のような詳細な食事調査法が用いられるのはきわめてまれである。

FFQの最大の欠点は「実際に食べたものを測定していない」ということだ（p. 14参照）。そのため，食事記録法などのより正確な方法と比べると，かなりの測定誤差がある。さまざまなFFQから推定された果物摂取量と，食事記録法もしくは24時間思い出し法から推定された果物摂取量とを比較した妥当性研究の結果をBox 6-4に示す。程度の差こそあれ，食事記録法や24時間思い出し法と比べてどのFFQも系統的に果物摂取量を多めに見積もっていることが分かる[22-28]。

このくらいのずれを大きいと考えるか小さいと考えるかに一定の見解はないが，一般に栄養疫学の研究者はこの程度のずれを許容している。というよりも，FFQの元来の目的は「摂取量が少ない人から多い人まで順番に並べるこ

Box 6-4 異なる食事調査法によって測定された果物摂取量の比較

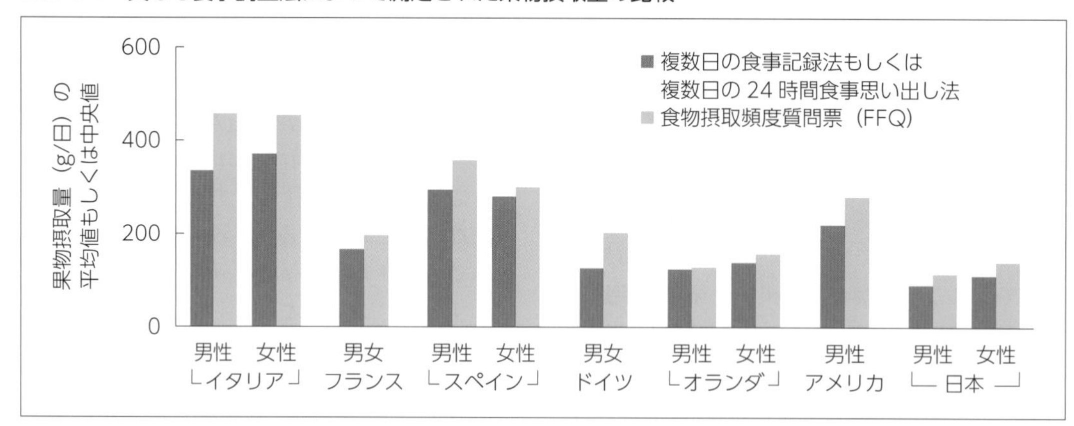

出典）イタリア：Pisani et al.[22)]，フランス：van Liere et al.[23)]，スペイン：EPIC group of Spain[24)]，ドイツ：Bohlscheid-Thomas et al.[25)]，オランダ：Ocke et al.[26)]，アメリカ：Feskanich et al.[27)]，日本：Kobayashi et al.[28)]をもとに作成

と」であって「摂取量を正確に推定すること」ではないため，系統的なずれは大きな問題にならないと考えている。実際，Box 6-4で結果を示した各FFQから計算された果物摂取量と，基準法（食事記録法もしくは24時間思い出し法）から計算された果物摂取量との間の相関はまずまずである（相関係数の平均0.56）[22-28)]。この相関をもとに，それぞれのFFQは大規模疫学研究で使用可能と判断されている。

栄養学研究の結果を解釈するときには，摂取量を示す数字にはかなりの測定誤差が含まれていることを忘れないでおこう。実際，食事調査法の妥当性が結果を大きく左右することもある（p. 149，コラム参照）。果物メタアナリシスにおいても，Box 6-1（p. 143参照）で示した図の横軸には果物摂取量として数字が書かれているが，その数字を正確な値としてそのまま受け止めるのはかなり危険ということだ。このことを結論に書き加えておこう。

1日あたりの果物摂取量が200 g増えるたびに循環器疾患の発症・死亡リスクが13％小さくなり，1日の摂取量が800 gの人においては27％リスクが低下した。これは，17個の前向きコホート研究をもとにした用量反応性メタアナリシスで得られた結果である。男性においても女性においても，さまざまな地域（ヨーロッパ，アメリカ，アジア，オーストラリア）においても，同様の結果が得られた。ただし，循環器疾患との関連が示唆され，かつ果物摂取量とも関連している食事の中の交絡因子，例えば全粒穀物摂取量はほとんど考慮されていない。また，果物摂取量の推定には主にFFQが用いられているので，かなりの測定誤差があるであろう。

コラム　食事調査法の妥当性が結果を大きく左右する例：食事の GI と 2 型糖尿病

FFQ から推定された摂取量にはかなりの測定誤差があるため，FFQ の妥当性（精度）によって，得られる結果が変わるということは十分ありうる。例として，食事の GI（p. 16 参照）と 2 型糖尿病の発症との関連を調べたメタアナリシス[29]を紹介しよう。このメタアナリシスでは，17 個の前向きコホート研究の結果を統合している。17 個の研究の全てにおいて，FFQ から推定された炭水化物摂取量をもとに GI が計算された。結果は，FFQ から推定された炭水化物摂取量の妥当性が高いか低いかによって異なっていた。「FFQ から推定された炭水化物摂取量の妥当性が低い*」と判断された 7 個の研究では，GI と 2 型糖尿病との間に関連が見られなかった（相対危険 1.05，95%信頼区間 0.97，1.14。GI が 10 上昇したとき）。一方で，「FFQ から推定された炭水化物摂取量の妥当性が高い**」と判断された 10 個の研究では，GI と 2 型糖尿病との間に有意な正の関連が観察された（相対危険 1.27，95%信頼区間 1.15，1.40。GI が 10 上昇したとき）。つまり，精度の低い FFQ によって，GI と 2 型糖尿病との関連が過小評価されたと解釈できる。栄養学研究ではこのように，食事摂取量の測定精度はとても重要な要素の一つだ。

*　より正確な食事調査法（複数日の食事記録や 24 時間食事思い出し）との相関係数が 0.55 未満。
**　より正確な食事調査法（複数日の食事記録や 24 時間食事思い出し）との相関係数が 0.55 以上。

2.5　メタアナリシスの方法の質に気をつける

いままでに見てきた項目は，一つ一つの研究の内容や質に関係するものであった。同じように気をつけたいのは，系統的レビューやメタアナリシスが適切な方法で行われたかどうかだ。メタアナリシスの方法論的質を評価するための代表的なツールとして，AMSTAR[30,31]がある（Box 6-5）。AMSTAR は 11 項目からなるツールで，各項目について要件を満たす場合は 1 点，そうでない場合は 0 点がつけられる。よって合計点は 0 ～ 11 点となる。合計点が 8 点以上を「質が高い」，4～7 点を「質が中程度」，3 点以下を「質が低い」とみなす。

AMSTAR は通常，メタアナリシスの著者自身が用いるのではなく，メタアナリシスで得られた知見を評価・活用する側の人たちが使用するものである。よって，複数のメタアナリシス論文をまとめた論文（**アンブレラ・レビュー**という）などでは使用されるが，一つ一つのメタアナリシス論文で使用されることはない。メタアナリシス論文を読む際には自分で AMSTAR を使ってみよう。実際に筆者が果物メタアナリシス論文に対して AMSTAR を用いてみたところ 9 点で，「質が高い」と評価された。この内容を果物メタアナリシスの結論に加えるとこうなる。

> 1 日あたりの果物摂取量が 200 g 増えるたびに循環器疾患の発症・死亡リスクが 13%小さくなり，1 日の摂取量が 800 g の人においては 27%リスクが低下した。これは，17 個の前向きコホート研究をもとにした「質が高い」用量反応性メタアナリシスで得られた結果である。男性においても女性においても，さまざまな地域（ヨーロッパ，アメリカ，アジア，オーストラリア）においても，同様の結果が得られた。ただし，循環器疾患との関連が示唆され，かつ果物摂取量とも関連している食事の中の交絡因子，例えば全粒穀物摂取量はほとんど考慮されていない。また，果物

アンブレラ・レビュー（umbrella review）

Box 6-5　AMSTARの11項目[a]

評価項目	評価内容
① デザインがあらかじめ決められているか？	レビューの実施前に研究課題と包含基準を決めておく必要がある
② 研究の選択とデータの抽出が重複して行われているか？	少なくとも２名が独立してデータを抽出すべきで，見解の相違があった場合にどのように合意に到達するかの手順を決めておく必要がある
③ 包括的な文献検索が行われているか？	検索には少なくとも二つの検索データベースを用いる必要がある。レビュー論文の中に記載すべき内容は，検索の対象とした出版年，使用したデータベース，キーワード，MeSH[b]である。可能な場合には検索手法も記載すべきである。以上の検索を補足するために，最新の内容，レビュー，教科書，専門データベース，特定の研究分野の専門家の意見，検索で見つかった文献の参考文献を参照すべきである
④ 出版の状態が包含基準として使用されているか？	灰色文献[c]などを含め，出版形式に関係なく文献検索を行ったことをレビュー論文内で明記しなければならない。また，出版の状態や言語などをもとにして文献を除外したかどうかを明記しなければならない
⑤ 研究のリストが示されているか？	レビューに含めた研究およびレビューから除外した研究のリストを示す必要がある
⑥ レビューに含めた研究の特徴は示されているか？	レビューに含めた研究から得られた，対象者，介入内容，アウトカムについてのデータが，表などを用いてまとめられた形式で提示される必要がある。解析に含めた全ての研究について，一連の特徴（年齢，人種，性別，社会経済データ，疾患の状態・罹患期間・重症度，その他の疾患など）を報告する必要がある
⑦ レビューに含めた研究の科学的な質が評価，報告されているか？	事前に決められた評価手法が記述されていなければならない。例えば，有効性試験の場合，**ランダム化二重盲検プラセボ対照試験**[d,e]のみを含めたり，あるいは割付の隠蔽を行った研究のみを包含基準とする，などである。その他の研究デザインの場合には，異なる評価基準が用いられうる
⑧ レビューに含めた研究の科学的な質を適切に活用したうえで結論が導かれているか？	方法の厳密性と科学的な質がどの程度であるかは，解析および結論部分において考慮されるべきである。そのレビューで得られた知見をもとに何らかの勧告を述べる際には，方法の厳密性と科学的な質の程度を明確に示す必要がある
⑨ 研究結果を統合するために用いられた方法は適切か？	統合した結果を示す場合，研究が統合可能かどうかを確認し，異質性を評価するための統計的検定を実施しなければならない（異質性を確認するためのカイ２乗検定や，I^2）。異質性がある場合は，**ランダム効果モデル**[f]を使用するか，研究の統合が臨床的に適切といえるかどうかの検討が必要となる
⑩ 出版バイアスの可能性は評価されているか？	出版バイアスの評価には，グラフによる検討（例：**漏斗プロット**[g]）と統計的検定（例：エッガー回帰テスト）を組み合わせて示す必要がある
⑪ **利益相反**[h]に関する記述があるか？	系統的レビューおよび組み込まれた研究の双方において，支援したと考えられる機関が明確になっている必要がある

[a] 選択肢は「はい」，「いいえ」，「何とも言えない」，「該当せず」の四つである。「はい」を１点，それ以外の選択肢を０点として合計点を算出する
[b] MeSH：Medical Subject Headingsの略で，MEDLINEデータベース内でシソーラスとして利用されているもの。シソーラスとは，さまざまな医学用語をできるだけ統一して使えるようにまとめられた用語集
[c] 灰色文献：伝統的な商業的または学術的な出版および流通チャネル以外の組織によって作成された資料
[d] 二重盲検：どちらの群に割り付けられたのか参加者も研究者も分からない状態
[e] プラセボ：偽薬。外見や味，重さは本物の薬と区別がつかないが，有効成分を含んでいないもの
[f] ランダム効果モデル：メタアナリシスで複数の原著論文の結果からオッズ比やリスク比などの効果量を統合する際に使用される統計モデルの一つ。変量効果モデルともいう
[g] 漏斗プロット：メタアナリシスに含まれる個々の研究における効果サイズと精度（効果サイズの標準誤差）を図示したもの。おおむね左右対称に分布していれば，出版バイアスの可能性は低いと判断される
[h] 利益相反：外部との経済的な利益関係等によって，公的研究で必要とされる公正かつ適正な判断が損なわれる，または損なわれるのではないかと第三者から懸念が表明されかねない事態のこと

出典）Shea et al.[31)]をもとに作成

> 摂取量の推定には主にFFQが用いられているので，かなりの測定誤差があるであろう。

2.6 メタアナリシスで得られた結果の質に気をつける

ここで気をつけたいのは「メタアナリシスの方法論的質が高いからといって，メタアナリシスで得られた結果の質が高いとは限らない」ということである。例えば，どんなに方法論的に質の高いメタアナリシスがなされたとしても，個々の研究におけるバイアスが大きかったり，個々の研究の結果が一貫していなかったり，サンプルサイズが小さかったり，**出版バイアス**[*5]や**助成金バイアス**[*6]の影響が大きかったりすれば，各研究を統合した結果の信頼度は高くはならない。そのため，メタアナリシスの方法論的質の評価とは別に，メタアナリシスで得られた結果の質も評価する必要があるのだ。

メタアナリシスで得られた結果の質を評価するためのツールはたくさんあるが，最も幅広く使われているものはGRADE[33]であろう。このGRADEをもとに，観察をベースとした栄養学研究（特に前向きコホート研究）を評価するために開発されたのがNutriGrade[34]である。NutriGrade（前向きコホート研究用）は8項目からなるツール（Box 6-6）で，合計点は0～10点の間をとり，8点以上を「質が高い」，6点以上8点未満を「質が中程度」，4点以上6点未満を「質が低い」，4点未満を「質がとても低い」とみなす[34]。

手に入れたメタアナリシス論文の中に，メタ

*5 出版バイアス：否定的な結果を得た研究は，肯定的な結果を得た研究に比べて公表されにくい（論文になりにくい）というバイアス。AMSTARの項目10にもあるように，漏斗プロットやエッガー回帰テストなどの統計的検定を用いて評価される[31,32]。出版バイアスを取り除くことは事実上できないうえに，メタアナリシスの結果に大きな影響を与えうるので，常に気にかけておく必要がある。

*6 助成金バイアス：研究資金（研究助成金）を提供してくれた人・組織（企業等）に都合の良い研究結果が発表されやすいというバイアス。論文を読む際には，fundingやfinancial supportなどの欄を見て，どこからどんな助成金を得て行われた研究であるかを常にチェックしよう。

Box 6-6　NutriGrade（前向きコホート研究用）の8項目（10点満点）

評価項目	評価対象	得点
① 用いたデータの質	個々の研究の食事調査法，交絡因子，結果因子の測定法，追跡期間	0～2
② 推定値（相対危険）の精度	死亡者数や発症者数，推定値の95%信頼区間	0～1
③ 結果の異質性の程度	異質性の検定	0～1
④ エビデンスの**直接性**の有無	研究対象となった集団に顕著な特徴がなく，かつ，死亡や慢性疾患の発症など，ハードなエンドポイントを扱っているかどうか	0～1
⑤ 出版バイアスの程度	研究数，グラフによる検討と統計的検定	0～1
⑥ 助成金バイアスの有無と程度	研究資金の出所	0～1
⑦ 効果サイズの大きさ	相対危険の大きさと統計的有意性	0～2
⑧ **用量反応関係**の有無	用量反応関係を検討しているかどうかとその統計的有意性	0～1

出典）Schwingshackl et al.[34]をもとに作成

ランダム化二重盲検プラセボ対照試験（randomized, double-blind, placebo-controlled trial）
ランダム効果モデル（random effects model）　**漏斗プロット**（funnel plot）　**利益相反**（conflict of interest）
出版バイアス（publication bias）　**助成金バイアス**（funding bias）　**直接性**（directness）
用量反応関係（dose-response relationship）

アナリシスで得られた結果の質に関する評価があるかどうか見てみよう。ない場合は，自分でNutriGradeなどを使ってみよう。ちなみに果物メタアナリシスに対して筆者がNutriGradeを用いてみたところ，7.1点で「質が中程度」と評価された。この内容を果物メタアナリシスの結論に加えるとこうなる。

> 1日あたりの果物摂取量が200g増えるたびに循環器疾患の症例・死亡リスクが13%小さくなり，1日の摂取量が800gの人においては27%リスクが低下した。これは，17個の前向きコホート研究をもとにした「質が高い」用量反応性メタアナリシスで得られた結果である。男性においても女性においても，さまざまな地域（ヨーロッパ，アメリカ，アジア，オーストラリア）においても，同様の結果が得られた。ただし，循環器疾患との関連が示唆され，かつ果物摂取量とも関連している食事の中の交絡因子，例えば全粒穀物摂取量はほとんど考慮されていない。また，果物摂取量の推定には主にFFQが用いられているので，かなりの測定誤差があるであろう。このメタアナリシスで得られた結果の質は中程度と評価された。

2.7 食の特性を忘れない

最後に，「私たちが食べるものは複数の食品が複雑に組み合わさってできた混合物である」ということを常に忘れないようにしよう。私たちは個々の食品を個別に食べたりはせず，さまざまな食品の組み合わせとしての食事を摂っている[35)]。つまり，栄養素や未知の物質についても，それらが複雑に混ざり合った状態で摂取している。しかも栄養素は，体内で交互作用や相乗作用を引き起こすと考えられる。例えば，鉄の吸収率はビタミンCによって高められるが，このような複雑な相互作用は，単一の栄養素のみに着目したアプローチでは扱いきれない。また，ある栄養素の摂取量は別の栄養素の摂取量と強い相関関係を示すことがあるため（例：カリウムとマグネシウム），それぞれの栄養素がある疾患に与える影響を分離することはほとんど不可能である。さらに，単一の栄養素がある疾患に与える影響が小さすぎて，現時点で利用可能な研究手法や測定法では明らかにできない可能性もある。

以上より，私たちが食べている食事の中から特定の物質（例えば果物）をとりあげて，その物質の健康効果を取り出そうとするのは，かなりの無理があるのだ。どんなに注意深く他の食品（例えば，果物の場合における全粒穀物）を交絡因子として扱ったとしても，ある特定の物

コラム　より詳細な食事調査法をもとにした前向きコホート研究

インターネットやITの技術のおかげで，近年，複数日の食事記録や24時間食事思い出しのデータが迅速かつ低コストで収集できるようになってきた。その結果，以前は紙による質問票がほとんど唯一の選択肢であった大規模前向きコホート研究においても，複数日の食事記録や24時間食事思い出しが使われるようになってきている。例えば，英国バイオバンク研究[36)]では，オンラインによる24時間食事質問票[37)]が複数回実施されている。また，フランスのNutriNet-Sante研究[38)]でも，ネット上での食事記録[39)]が複数回実施されている。このような詳細な食事調査法により得られた食事データは，従来のFFQから得られた食事データよりも精度が高いと考えられる（p. 19およびp. 23，コラム参照）ので，今後，より質の高い科学的根拠が得られると期待される。

質の健康効果のみを純粋に観察することはできない。すなわち，果物をたくさん食べている人ほど循環器疾患のリスクが低いからといって，それが果物のみによってもたらされた効果かどうかは分からないのである。このことを踏まえると，果物メタアナリシスの結論はこうなる。

> 1日あたりの果物摂取量が200g増えるたびに循環器疾患の発症・死亡リスクが13%小さくなり，1日の摂取量が800gの人においては27%リスクが低下した。これは，17個の前向きコホート研究をもとにした「質が高い」用量反応性メタアナリシスで得られた結果である。男性においても女性においても，さまざまな地域（ヨーロッパ，アメリカ，アジア，オーストラリア）においても，同様の結果が得られた。ただし，循環器疾患との関連が示唆され，かつ果物摂取量とも関連している食事の中の交絡因子，例えば全粒穀物摂取量はほとんど考慮されていない。また，果物摂取量の推定には主にFFQが用いられているので，かなりの測定誤差があるであろう。このメタアナリシスで得られた結果の質は中程度と評価された。いずれにしても，果物をより多く含む食事をしている人は（それが果物のせいかどうかは分からないが）循環器疾患のリスクが低いようだ。

3. 科学的根拠を目の前の個人に還元する

本章ではこれまで，栄養の専門家として，科学的根拠を探して読み解くための基本的な考えと方法を見てきた。ここからは，科学的根拠に基づいた情報を目の前の一個人にどのように活用するかを見ていこう。

3.1 個々の食品や栄養素だけでなく食事全体を視野に入れる

これまで述べたように，ある特定の物質（食品や栄養素）だけを取り出してきて，その健康影響を考えるのは適切でない場合が多い。このような背景のもとで登場してきたのが，個々の栄養素や食品に着目するのではなく，食事全体を包括的に捉えようとする試みだ[35]。

食事全体を評価する手法として最も一般的なものは，「食事を構成する主要な要素のそれぞれについて，摂取状況に応じたスコアをつけ，そのスコアの合計点をもって食事全体を評価する」という方法だ。これを「**食事全体の質スコア**」と呼ぶ。最も多くの科学的根拠が蓄積している4種類の食事全体の質スコアをまとめたのがBox 6-7だ。

これら四つの食事全体の質スコア（HEI[40]，AHEI[41]，MEDスコア[42]，DASHスコア[43-45]）に共通して含まれる項目は，野菜，果物，全粒穀物である。ただし，いも類を野菜に含める否か，および100%ジュースを果物に含めるか否かについてはスコアによって違いがある。四つのスコアのうちの三つに含まれる項目は，ナッツ・豆類（HEI以外），脂肪酸（DASHスコア以外），**レッドミート・加工肉**（HEI以外），ナトリウム（MEDスコア以外）だ。その他の評価項目は，一つ（魚，たんぱく質供給源，**精製穀物，添加糖類**）か二つ（乳類，砂糖入り飲料）のスコアにのみ含まれている。全てのスコアで共通するのは，植物性食品の摂取が多く，動物性食品を適度に摂取し，飽和脂肪酸とナトリウム，添加糖類（特に飲料由来）の摂取が少ない場合にスコアが高くなるという点である[46]。

これら4種類の食事全体の質スコアと**総死亡**および主要な慢性疾患（循環器疾患，がん，

食事全体の質スコア（overall diet quality score）　**レッドミート**（red meat）　**加工肉**（processed meat）
精製穀物（refined grains）　**添加糖類**（added sugars）　**総死亡**（all-cause mortality）

Box 6-7 最も多くの科学的根拠が蓄積している4種類の食事全体の質スコア[a]

名称	Healthy Eating Index[40]	Alternative Healthy Eating Index[41]	Mediterranean diet score[42]	Dietary Approaches to Stop Hypertension score[43-45]
略称	HEI	AHEI	MED score	DASH score
日本語訳	**健康食インデックス**	**代替版健康食インデックス**	**地中海食スコア**	**高血圧を防ぐ食事法スコア**
概要	アメリカ人のための食事ガイドライン(Dietary Guidelines for Americans)の遵守の程度を測る指標	HEIの代替バージョンで，系統的な文献レビューをもとに決められた，慢性疾患リスクに関連する食事パターンの遵守の程度を測る指標	地中海沿岸の伝統的な食事パターンを基盤にしつつ，慢性疾患リスクに関連する食事パターンの遵守の程度を測る指標	DASH食[b]の遵守の程度を測る指標
スコア範囲	0～100	0～110	0～9	8～40
野菜	↑（いもを含む）	↑（いもを除く）	↑（いもを除く）	↑（いもを除く）
果物	↑（100%ジュースを含む）	↑（100%ジュースを除く）	↑（100%ジュースを含む）	↑（100%ジュースを含む）
ナッツ・豆類	--	↑	↑（ナッツのみ） ↑（豆類のみ）	↑
魚	--	--	↑	--
全粒穀物	↑	↑	↑	↑
たんぱく質供給源	↑（ナッツ，豆類，魚介類，肉類を含む）	--	--	--
乳類	↑	--	--	↑（低脂肪製品のみ）
脂肪酸	↑ (PUFA+MUFA)/SFA ↓ SFA	↓トランス脂肪酸 ↑ EPA+DHA ↑ PUFA	↑ MUFA/SFA	--
アルコール	--	↕	↕	--
レッドミート[c]・加工肉	--	↓	↓	↓
精製穀物	↓	--	--	--
砂糖入り飲料	--	↓（100%ジュースを含む）	--	↓
ナトリウム	↓	↓	--	↓
添加糖類	↓	--	--	--

↑：多く食べるほどスコアが高くなる項目。↓：少なめに食べるほどスコアが高くなる項目。↕：適正摂取範囲が定められている項目。--：評価に含まれていない項目。SFA：飽和脂肪酸。MUFA：一価不飽和脂肪酸。PUFA：多価不飽和脂肪酸。EPA：エイコサペンタエン酸。DHA：ドコサヘキサエン酸

[a] 全てのスコアにおいて複数の計算法が存在するが，ここではHEIとAHEIについては最も新しいもの，MEDスコアとDASHスコアについては最も頻繁に使用されているものを示している

[b] DASH食：高血圧患者の血圧を下げることに成功したランダム化比較試験[44, 45]で用いられた食事パターン

[c] レッドミート：牛・豚・羊など哺乳類の肉

2 型糖尿病）との関連を検討した前向きコホート研究のメタアナリシスの結果[47-54]をまとめたものがBox 6-8だ。どのスコアでも，総得点が最も高い人たちは，最も低い人たちに比べて，総死亡および各種慢性疾患のリスクが10～20％程度低かった[47-51]。メタアナリシスの方法論的質も全般的に高く[52-54]，またメタアナリシスで得られた結果の質も「中程度」と評価されたものが多かった[47,50,54]。

この結果を見ると，ある特定の食事全体の質スコアが特に優れているということはなさそうだ。各スコアは，同等程度に優れた方法で，それぞれ違った側面から「**食事全体の質**」という共通概念を捉えていると考えるべきだろう。つまり，食事全体の質スコアで評価される「**健康的な食事**」は一つの固定されたものではなく，いろいろな形がありうるのだ。このように食事全体に着目すれば，「健康的な食事には唯一絶対のものがある」という極端な考えがどんなに不適切であるかがよく分かるだろう。

特定の食品や栄養素ではなく，食事全体を視野に入れておくことの重要性は，個々の食品の健康影響を調べた結果を誤って解釈しないためにも重要である。Box 6-9は，主要な食品群の摂取量と総死亡との関連を調べた前向きコホート研究のメタアナリシスの結果[55]だ。例えば，全粒穀物を1日あたり90 g食べる人は，全く食べない人に比べてリスクが21％低かった。また，加工肉を1日あたり120 g食べる人は，全く食べない人と比べてリスクが35％高かった。

この結果を見てどう感じただろうか。Box 6-8で取り上げた食事全体の質スコアについての研究と比較したときに，それぞれの食品が総死亡に与える影響が大きすぎると思わないだろうか。このような結果になる理由は二つある。一つは，それぞれのリスクは，その食品を全く食べない人との比較で算出されたものだということだ。もう一つは，すでに説明したとおり，食品は単独で食べられるわけではなく，食品の混合物である食事として摂取されるので，ある食品群と総死亡との関連には，少なくともある程度は他の食品群の影響も加わっているということだ。

以上より，それぞれの食品群が引き起こすリスクの上昇や低下は，その食品が単独で引き起

コラム　アジアの研究はまだまだ少ない

食事全体の質スコアと慢性疾患や総死亡との関連を検討したメタアナリシスに含まれるのは欧米の研究がほとんどで，日本人を対象とした研究は今のところ発表されていない。ただし，日本以外のアジア人を対象とした研究はいくつかある。例えば，中国系シンガポール人57000人を対象とした17年にわたる前向きコホート研究では，総死亡[56]循環器疾患[56]および2型糖尿病[57]について本文で示したメタアナリシスと同様の結論が得られている（Box 6-8に示したメタアナリシスにも含まれている）。つまり，欧米で一貫して観察されてきた食事全体の質スコアと健康状態との関連は，食習慣や遺伝的要素が異なる中国系シンガポール人でも同じように観察されたといえる。食事全体の質スコアに寄与する個々の食品は，中国系シンガポール人と欧米諸国の人々では大きく異なるにもかかわらず，同じような結果が得られたことを考えると，健康的な食事というものはかなり普遍的なものなのかもしれない。よって，食事全体の質スコアを高めるような食べ方を，日本を含むアジア諸国の人々に推奨するのは，理にかなっているといえる。アジアからの研究が増えていけば，健康的な食事に関する科学的根拠がより強固なものとなっていくだろう。

食事全体の質（overall diet quality）　**健康的な食事**（healthy diet）

Box 6-8　4種類の食事全体の質スコアと総死亡および主要な慢性疾患との関連を検討した前向きコホート研究のメタアナリシスのまとめ

疾患	食事全体の質スコア	研究数	相対危険（95%信頼区間）[a]	メタアナリシスの方法論的質（AMSTAR）	メタアナリシスで得られた結果の質（NutriGrade）
総死亡	HEI	10	0.80 (0.78, 0.82)[b]	高　い（9）[c]	低　い（5.1）[b]
	AHEI	13	0.79 (0.76, 0.82)[b]	高　い（9）[c]	中程度（6.1）[b]
	MEDスコア	25	0.79 (0.77, 0.81)[d]	中程度（7）[e]	中程度（7.6）[f]
	DASHスコア	15	0.82 (0.79, 0.84)[b]	高　い（9）[c]	中程度（6.1）[b]
循環器疾患（発症か死亡）[g]	HEI	13	0.81 (0.77, 0.84)[b]	高　い（9）[c]	中程度（7.1）[b]
	AHEI	21	0.77 (0.74, 0.80)[b]	高　い（9）[c]	中程度（7.6）[b]
	MEDスコア	14	0.75 (0.68, 0.83)[h]	高　い（8）[i]	低　い（得点表記なし）[j]
	DASHスコア	31	0.81 (0.78, 0.85)[b]	高　い（9）[c]	中程度（6.6）[b]
がん（発症か死亡）[g]	HEI	25	0.84 (0.80, 0.88)[b]	高　い（9）[c]	低　い（5.1）[b]
	AHEI	27	0.89 (0.86, 0.92)[b]	高　い（9）[c]	低　い（5.6）[b]
	MEDスコア	18	0.87 (0.82, 0.92)[k]	高　い（9）[i]	中程度（6.1）[k]
	DASHスコア	25	0.86 (0.82, 0.90)[b]	高　い（9）[c]	中程度（6.1）[b]
2型糖尿病（発症）	HEI	6	0.88 (0.82, 0.94)[b]	高　い（9）[c]	低　い（5.3）[b]
	AHEI	12	0.80 (0.75, 0.86)[b]	高　い（9）[c]	中程度（6.6）[b]
	MEDスコア	8	0.83 (0.74, 0.92)[l]	高　い（8.5）[i]	中程度（得点表記なし）[j]
	DASHスコア	9	0.78 (0.72, 0.83)[b]	高　い（9）[c]	中程度（7.3）[b]

0.5　0.75　1

[a] 食事全体の質スコアが最も低い群と比べたときの最も高い群の値（群の数は研究によって異なるが3～5が多かった）。[b] Morze et al.[47] より。[c] Neuenschwander et al.[52] より。[d] Eleftheriou et al.[48] より。[e] 文献がなかったので，筆者がAMSTAR[31] を用いて独自に評価した。[f] 文献がなかったので筆者がNutriGrade[34] を用いて独自に評価した。[g] MEDスコアは死亡のみ。[h] Grosso et al.[49] より。[i] Galbete et al.[54] より。ただし，MEDスコアに関する研究用としてAMSTARに修正を加えた14項目（合計22点満点）[53] を用いていたので，もとのスコアを11点満点に換算した。[j] Galbete et al.[54] より。[k] Morze et al.[50] より。[l] Schwingshackl et al.[51] より

Box 6-9　主な食品群の摂取量と総死亡との関連を検討した前向きコホート研究のメタアナリシスのまとめ[a]

総死亡のリスク	食品群	研究数	相対危険（95%信頼区間）[b]	結果の質(NutriGrade)
リスク低下	全粒穀物（90 g）	11	0.79（0.76, 0.83）	高　い（8）
	野菜（240 g）	17	0.89（0.87, 0.92）	低　い（5.8）
	果物（240 g）	17	0.90（0.88, 0.93）	低　い（5.8）
	ナッツ（28 g）	16	0.85（0.82, 0.89）	中程度（7）
	豆類（100 g）	6	0.90（0.85, 0.96）	中程度（6）
	魚（100 g）	19	0.93（0.90, 0.96）	中程度（7.75）
リスク上昇	卵（55 g）	5	1.07（1.01, 1.15）	とても低い（3.8）
	レッドミート[c]（170 g）	10	1.35（1.32, 1.38）	中程度（6.5）
	加工肉（120 g）	7	1.35（1.28, 1.41）	中程度（7.5）
	砂糖入り飲料（250 ml）	4	1.07（1.01, 1.14）	低　い（5.5）

0.5　1　1.5　2

[a] メタアナリシスの方法論的質を筆者が AMSTAR[31)] を用いて独自に評価したところ，9点（質が高い）だった
[b] 全く摂取しない人に比べて，「食品群」の列のかっこ内の量（1日あたり）を食べた人の値
[c] レッドミート：牛・豚・羊など哺乳類の肉

出典）Schwingshackl et al.[55)]

こしたものというよりも「その食品が多く含まれるという特徴をもつ食事全体が引き起こしたもの」と考えるのが妥当だ。そもそも，個々の食品群や栄養素がもつ健康影響が，食事全体がもつ健康影響を超えることはありえない。それゆえ，食事を構成する要素，すなわち食品や栄養素を食事全体という枠組みの中で解釈するのはとても大切なのだ。

また，このメタアナリシスに含まれた前向きコホート研究のほとんどで FFQ が用いられている。すでに説明したように，FFQ から算出された摂取量にはかなりの測定誤差が含まれることを踏まえると，摂取量の値自体をそのとおり受け取るのはかなり危険だ。そのため，「全粒穀物 90 g」とか「加工肉 120 g」という摂取量を絶対的な数値として受け取るのでなく，あくまで目安と理解するべきだ。よって，食品群レベルの結果（Box 6-9）は，「総死亡と負の関連を示した食品群を多めに食べて，正の関連を示した食品群を少なめに食べれば，全体として，食事全体の質スコアの研究（p. 156，Box 6-8 参照）で観察されたリスクの減少（10～20%）と同じくらいのリスクの減少が期待できるだろう」と解釈するのが無難といえる。

3.2 食を大きな文脈の中で捉える

食事は，私たちの健康に影響を与える要因の一つに過ぎない。よって，食事の健康影響を考える際には，食事以外の要因の影響，特に食事と同じように私たち自身で変えられる要因（喫煙や運動など，**修正可能な生活習慣要因**）の影響を頭に入れておくのはとても重要である。

そこで，約 12 万人のアメリカ人を対象として修正可能な生活習慣要因と死亡率との関連を検討した 34 年にわたる前向きコホート研究[58)]を見てみよう。この研究が着目した生活習慣要因は，BMI，喫煙，飲酒，身体活動，食事の五つである。各要因と死亡率との関連は Box 6-10 のとおりで，各要因が死亡率と強く関連

修正可能な生活習慣要因（modifiable lifestyle factors）

Box 6-10 五つの生活習慣要因（BMI，喫煙，飲酒，身体活動，食事）と死亡率との関連：12万3219人のアメリカ人を対象とした34年にわたる前向きコホート研究の結果[a,b]

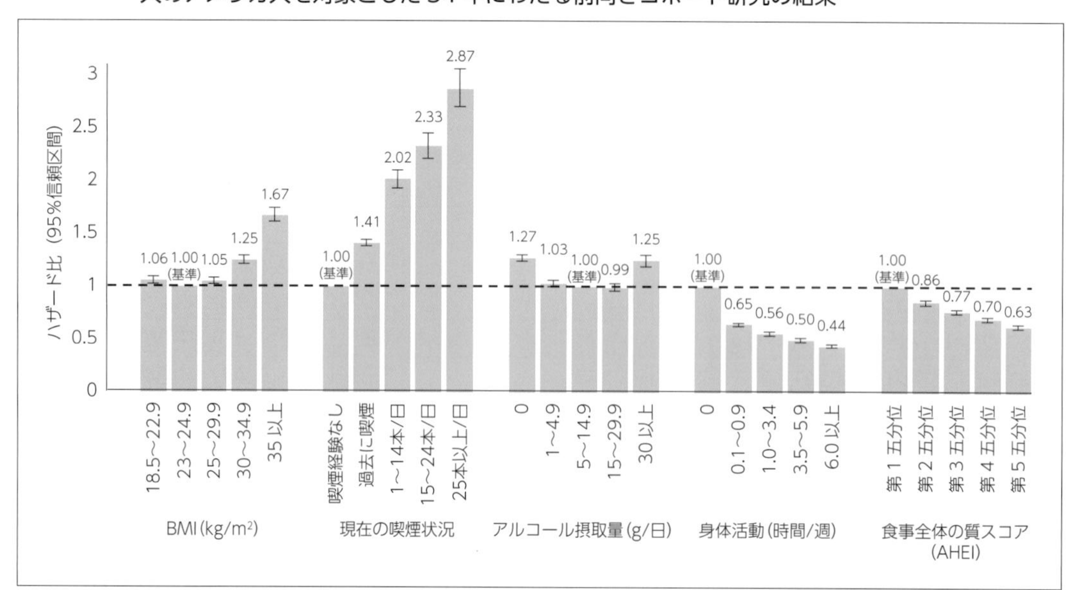

[a] 調整変数：年齢，性別，民族，マルチビタミンサプリメントの使用，アスピリンの使用，糖尿病・心筋梗塞・がんの家族歴，閉経状態（女性のみ），ホルモン療法の有無（女性のみ）

[b] リスク比は「一定期間内の平均の発生率の比」であり，追跡期間中のリスクが一定と仮定している。一方，**ハザード比**は「ある瞬間における発生率の比」であり，時々刻々と死亡や罹患のリスク（ハザード）が変化する場合を対象とする。よく用いられる**コックス比例ハザードモデル**では，曝露群と非曝露群のハザードの比がどの時点でも一定である（これを比例ハザード性とよぶ）と仮定して解析する

出典）Li et al.[58]をもとに作成

しているのが分かる。ただし，それぞれの要因についての結果には，他の要因の影響が加わっていることに注意しよう。例えば食事の結果には，それ以外の四つの要因の影響が加わっている。

ここからがこの研究の肝だ。五つの生活習慣要因の影響をまとめて捉えるために，さらに解析が行われた。まず，それぞれの要因について「低リスクカテゴリ」を以下のように定めた[58]。すなわち，「BMIが18.5～24.9 kg/m²」，「喫煙経験なし」，「適度な飲酒（1日あたりのアルコール摂取量が女性で5～15 g，男性で5～30 g）」，「運動習慣あり（1日あたり30分以上の中・高強度の身体活動）」，「食事全体の質スコア（AHEI）が上位40%」である。次に，これらの低リスクカテゴリにあてはまる個数を対象者一人一人について数え，その個数と総死亡との関連を調べた。Box 6-11に示した結果を見ると，低リスクカテゴリにあてはまる数が多いほど，明らかにリスクが低くなっている。ちなみに，50歳における推定平均余命は，低リスクカテゴリにあてはまる数がゼロだと男性25.5年，女性29.0年，低リスクカテゴリにあてはまる数が五つだと男性37.6年，女性43.1年と見積もられた[58]。

このように，いわゆる健康的な生活を送っていればいるほど長生きする可能性は高くなる。しかし，この差を大きいと考えるか小さいと考えるかは人それぞれだろう。同様の知見は，アメリカだけでなく，日本を含む他の国々の研究

ハザード比（hazard ratio） **コックス比例ハザードモデル**（Cox proportional hazard model）

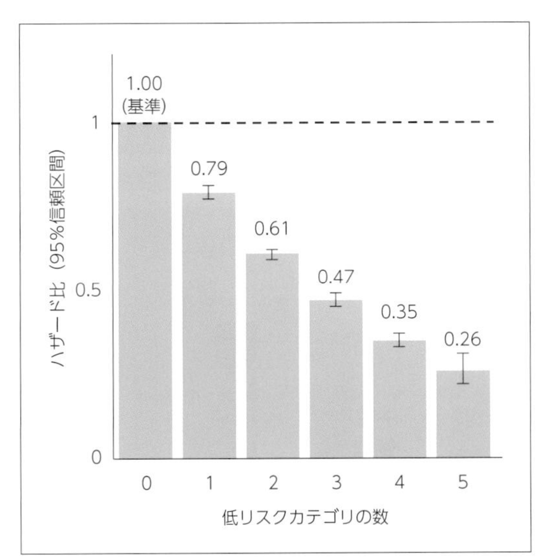

Box 6-11　五つの生活習慣要因において「低リスクカテゴリ」にあてはまる数と死亡率との関連：12万3219人のアメリカ人を対象とした34年にわたる前向きコホート研究の結果[a,b]

[a]「低リスクカテゴリ」は「BMIが18.5〜24.9kg/m²」,「喫煙経験なし」,「適度な飲酒（1日あたりのアルコール摂取量が女性で5〜15g，男性で5〜30g)」,「運動習慣あり（1日あたり30分以上の中・高強度の身体活動)」,「食事全体の質スコア（AHEI）が上位40%」の五つ

[b] 調整変数：年齢，性別，民族，マルチビタミンサプリメントの使用，アスピリンの使用，糖尿病・心筋梗塞・がんの家族歴，閉経状態（女性のみ），ホルモン療法の有無（女性のみ）

出典）Li et al.[58] をもとに作成

でも得られている[59-63]。健康的な食事が健康的な生活を構成する重要な要因であるのは間違いないだろう。

しかし，ここで注意したいのは，健康的な生活習慣を構成する要因のうちの何か一つだけを取り上げてそれを完璧にしても，その効果はあまり大きくないということだ。例えば，食事の質は誰にも負けないくらいすばらしくても，肥満でたばこも吸い，お酒もたくさん飲むうえに運動もしない（＝低リスクカテゴリにあてはまる数が1）という人は，食事の質はとても低く運動もしないけれど，標準体重でたばこは吸わない（＝低リスクカテゴリにあてはまる数が2か3）という人よりも，確率的に早死にするのだ。食事が私たちの健康にとって大切な要因であることは間違いないが，食事以外の要因も同じように，あるいはそれ以上に大切なのだ。生活習慣という大きな枠組みの中で食事を考えるということを常に忘れてはならない。

3.3　個別化栄養

健康の維持・増進や疾病のコントロールの目的で食事指導をする際に，対象者個人の食習慣に関する固有の情報があれば，情報が何もない場合に比べて，より具体的な指導や助言を提供できるはずだ。これは，「万人に同じように対応するよりも，個別に対応するほうが効果的である」という考え方のもと，個々人に固有の情報を用いて，より的を絞った助言・製品・サービスを作り出そうとする，いわゆる**個別化栄養**という概念だ[64]。

（1）個別化栄養をもとにした食事アドバイスの効果：Food4Me研究

個別化栄養の有効性を検討した研究の例として，Food4Me研究[65,66]を見ていこう。Food4Me研究は，個別化栄養の概念をもとにした食事アドバイスの有用性を検証した，現時点で最大規模の，ウェブをベースにしたランダム化比較試験である。この研究が解明しようとした問いは以下の二つだ[64]。

問い1：個別化された食事アドバイスは，従来の一律的なアプローチよりも食生活を改善するのに効果的か？

問い2：何の情報をもとにして個別化された

個別化栄養（personalized nutrition）

Box 6-12 介入から6か月後の食事全体の質スコアの平均値：ランダム化比較試験 [a, b]

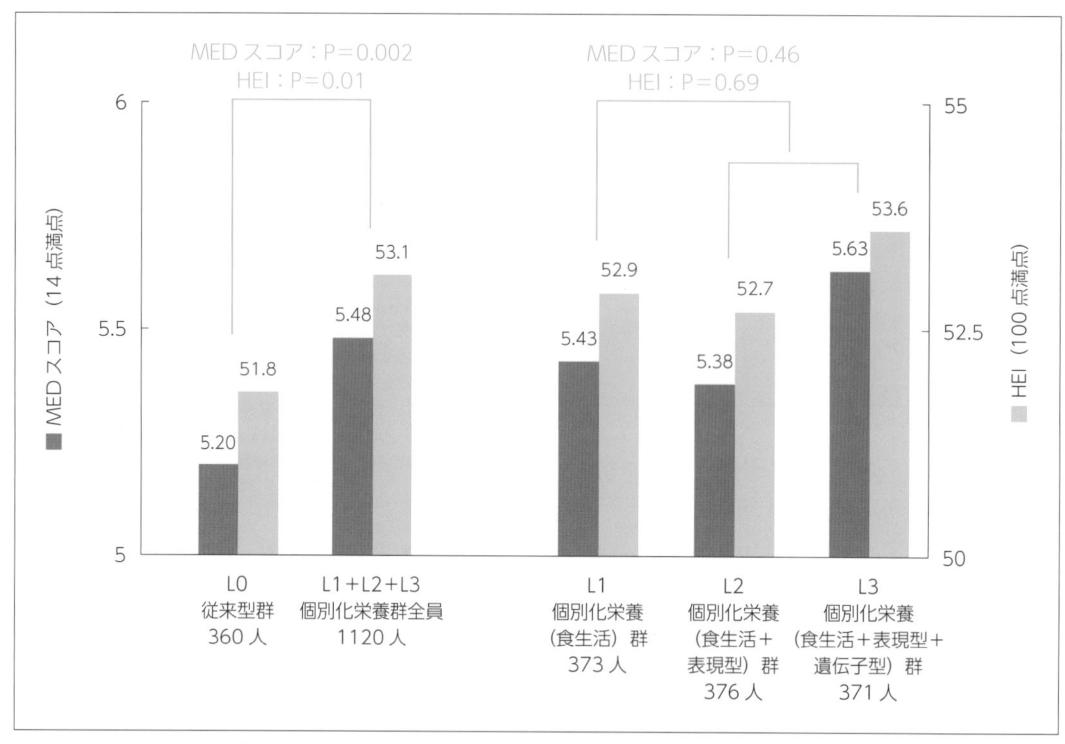

[a] MEDスコア：値は年齢，性別，国で調整されたもので，P値は線形混合モデルによる
[b] HEI：値はベースラインのHEIで調整されたもので，P値は共分散分析による
出典）MEDスコアはLivingstone et al.[66]を，HEIはCelis-Morales et al.[65]をもとに作成

食事アドバイスをするかによって，結果は変わるか？ 特に表現型（体重や血圧など）と遺伝子型の情報に基づく個別化は有効か？

これらの問いを検証するために，対象者を以下の四群に分けて指導を行い，6か月後の食事全体の質をMEDスコアとHEIで評価した。

L0群：従来の一律的な食事アドバイスを受ける

L1群：食生活のデータに基づいて個別化された食事アドバイスを受ける

L2群：食生活と表現型のデータに基づいて個別化された食事アドバイスを受ける

L3群：食生活，表現型，遺伝子型のデータに基づいて個別化された食事アドバイスを受ける

結果として，個別化された食事アドバイスを受け取った対象者（L1+L2+L3群）は，従来の一律的な食事アドバイスを受け取った対象者（L0群）と比べて，6か月後のMEDスコアとHEIの平均値が有意に高く，健康的な食事を摂っていた（Box 6-12左側）。つまり，問い1に対する答えは「個別化された食事アドバイスは，従来の一律的なアプローチよりも食生活を改善するのに効果的である」といえる。

しかし，個別化された食事アドバイスを受け取った対象者のみに着目して，食生活のデータに基づいた個別化栄養群（L1群）と，食生活と表現型のデータあるいは食生活，表現型，遺伝子型のデータに基づいた個別化栄養群（L2+L3群）とを比較したところ，6か月後のMEDスコアとHEIの平均値に統計的に有意な差は観察されなかった（Box 6-12右側）。つまり，個別化栄養の際に，表現型や遺伝子型のような，コストがかかる情報を用いることによって，食生活のデータのみを用いる以上の利

点があるというエビデンスは得られなかった。よって，問い2に対する答えは「個別化された食事アドバイスを準備する際に，食生活のデータに加えて表現型や遺伝子型を用いてもメリットがあるとはいえない」である。

Food4Me研究で使用された個別化栄養をもとにした食事アドバイスについては，その開発過程や実際の個人結果票[67]が論文として公開されているので，ぜひ見てみよう。個人結果票では，5種類の食品群と17種類の栄養素の摂取量を，性・年齢別に定められた基準値と比べたうえで評価している。さらに，その個人にとって特に摂り方が懸念される栄養素を三つ選び出してきて，より詳細な個別アドバイスを提供している。ちなみに食習慣の評価には，妥当性が確認済みのFFQ（ウェブ版）が用いられている[68]。

しかし，この分野の研究は始まったばかりなので，個別化栄養によるアプローチの有用性は必ずしも確立されているわけではない[69]。それでも，画一的な食事ガイドラインだけで人々の食事全体の質を十分に向上させるのは難しいこと[64,69,70]を踏まえると，個別化栄養によるアプローチの有用性に期待をかけるのは自然な流れだろう。

このFood4Me研究のシステムをもとにして食事指導や助言をするのは，科学的に考えて適切な選択かもしれない。ただし，Food4Me研究はヨーロッパ7か国で実施されたものなので，このシステムを，そのままの形で，食習慣が大きく異なる日本人に当てはめたとしても，あまりうまく機能しないと予想される。

（2）日本人のための個別化栄養システム：MDHQ

そこで筆者は，Food4Me研究の知見をもとにして，日本人のための，ウェブを用いた個別化栄養システムの構築に乗り出した。まず，食習慣の評価のために，MDHQ（meal-based diet history questionnaire）という，朝・昼・夕・間食ごとに食事摂取量を推定する質問票を開発した[71]。MDHQの長所としては，①詳細な食事データ（約4000日分の秤量食事記録）をもとにして食品リストや計算アルゴリズムが作られていること，②食事ごと（朝食，昼食，夕食，間食ごと）に摂取状況を尋ねる形式なので，対象者にとって回答しやすいこと，③食事ごとに集めたデータは，より具体的な助言につなげやすいこと，④回答にそれほど時間がかからないこと（15～20分程度），⑤妥当性研究が実施されていること[72]，があげられる。

さらに，MDHQの結果に基づいて食事のアドバイスを行う個人結果票を開発した[73]。MDHQ個人結果票の究極的な目標は，食事全体の質の向上をサポートすることであり，食事全体の質の評価にはHEIを用いている。個人結果票は全6ページで，三つのパートから構成される。パート1は全体の要約および個別アドバイス，パート2は全ての評価項目（BMI，10種類の食行動，6種類の食品群，32種類の栄養素）に関する結果（基準値[40,74]との比較による），パート3は食事ごとの各種食品摂取量の結果となっている。MDHQ個人結果票のパート1および2と3の最初のページの見本をBox 6-13に示す。

Food4Meの個人結果票[67,75]も同様ではあるが，MDHQの個人結果票における最大の特徴は，有用性が確認済みの**「行動変容のためのテクニック」**[76,77]が随所に盛り込まれていることだ。単に知識を授けたり現状を伝えたりするだけで人の行動を変えるのは難しい[78,79]ことを考えると，これはとても重要だ。例えば，MDHQの個人結果票の最初のページで使用されている行動変容のためのテクニックは15個にのぼる（Box 6-14）。

MDHQの個人結果票の有用性を調べるた

行動変容のためのテクニック（behavior change techniques）

Box 6-13 MDHQ の個人結果票

パート1
1ページ目

個人結果票の要約で，個別化メッセージを含む。上部のボックス：HEI（2015年版）で評価された食事全体の質のスコア（100点満点），ビッグ3（個人ごとに決められた，食事全体の質の改善に最も関連する3つの構成要素）と，体格に応じた食品の摂取量に関するアドバイスが表示される。下部のボックス：体格，食行動，栄養素摂取量，食品群摂取量のカテゴリごとに，特に重要な12項目の定性的評価と個別化メッセージが表示される。

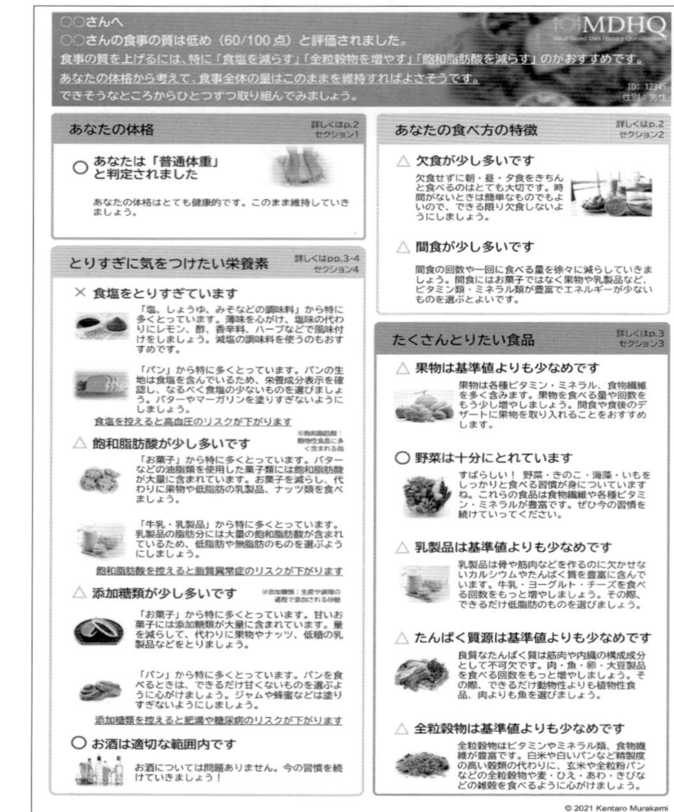

○○さんへ
○○さんの食事の質は低め（60/100点）と評価されました。
食事の質を上げるには，特に「食塩を減らす」「全粒穀物を増やす」「飽和脂肪酸を減らす」のがおすすめです。
あなたの体格から考えて，食事全体の量はこのままを維持すればよさそうです。
できそうなところからひとつずつ取り組んでみましょう。
MDHQ
ID: 12345
性別：男性

あなたの体格 詳しくはp.2 セクション1
○ あなたは「普通体重」と判定されました
あなたの体格はとても健康的です。このまま維持していきましょう。

あなたの食べ方の特徴 詳しくはp.2 セクション2
△ 欠食が少し多いです
欠食せずに朝・昼・夕食をきちんと食べるのはとても大切です。時間がないときは簡単なものでもよいので，できる限り欠食しないようにしましょう。
△ 間食が少し多いです
間食の回数や一回に食べる量を徐々に減らしていきましょう。間食にはお菓子ではなく果物や乳製品など，ビタミン類・ミネラル類が豊富でエネルギーが少ないものを選ぶとよいです。

とりすぎに気をつけたい栄養素 詳しくはpp.3-4 セクション4
× 食塩をとりすぎています
「塩，しょうゆ，みそなどの調味料」から特に多くとっています。薄味を心がけ，塩味の代わりにレモン，酢，香辛料，ハーブなどで風味付けをしましょう。減塩の調味料を使うのもおすすめです。
「パン」から特に多くとっています。パンの生地は食塩を含んでいるため，栄養成分表示を確認し，なるべく食塩の少ないものを選びましょう。バターやマーガリンを塗りすぎないようにしましょう。
食塩を控えると高血圧のリスクが下がります
△ 飽和脂肪酸が少し多いです
「お菓子」から特に多くとっています。バターなどの油脂類を使用した菓子類には飽和脂肪酸が大量に含まれています。お菓子を減らし，代わりに果物や低脂肪の乳製品，ナッツ類を食べましょう。
「牛乳・乳製品」から特に多くとっています。乳製品の脂肪分には大量の飽和脂肪酸が含まれているため，低脂肪や無脂肪のものを選ぶようにしましょう。
飽和脂肪酸を控えると脂質異常症のリスクが下がります
△ 添加糖類が少し多いです
「お菓子」から特に多くとっています。甘いお菓子には添加糖類が大量に含まれています。量を減らして，代わりに果物やナッツ，低糖の乳製品などをとりましょう。
「パン」から特に多くとっています。パンを食べるときは，できるだけ甘くないものを選ぶように心がけましょう。ジャムや蜂蜜などは塗りすぎないようにしましょう。
添加糖類を控えると肥満や糖尿病のリスクが下がります
○ お酒は適切な範囲内です
お酒については問題ありません。今の習慣を続けていきましょう！

たくさんとりたい食品 詳しくはp.3 セクション3
△ 果物は基準値よりも少なめです
果物は各種ビタミン・ミネラル，食物繊維を多く含みます。果物を食べる量や回数をもう少し増やしましょう。間食や食後のデザートに果物を取り入れることをおすすめします。
○ 野菜は十分にとれています
すばらしい！ 野菜・きのこ・海藻・いもをしっかりと食べる習慣が身についていますね。これらの食品は食物繊維や各種ビタミン・ミネラルが豊富です。ぜひ今の習慣を続けていってください。
△ 乳製品は基準値よりも少なめです
乳製品は骨や筋肉などを作るのに欠かせないカルシウムやたんぱく質を豊富に含んでいます。牛乳・ヨーグルト・チーズを食べる回数をもっと増やしましょう。その際，できるだけ低脂肪のものを選びましょう。
△ たんぱく質源は基準値よりも少なめです
良質なたんぱく質は筋肉や内臓の構成成分として不可欠です。肉・魚・卵・大豆製品を食べる回数をもっと増やしましょう。その際，できるだけ動物性よりも植物性食品，肉よりも魚を選びましょう。
△ 全粒穀物は基準値よりも少なめです
全粒穀物はビタミンやミネラル類，食物繊維が豊富です。白米や白いパンなど精製度の高い穀類の代わりに，玄米や全粒粉パンなどの全粒穀物や麦・ひえ・あわ・きびなどの雑穀を食べるように心がけましょう。

© 2021 Kentaro Murakami

パート2
2〜4ページ目

全ての食事変数についての定量的な評価の結果が示される。このパートは以下の四つのセクションから構成される。セクション1：体格，セクション2：食行動，セクション3：食品群摂取量，セクション4：栄養素摂取量。評価基準の大部分は，HEI（2015年版）における評価基準[40]と日本人の食事摂取基準（2020年版）[74]をもとにしている。ここで示したのは2ページ目である。

ここからは，○○さんの食べ方を詳しくまとめてあります。

あなたの食べ方を数字を使って示し，基準値と比べました。基準値は，あなたの性と年齢に応じて決められた，栄養不足や生活習慣病を予防するためにとりたい量です。○の項目は，基準値を満たしているものなので，今の食べ方をそのまま続けていきましょう。△はもう少しで基準値を満たすもの，×は基準値から大きく離れているものです。できるところから改善していきましょう。
セクション4では，各栄養素を日本人が主にどんな食品からとっているかについても示しています。多いと判定されたものについては，摂取源の食品を食べる頻度や1回に食べる量を減らすとよいです。逆に，少ないと判定されたものについては，摂取源の食品を食べる頻度や1回に食べる量を増やすとよいです。

解析日：2021/09/03

ID	12345
性別	男性
生年月日	○○○○年○○月○○日
記入年月日	2021年9月3日
年齢(歳)	40
身長(cm)	170.0
体重(kg)	60.0
BMI(kg/m²)	20.8
妊娠・授乳状態	---
推定エネルギー必要量(kcal/日)	2700
エネルギー摂取量(kcal/日)	1655
エネルギー摂取量／推定エネルギー必要量	0.61
エネルギーから考えた申告誤差判定 ＊	過小申告

＊注意：あなたの回答から計算された食事の量は，あなたの体格を維持する食事の量に比べてかなり少なめでした。その分を補正しているものの，ここでお示しした結果は実際の食べ方と異なる可能性がありますので，あくまでも「およその結果」とお考えください。

セクション1：体格 体重の管理には食事だけでなく運動も大切です。

	あなたのBMI	判定結果	説明
体格指数(BMI) (kg/m²)	20.8 (基準値：18.5〜25)	○ 「普通体重」	体格指数またはBMIは，体重(kg)を身長(m)で2回割った値で，あなたの身長に対して体重がどの程度健康的であるかを表します。定期的に体重を測って日々の生活に生かしましょう。

BMI: body mass index。基準値は，世界保健機関（WHO）の基準をもとにしています。

セクション2：食べ方の特徴 食品と栄養素（セクション3と4）の食べ方を見直して食事の質を上げましょう。

	あなたの食事	判定結果	説明
朝・昼・夕食の回数 (回/日)	2.9 (基準値：3)	△ 少なめ	三食（朝・昼・夕食）をきちんと食べる習慣が好ましい栄養摂取につながることは科学的に明らかになっています。できる限り欠食しないように心がけましょう。
朝食からのエネルギー (%)	28.9 (基準値：20以上)	○ ちょうどよい	三食（朝・昼・夕食）における最適なエネルギー（カロリー）の配分は，まだ明らかになっていません。ちなみに，あなたと同じ性別・年代におけるエネルギーの平均的な配分は，右のグラフのとおりです。それでも，三食を欠かさずきちんと食べる習慣が好ましい栄養摂取につながり，逆に欠食（特に朝食の欠食）が好ましくない栄養摂取につながることは明らかになっています。それぞれの配分よりも欠食しないことのほうが大切だと考えましょう。
昼食からのエネルギー (%)	20.0 (基準値：25〜40)	△ 少なめ	
夕食からのエネルギー (%)	39.7 (基準値：30〜45)	○ ちょうどよい	
間食からのエネルギー (%)	11.4 (基準値：10以下)	△ 多め	間食は，それ自体が悪いのではなく，間食のしすぎで三食（朝・昼・夕食）に悪影響が出ることが問題です。エネルギーを多く含むものの食べすぎや飲みすぎに注意して，適度に間食を楽しみましょう！
朝食の質 (100点満点)	61.1 (基準値：70以上)	△ 低め	食事の質の評価には「Healthy Eating Index-2015」（健康的な食生活スコア2015）を使用しています。これは食事の中でも特に重要な食品や栄養素を10項目取り上げ，それらの食べ方を総合的に評価して100点満点のスコアとして表したものです。このスコアが高いほど，糖尿病や心疾患などの生活習慣病のリスクが低くなることが分かっています。10項目は，果物，野菜，乳製品，たんぱく質源，全粒穀物，精製穀物，ナトリウム，飽和脂肪酸，不飽和脂肪酸と飽和脂肪酸の比，添加糖類です。ちなみに平均的な日本人では，右のグラフに示すように，夕食＞昼食＞朝食＞間食の順に質が高いことが知られています。ここでは基準値を70点に設定してみました。少し厳しめの基準値ですが，あなたの食事の質はどうでしたか？ 食事の質を高めるためには，上の10項目のとり方をセクション3と4で確認し，ひとつずつ，できそうなところから改善に取り組んでいくことをおすすめします。
昼食の質 (100点満点)	42.4 (基準値：70以上)	× 低い	
夕食の質 (100点満点)	56.2 (基準値：70以上)	△ 低め	
間食の質 (100点満点)	20.3 (基準値：70以上)	× 低い	
食事全体の質 (100点満点)	60.5 (基準値：70以上)	△ 低め	

朝食 9%
昼食 19%
昼食 30%
夕食 42%
あなたと同じ年代・性別（40代男性）の日本人の平均値
朝食 42
昼食 46
夕食 52
間食 34
食事全体 51
あなたと同じ年代・性別（40代男性）の日本人の平均値

基準値は，20〜81歳の健康な日本人639人の食べ方を詳しく分析した結果をもとにしています。

（MDHQ個人結果票 2/6）
© 2021 Kentaro Murakami

Box 6-13 （続き）

パート3
5～6ページ目

各食事場面（朝食，午前の間食，昼食，午後の間食，夕食，夜間の間食）における食事摂取量（24の食品群および88の食品）である。ここで示したのは5ページ目である。

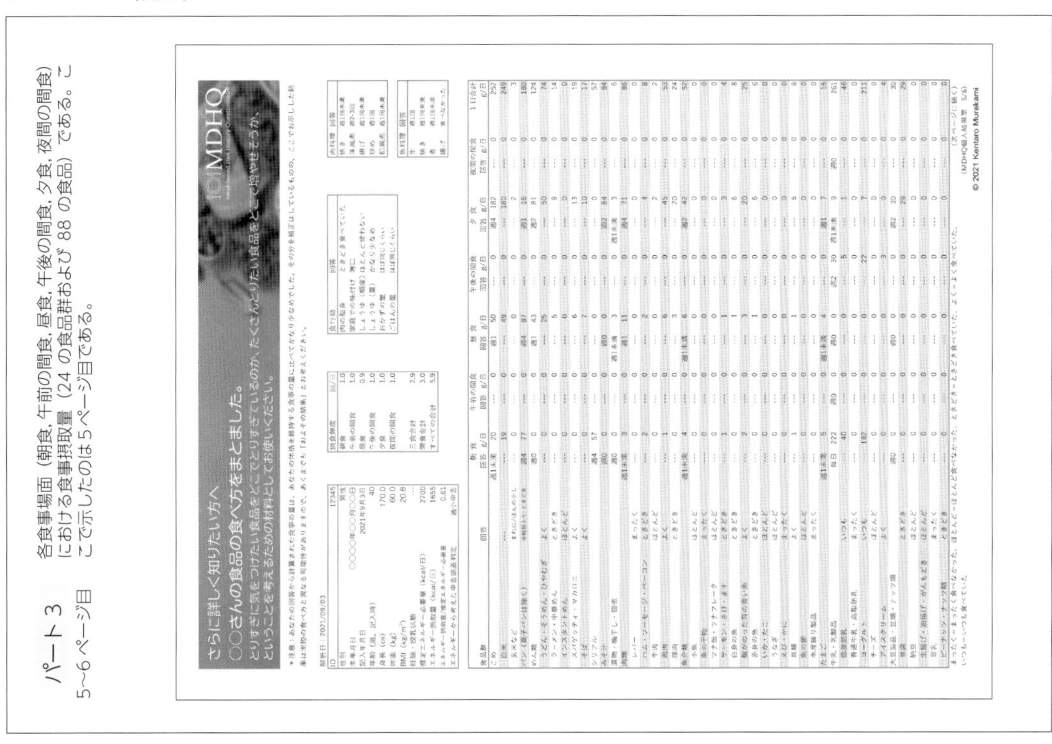

Box 6-14 MDHQの個人結果票の1ページ目で使用されている行動変容のためのテクニック

① 行動の結果に関してその個人に向けた情報を提供する
② 他者による承認に関する情報を提供する
③ 成功した行動があれば褒める
④ パフォーマンス（食べ方）に関してフィードバックする
⑤ 行動レベルで目標を設定する
⑥ 段階的に課題を設定する
⑦ 行動に関する目標を見直す
⑧ 行動の結果として起こること（肥満になるなど）に関する目標を見直す
⑨ 行動を変容するための計画を立案する
⑩ 行動を変容する際に障害となるものを特定し，問題の解決法を提示する
⑪ 必要な行動に少しずつ慣れていくように促す
⑫ 選択肢があることを強調する
⑬ 個人のデータに基づいてその個人に最適と思われる情報を提供する
⑭ 行動の実行方法を具体的に提示する
⑮ ある行動について，いつ，どこで行うのがよいかという情報を提供する

出典）Murakami et al.[73]

第6章 科学的根拠に基づいた栄養学の実践

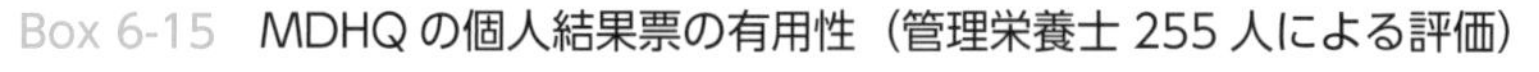

Box 6-15　MDHQの個人結果票の有用性（管理栄養士255人による評価）

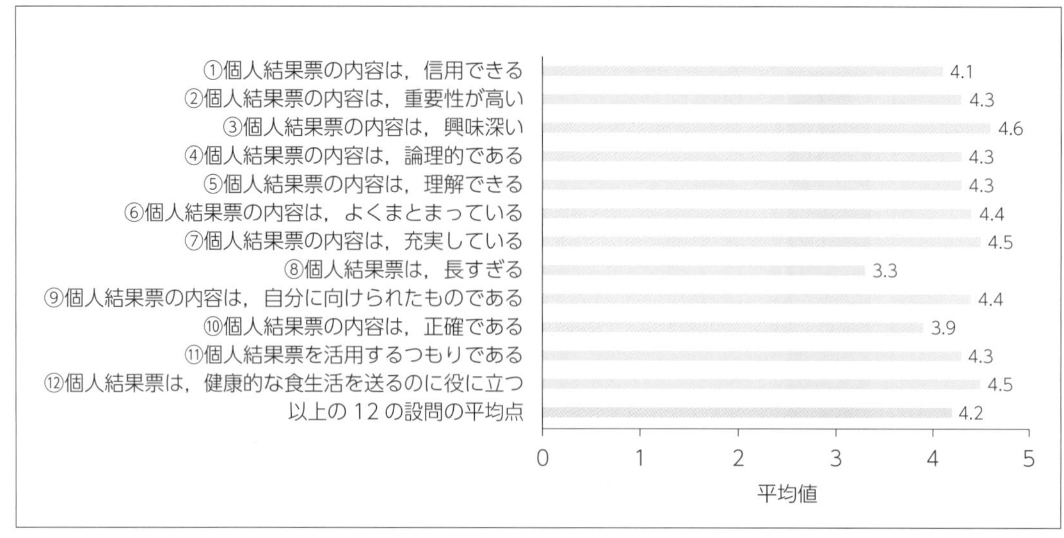

設問への回答の選択肢は，「非常にそう思う」（5点），「ややそう思う」（4点），「どちらともいえない」（3点），「あまりそう思わない」（2点），「全くそう思わない」（1点）。ただし「個人結果票は，長すぎる」のみ，「非常にそう思う」を1点，「全くそう思わない」を5点として，得点の付け方を逆にしている

出典）Murakami et al.[73)]

め，管理栄養士255人にMDHQに回答してもらったうえで個人結果票を渡して，その有用性を評価してもらった。結果はBox 6-15のとおりである。個人結果票が長すぎると感じる人が一定割合いるなど，いくつかの課題はあるものの，全般的にはMDHQの個人結果票の有用性を専門家に認めてもらえたといえる[73)]。

筆者は，「MDHQとその個人結果票を使って栄養に関する指導や助言をすればよい」と主張したいのではない。そうではなく，方法は何であれ，個々人に対して科学的に食事を測定・評価したうえで，科学的に考えて適切な指導や助言を個別にすることが重要である，といいたいのだ。食生活を改善しようと思えば，人は日々の生活の中で，時間単位で食に関するさまざまな選択を迫られることになる。このような「何を食べるか」，「どのくらいの量を食べるか」といった食品選択や食事パターンの変容や，それに伴うほかの生活習慣の変化を取り入れてもらうために，栄養の専門家は，その人が自分の行動（ひいては自分の健康）に責任をもつようにサポートする必要がある[64)]。そのための手段として，個別化栄養のコンセプトは有効であろう。

3.4　栄養の専門家とは

最後に，栄養や食に関する科学的情報を扱えるのは管理栄養士や医師，保健師といった医療従事者に限らない，ということを喚起したい。今の時代，あらゆる科学的情報が，ネット経由で誰にでもアクセスできる形で存在している。また，誰もが自由に「栄養の専門家」であると自称できる。これは同時に，誰もが栄養に関する誤った情報を拡散できる，ということも意味する。このような状況で問われてくるのは，資格をもっているかどうかではなく，科学的情報を適切に扱える能力があるかどうかだ。本当の意味で栄養の専門家でいるためにできることは，日々蓄積される科学的情報に応じて自分の知識をアップデートし，その知識をもとに合理的な言動をとり続け，科学的に考えて適切な方向に人々を導いていく，ということだと筆者は考える。

参考文献

1) Murad MH, Montori VM, Ioannidis JP, et al. How to read a systematic review and meta-analysis and apply the results to patient care: users' guides to the medical literature. JAMA 2014;312:171-9.
2) Aune D, Giovannucci E, Boffetta P, et al. Fruit and vegetable intake and the risk of cardiovascular disease, total cancer and all-cause mortality—a systematic review and dose-response meta-analysis of prospective studies. Int J Epidemiol 2017;46:1029-56.
3) Zeilstra D, Younes JA, Brummer RJ, et al. Perspective: Fundamental limitations of the randomized controlled trial method in nutritional research: the example of probiotics. Adv Nutr 2018;9:561-71.
4) Satija A, Yu E, Willett WC, et al. Understanding nutritional epidemiology and its role in policy. Adv Nutr 2015;6:5-18.
5) Mozaffarian D, Forouhi NG. Dietary guidelines and health—is nutrition science up to the task? BMJ 2018;360:k822.
6) Hill AB. The environment and disease: association or causation? Proc R Soc Med 1965;58:295-300.
7) Smith L, Grabovac I, Jackson SE, et al. Chocolate consumption and indicators of adiposity in US adults. Am J Med 2020;133:1082-7.
8) Gasser CE, Mensah FK, Russell M, et al. Confectionery consumption and overweight, obesity, and related outcomes in children and adolescents: a systematic review and meta-analysis. Am J Clin Nutr 2016;103:1344-56.
9) Greenberg JA, Buijsse B. Habitual chocolate consumption may increase body weight in a dose-response manner. PLoS One 2013;8:e70271.
10) Greenberg JA, Manson JE, Buijsse B, et al. Chocolate-candy consumption and 3-year weight gain among postmenopausal U.S. women. Obesity 2015;23:677-83.
11) Kord-Varkaneh H, Ghaedi E, Nazary-Vanani A, et al. Does cocoa/dark chocolate supplementation have favorable effect on body weight, body mass index and waist circumference? A systematic review, meta-analysis and dose-response of randomized clinical trials. Crit Rev Food Sci Nutr 2019;59:2349-62.
12) Mente A, de Koning L, Shannon HS, et al. A systematic review of the evidence supporting a causal link between dietary factors and coronary heart disease. Arch Intern Med 2009;169:659-69.
13) Livesey G, Taylor R, Livesey HF, et al. Dietary glycemic index and load and the risk of type 2 diabetes: assessment of causal relations. Nutrients 2019;11:1436.
14) Godos J, Micek A, Brzostek T, et al. Egg consumption and cardiovascular risk: a dose-response meta-analysis of prospective cohort studies. Eur J Nutr 2021;60:1833-62.
15) Steffen LM, Jacobs DR Jr, Stevens J, et al. Associations of whole-grain, refined-grain, and fruit and vegetable consumption with risks of all-cause mortality and incident coronary artery disease and ischemic stroke: the Atherosclerosis Risk in Communities (ARIC) Study. Am

J Clin Nutr 2003;78:383-90.
16) Kyro C, Skeie G, Dragsted LO, et al. Intake of whole grains in Scandinavia is associated with healthy lifestyle, socio-economic and dietary factors. Public Health Nutr 2011;14:1787-95.
17) Reedy J, Lerman JL, Krebs-Smith SM, et al. Evaluation of the Healthy Eating Index-2015. J Acad Nutr Diet 2018;118:1622-33.
18) Chen GC, Tong X, Xu JY, et al. Whole-grain intake and total, cardiovascular, and cancer mortality: a systematic review and meta-analysis of prospective studies. Am J Clin Nutr 2016;104:164-72.
19) Tieri M, Ghelfi F, Vitale M, et al. Whole grain consumption and human health: an umbrella review of observational studies. Int J Food Sci Nutr 2020;71:668-77.
20) Buil-Cosiales P, Toledo E, Salas-Salvado J, et al. Association between dietary fibre intake and fruit, vegetable or whole-grain consumption and the risk of CVD: results from the PREvencion con DIeta MEDiterranea (PREDIMED) trial. Br J Nutr 2016;116:534-46.
21) Wang DD, Li Y, Bhupathiraju SN, et al. Fruit and vegetable intake and mortality: results from 2 prospective cohort studies of US men and women and a meta-analysis of 26 cohort studies. Circulation 2021;143:1642-54.
22) Pisani P, Faggiano F, Krogh V, et al. Relative validity and reproducibility of a food frequency dietary questionnaire for use in the Italian EPIC centres. Int J Epidemiol 1997;26:S152-60.
23) van Liere MJ, Lucas F, Clavel F, et al. Relative validity and reproducibility of a French dietary history questionnaire. Int J Epidemiol 1997;26:S128-36.
24) EPIC group of Spain. Relative validity and reproducibility of a diet history questionnaire in Spain. I. Foods. EPIC Group of Spain. European Prospective Investigation into Cancer and Nutrition. Int J Epidemiol 1997;26:S91-9.
25) Bohlscheid-Thomas S, Hoting I, Boeing H, et al. Reproducibility and relative validity of food group intake in a food frequency questionnaire developed for the German part of the EPIC project. European Prospective Investigation into Cancer and Nutrition. Int J Epidemiol 1997;26:S59-70.
26) Ocke MC, Bueno-de-Mesquita HB, Goddijn HE, et al. The Dutch EPIC food frequency questionnaire. I. Description of the questionnaire, and relative validity and reproducibility for food groups. Int J Epidemiol 1997;26:S37-48.
27) Feskanich D, Rimm EB, Giovannucci EL, et al. Reproducibility and validity of food intake measurements from a semiquantitative food frequency questionnaire. J Am Diet Assoc 1993;93:790-6.
28) Kobayashi S, Murakami K, Sasaki S, et al. Comparison of relative validity for food group intake estimated by comprehensive and brief-type self-administered diet history questionnaires against 16 d dietary records in Japanese adults. Public Health Nutr 2011;14:1200-11.
29) Livesey G, Taylor R, Livesey HF, et al. Dietary glycemic index and load and the risk of type 2 diabetes: a systematic review and updated meta-analyses of prospective cohort studies. Nutrients 2019;11:1280.
30) Shea BJ, Grimshaw JM, Wells GA, et al. Development of AMSTAR: a measurement tool to

assess the methodological quality of systematic reviews. BMC Med Res Methodol 2007;7:10.
31) Shea BJ, Hamel C, Wells GA, et al. AMSTAR is a reliable and valid measurement tool to assess the methodological quality of systematic reviews. J Clin Epidemiol 2009;62:1013-20.
32) Sutton AJ, Duval SJ, Tweedie RL, et al. Empirical assessment of effect of publication bias on meta-analyses. BMJ 2000;320:1574-7.
33) Atkins D, Best D, Briss PA, et al. Grading quality of evidence and strength of recommendations. BMJ 2004;328:1490.
34) Schwingshackl L, Knuppel S, Schwedhelm C, et al. Perspective: NutriGrade: a scoring system to assess and judge the meta-evidence of randomized controlled trials and cohort studies in nutrition research. Adv Nutr 2016;7:994-1004.
35) Hu FB. Dietary pattern analysis: a new direction in nutritional epidemiology. Curr Opin Lipidol 2002;13:3-9.
36) Sudlow C, Gallacher J, Allen N, et al. UK biobank: an open access resource for identifying the causes of a wide range of complex diseases of middle and old age. PLoS Med 2015;12:e1001779.
37) Greenwood DC, Hardie LJ, Frost GS, et al. Validation of the Oxford WebQ online 24-hour dietary questionnaire using biomarkers. Am J Epidemiol 2019;188:1858-67.
38) Hercberg S, Castetbon K, Czernichow S, et al. The Nutrinet-Sante Study: a web-based prospective study on the relationship between nutrition and health and determinants of dietary patterns and nutritional status. BMC Public Health 2010;10:242.
39) Lassale C, Castetbon K, Laporte F, et al. Validation of a Web-based, self-administered, non-consecutive-day dietary record tool against urinary biomarkers. Br J Nutr 2015;113:953-62.
40) Krebs-Smith SM, Pannucci TE, Subar AF, et al. Update of the Healthy Eating Index: HEI-2015. J Acad Nutr Diet 2018;118:1591-602.
41) Chiuve SE, Fung TT, Rimm EB, et al. Alternative dietary indices both strongly predict risk of chronic disease. J Nutr 2012;142:1009-18.
42) Fung TT, McCullough ML, Newby PK, et al. Diet-quality scores and plasma concentrations of markers of inflammation and endothelial dysfunction. Am J Clin Nutr 2005;82:163-73.
43) Fung TT, Chiuve SE, McCullough ML, et al. Adherence to a DASH-style diet and risk of coronary heart disease and stroke in women. Arch Intern Med 2008;168:713-20.
44) Appel LJ, Moore TJ, Obarzanek E, et al. A clinical trial of the effects of dietary patterns on blood pressure. N Engl J Med 1997;336:1117-24.
45) Sacks FM, Svetkey LP, Vollmer WM, et al. Effects on blood pressure of reduced dietary sodium and the Dietary Approaches to Stop Hypertension (DASH) diet. N Engl J Med 2001;344:3-10.
46) Miller V, Webb P, Micha R, et al. Defining diet quality: a synthesis of dietary quality metrics and their validity for the double burden of malnutrition. Lancet Planet Health 2020;4:e352-70.
47) Morze J, Danielewicz A, Hoffmann G, et al. Diet quality as assessed by the Healthy Eating Index, Alternate Healthy Eating Index, Dietary Approaches to Stop Hypertension Score, and health outcomes: a second update of a systematic review and meta-analysis of cohort studies. J Acad Nutr Diet 2020;120:1998-2031.

48) Eleftheriou D, Benetou V, Trichopoulou A, et al. Mediterranean diet and its components in relation to all-cause mortality: meta-analysis. Br J Nutr 2018;120:1081-97.
49) Grosso G, Marventano S, Yang J, et al. A comprehensive meta-analysis on evidence of Mediterranean diet and cardiovascular disease: Are individual components equal? Crit Rev Food Sci Nutr 2017;57:3218-32.
50) Morze J, Danielewicz A, Przybyowicz K, et al. An updated systematic review and meta-analysis on adherence to mediterranean diet and risk of cancer. Eur J Nutr 2021;60:1561-86.
51) Schwingshackl L, Missbach B, Konig J, et al. Adherence to a Mediterranean diet and risk of diabetes: a systematic review and meta-analysis. Public Health Nutr 2015;18:1292-9.
52) Neuenschwander M, Ballon A, Weber KS, et al. Role of diet in type 2 diabetes incidence: umbrella review of meta-analyses of prospective observational studies. BMJ 2019;366:l2368.
53) Huedo-Medina TB, Garcia M, Bihuniak JD, et al. Methodologic quality of meta-analyses and systematic reviews on the Mediterranean diet and cardiovascular disease outcomes: a review. Am J Clin Nutr 2016;103:841-50.
54) Galbete C, Schwingshackl L, Schwedhelm C, et al. Evaluating Mediterranean diet and risk of chronic disease in cohort studies: an umbrella review of meta-analyses. Eur J Epidemiol 2018;33:909-31.
55) Schwingshackl L, Schwedhelm C, Hoffmann G, et al. Food groups and risk of all-cause mortality: a systematic review and meta-analysis of prospective studies. Am J Clin Nutr 2017;105:1462-73.
56) Neelakantan N, Koh WP, Yuan JM, et al. Diet-quality indexes are associated with a lower risk of cardiovascular, respiratory, and all-cause mortality among Chinese adults. J Nutr 2018;148:1323-32.
57) Chen GC, Koh WP, Neelakantan N, et al. Diet quality indices and risk of type 2 diabetes mellitus: The Singapore Chinese Health Study. Am J Epidemiol 2018;187:2651-61.
58) Li Y, Pan A, Wang DD, et al. Impact of healthy lifestyle factors on life expectancies in the US population. Circulation 2018;138:345-55.
59) Tamakoshi A, Tamakoshi K, Lin Y, et al. Healthy lifestyle and preventable death: findings from the Japan Collaborative Cohort (JACC) Study. Prev Med 2009;48:486-92.
60) Khaw KT, Wareham N, Bingham S, et al. Combined impact of health behaviours and mortality in men and women: the EPIC-Norfolk prospective population study. PLoS Med 2008;5:e12.
61) Manuel DG, Perez R, Sanmartin C, et al. Measuring burden of unhealthy behaviours using a multivariable predictive approach: life expectancy lost in Canada attributable to smoking, alcohol, physical inactivity, and diet. PLoS Med 2016;13:e1002082.
62) O' Doherty MG, Cairns K, O' Neill V, et al. Effect of major lifestyle risk factors, independent and jointly, on life expectancy with and without cardiovascular disease: results from the Consortium on Health and Ageing Network of Cohorts in Europe and the United States (CHANCES). Eur J Epidemiol 2016;31:455-68.
63) Li K, Husing A, Kaaks R. Lifestyle risk factors and residual life expectancy at age 40: a German cohort study. BMC Med 2014;12:59.

64) Ordovas JM, Ferguson LR, Tai ES, et al. Personalised nutrition and health. BMJ 2018;361:k2173.
65) Celis-Morales C, Livingstone KM, Marsaux CF, et al. Effect of personalized nutrition on health-related behaviour change: evidence from the Food4Me European randomized controlled trial. Int J Epidemiol 2017;46:578-88.
66) Livingstone KM, Celis-Morales C, Navas-Carretero S, et al. Effect of an Internet-based, personalized nutrition randomized trial on dietary changes associated with the Mediterranean diet: the Food4Me Study. Am J Clin Nutr 2016;104:288-97.
67) Forster H, Walsh MC, O'Donovan CB, et al. A dietary feedback system for the delivery of consistent personalized dietary advice in the Web-based multicenter Food4Me study. J Med Internet Res 2016;18:e150.
68) Fallaize R, Forster H, Macready AL, et al. Online dietary intake estimation: reproducibility and validity of the Food4Me food frequency questionnaire against a 4-day weighed food record. J Med Internet Res 2014;16:e190.
69) Mathers JC. Paving the way to better population health through personalised nutrition. EFSA J 2019;17:e170713.
70) Jinnette R, Narita A, Manning B, et al. Does personalized nutrition advice improve dietary intake in healthy adults? A systematic review of randomized controlled trials. Adv Nutr 2021;12:657-69.
71) Murakami K, Shinozaki N, McCaffrey TA, et al. Data-driven development of the Meal-based Diet History Questionnaire for Japanese adults. Br J Nutr 2021;126:1056-64.
72) Murakami K, Shinozaki N, Kimoto N, et al. Relative validity of food intake in each meal type and overall food intake derived using the Meal-based Diet History Questionnaire against the 4-day weighed dietary record in Japanese adults. Nutrients 2022;14:3193.
73) Murakami K, Shinozaki N, Masayasu S, et al. Web-based personalized nutrition system for delivering dietary feedback based on behavior change techniques: development and pilot study among dietitians. Nutrients 2021;13:3391.
74) 厚生労働省.「日本人の食事摂取基準（2020 年版）」策定検討会報告書．2019. https://www.mhlw.go.jp/stf/newpage_08517.html（アクセス日：2022/10/10）
75) Macready AL, Fallaize R, Butler LT, et al. Application of behavior change techniques in a personalized nutrition electronic health intervention study: protocol for the web-based Food4 Me randomized controlled trial. JMIR Res Protoc 2018;7:e87.
76) Michie S, Ashford S, Sniehotta FF, et al. A refined taxonomy of behaviour change techniques to help people change their physical activity and healthy eating behaviours: the CALO-RE taxonomy. Psychol Health 2011;26:1479-98.
77) Michie S, Richardson M, Johnston M, et al. The behavior change technique taxonomy (v1) of 93 hierarchically clustered techniques: building an international consensus for the reporting of behavior change interventions. Ann Behav Med 2013;46:81-95.
78) Vidgen HA, Gallegos D. Defining food literacy and its components. Appetite 2014;76:50-9.
79) Murakami K, Shinozaki N, Yuan X, et al. Food choice values and food literacy in a nationwide sample of Japanese adults: associations with sex, age, and body mass index. Nutrients 2022;14;1899

欧文索引

和文索引

す

せ

そ

た

[著者紹介]

村上 健太郎（むらかみ・けんたろう）

1998 年 4 月	北海道大学教育学部教育学科 入学
2001 年 8 月～2002 年 5 月	英国アルスター大学（北アイルランド）医学生物学部 留学
2003 年 3 月	北海道大学教育学部教育学科 卒業
2003 年 4 月	静岡県立大学大学院生活健康科学研究科修士課程 入学
2005 年 3 月	静岡県立大学大学院生活健康科学研究科修士課程 修了
2005 年 4 月～2006 年 3 月	独立行政法人国立健康・栄養研究所栄養所要量策定企画・運営担当 技術補助員
2006 年 4 月～2007 年 3 月	独立行政法人国立健康・栄養研究所栄養疫学プログラム 技術補助員
2007 年 4 月～2007 年 9 月	国立国際医療センター研究所国際保健医療研究部 流動研究員
2007 年 10 月～2012 年 9 月	東京大学大学院医学系研究科公共健康医学専攻社会予防疫学分野 助教
2009 年 7 月	博士（食品栄養科学）の学位取得　静岡県立大学（論文博士）
2012 年 2 月～2014 年 2 月	日本学術振興会 海外特別研究員 （派遣先：英国アルスター大学・北アイルランド食品健康センター）
2014 年 4 月～2016 年 7 月	滋賀県立大学人間文化学部生活栄養学科 准教授
2016 年 8 月～2023 年 3 月	東京大学大学院医学系研究科公共健康医学専攻社会予防疫学分野 助教
2023 年 4 月	東京大学大学院医学系研究科保健社会行動学分野 特任助教
2023 年 5 月～2023 年 7 月	東京大学大学院医学系研究科栄養疫学・行動栄養学講座 特任教授
2023 年 8 月～	東京大学大学院医学系研究科公共健康医学専攻社会予防疫学分野 教授

基礎から学ぶ　栄養学研究
—論文の読み方・書き方から科学的根拠に基づいた実践まで—

2022 年（令和 4 年）11 月 1 日　初 版 発 行
2024 年（令和 6 年）5 月 15 日　第 2 刷発行

著　者　村上健太郎
発行者　筑紫和男
発行所　株式会社 建帛社 KENPAKUSHA

112-0011　東京都文京区千石 4 丁目 2 番 15 号
TEL　(03) 3944-2611
FAX　(03) 3946-4377
https://www.kenpakusha.co.jp/

ISBN 978-4-7679-6217-7 C3047　　あづま堂印刷／田部井手帳

Printed in Japan
（定価はカバーに表示してあります）